Online-Material auf psychotherapie.tools

Mit dem untenstehenden Freischalt-Code erhalten Sie die digitalen Arbeitsmaterialien aus diesem Buch. Hierfür ist eine Registrierung auf psychotherapie.tools notwendig:

1. psychotherapie.tools/online-material öffnen.
2. Freischalt-Code eingeben.
3. Auf »Freischalt-Code einlösen« klicken. Der Code ist einmal gültig.
4. Im Warenkorb auf »Credits einlösen« klicken und Vorgang nach Login abschließen.
5. Arbeitsmaterialien nutzen.

Die Arbeitsmaterialien stehen Ihnen in Ihrem Kundenkonto unter »Mein Material« dauerhaft zur Verfügung. Sie sind für Ihren persönlichen Gebrauch bestimmt.
Als Institution mit mehreren Nutzer:innen wenden Sie sich bitte an vertrieb-psychotherapie.tools@beltz.de

YKDKWGJD7C

Guhn • Köhler • Brakemeier

Kiesler-Kreis-Training

Anne Guhn • Stephan Köhler • Eva-Lotta Brakemeier

Kiesler-Kreis-Training

Manual zur Behandlung interpersoneller Probleme

Mit Online-Material

2., neu ausgestattete Auflage

BELTZ

Dr. Anne Guhn
Charité – Universitätsmedizin Berlin
Charitéplatz 1
10117 Berlin
E-Mail: anne.guhn@charite.de

PD Dr. Stephan Köhler
Charité – Universitätsmedizin Berlin
Charitéplatz 1
10117 Berlin
E-Mail: stephan.koehler@charite.de

Prof. Dr. Eva-Lotta Brakemeier
Phillips-Universität Marburg
Gutenbergstr. 18
35032 Marburg
E-Mail: eva-lotta.brakemeier@uni-marburg.de

Dieses Buch ist erhältlich als:
ISBN 978-3-621-29411-9 Print
ISBN 978-3-621-29412-6 E-Book (PDF)

2., neu ausgestattete Auflage 2025

Verlagsgruppe Beltz
Werderstraße 10, 69469 Weinheim
service@beltz.de

Lektorat: Antje Raden
Umschlagbild: Uta Euler
Herstellung: Uta Euler
Satz: Reemers Publishing Services GmbH, Krefeld
Druck und Bindung: Beltz Grafische Betriebe, Bad Langensalza
Beltz Grafische Betriebe ist ein Unternehmen mit finanziellem Klimabeitrag (ID 15985-2104-1001).
Printed in Germany

Weitere Informationen zu unseren Autor_innen und Titeln finden Sie unter: www.beltz.de

Inhaltsübersicht

Inhalt

Geleitwort

Harry Stack Sullivan setzte mit seiner Betonung des Interpersonalen ein Gegengewicht gegen eine einseitige Beschäftigung mit dem Intrapsychischen. Dabei leistete er Pionierarbeit bei einer nicht ganz einfachen Patientengruppe: psychotischen Patienten.

Dass er vergleichsweise wenig populär war, mag erstens mit seinem nicht ganz einfach zu lesenden Schreibstil zusammenhängen. Zweitens beschäftigen sich nicht sehr viele Psychotherapeuten mit psychotischen Patienten, seinem Schwerpunkt. Und drittens hat die Beschäftigung mit dem geheimnisvollen Innenleben von Menschen für viele wohl einen besonders starken Appeal, während er dieses vergleichsweise weniger wichtig fand.

Sullivans Perspektive passte aber sehr gut zum Ansatz von Klaus Grawe, für den in seiner Vertikalen Verhaltensanalyse das genaue Beobachten von interpersonalem Verhalten, verbunden mit der Frage, *wozu* ein Mensch sich in bestimmter Weise verhält, der Schlüssel zum Verständnis von Menschen war (Grawe & Dziewas, 1978). Für ihn war neben der interpersonalen Perspektive im Allgemeinen vor allem die (leichter verständliche) Weiterentwicklung Sullivan'scher Ideen durch Leary (1957) und Kiesler (1982) mit dem interpersonalen Kreissystem ein wichtiger Bezug. So kam es nicht von ungefähr, dass wir in den frühen 80er-Jahren, als ich die Vertikale Verhaltensanalyse zur Plananalyse weiterentwickelte, Lorna Benjamin aus Madison nach Bern einluden: Sie war und ist eine weitere Vertreterin interpersonaler Kreissysteme und hat mit ihrem SASB (Structural Analysis of Social Behavior)-Ansatz das wohl sophistizierteste, aber vielen zu komplexe Analyse-System entwickelt, verbunden mit dem psychotherapeutischen Ansatz der Interpersonal Reconstructive Therapy (IRT; Benjamin, 2006). Dieser ist nicht zufällig auf eine Gruppe von Patienten zugeschnitten, die sowohl im Leben außerhalb der Therapie als auch in der Therapiebeziehung geprägt ist von interpersonalen Problemen: Menschen mit Persönlichkeitsstörungen.

Mit dem Diplomanden Martin Werner machte ich mich an die erste deutsche Übersetzung des Impact Message Inventorys (IMI), das auf einer genialen Idee beruht. Diese wird im vorliegenden Buch genauer erklärt. Lesen Sie weiter!

Wir hatten damals und auch später eine intensivere Korrespondenz mit Don Kiesler, der stets sehr unterstützend und humorvoll war – eine gute Illustration für lebhafte, erfreuliche Beziehungen auch mit einem damals namenlosen Kollegen wie mir. Er freute sich, dass sein IMI nun in Deutsch vorlag und empfahl die Übersetzung auch in seinen Publikationen.

Der IMI wurde seither von uns als Fremdmessmittel in der Standardbatterie unserer psychotherapeutischen Ambulanz eingesetzt und es entstand eine ganze Reihe von Forschungsarbeiten zum und mit dem IMI, auch Verbesserungen und Validierungen dieses Fragebogens. Parallel gewann der Interpersonale Ansatz generell an Popularität, nicht zuletzt auch durch die Entwicklung eines zweiten Messmittels, des Inventars

Interpersonaler Probleme (IIP) durch Len Horowitz und Kollegen (Horowitz et al., 1978), das auch in der deutschen Übersetzung zur Standardbatterie in vielen Forschungsprojekten und Institutionen wurde.

Beim Hamburg/Berner Konzept der »Komplementären Beziehungsgestaltung« hatten wir von Anfang an das Problem einer Verwechslung von Grawe's Komplementarität mit der Interpersonalen Komplementarität gesehen. Die beiden Konzepte sind zwar verwandt, aber im Einzelnen doch recht unterschiedlich. Das erschien uns nicht so problematisch, weil wenige den Interpersonalen Ansatz einschließlich Kreissystem genauer kannten. Mit dem verdienten Wachsen der Popularität dieses Ansatzes wurden auch Verwechslungen häufiger und wichtiger, weshalb wir dann die »Komplementäre Beziehungsgestaltung« einhergehend mit einer inhaltlichen Präzisierung in »Motivorientierte Beziehungsgestaltung« umbenannten (Caspar, 2008).

Das Interpersonale Kreissystem gehört zum Elegantesten, was es in der Psychologie gibt: Die Möglichkeit, nicht nur einzelne interpersonale Verhaltensweisen, sondern auch interpersonale Stile oder sogar Menschen in ihrem typischen Verhalten mit zwei Zahlen, zwei Koordinaten im Interpersonalen Kreis zu beschreiben, ist bestechend. Ein so einfaches System hat auch Grenzen: In der Berner Plananalyse ist es z. B. leicht, eine sehr submissiv und sich aufopfernd erscheinende Person zu erfassen, die in dieser Rolle aber ihre Familie sehr stark kontrolliert: Sie verdient ja, dass man ihre Aufopferung, das offenbare Zurückstellen ihrer Bedürfnisse im Interesse der Familie honoriert, indem man ihren offen oder weniger offen ausgedrückten Vorstellungen, wie die Familie zu funktionieren hat, stattgibt. Ist sie nun submissiv oder dominant? Scheinbare Submissivität wird in einer Plananalyse dann einfach als unoffenes Mittel der Kontrolle und Dominanz durch eine Person gesehen, deren Lebensgeschichte ihr offenbar nahelegt, dass man nicht mit offenen Mitteln für seine Bedürfnisse sorgen kann. Eine solche Konstellation in interpersonalen Kreismodellen zu erfassen ist schwerer, bzw. sie führt zu komplexen Kodierungen.

Das ist aber kein Einwand dagegen, das hohe heuristische Potenzial interpersonaler Kreismodelle in der therapeutischen Praxis zu nutzen. Wo und in welchem Maße geschieht das? Der CBASP (Cognitive Behavioral Analysis System of Psychotherapy)-Ansatz von McCullough stieß auf einige Begeisterung. Dies, weil er eine starke interpersonale, gleichzeitig aber auch kognitiv-verhaltenstherapeutische Basis hat, und darüber hinaus das psychodynamische Übertragungskonzept integriert. Bei CBASP spielt neben allgemeineren interpersonalen Ideen die Komplementarität eine große Rolle und dazu wird konkret auch der IMI eingesetzt.

Nun aber das *Kiesler-Kreis-Training*. Ich habe die Absicht nicht vergessen, dazu ein Geleitwort zu schreiben. Meine bisherigen Gedanken sollten eine Basis dafür schaffen, die Bedeutung dieses Trainings nachzuvollziehen. Ich muss gestehen, ich war zunächst reserviert, als ich von diesem Training las. Die Berner Skepsis gegenüber Manualen ist weitherum bekannt, ebenso die Skepsis gegenüber Therapieansätzen, bei denen eine Gründerperson im Vordergrund und der kritischen Rezeption der einzelnen Elemente eines Ansatzes potenziell im Wege steht. Aber: Das Kiesler-Kreis-Training ist kein neuer Therapieansatz mit überzogenen umfassenden Geltungsbedürfnissen. Es ist ein

Programm im Gruppen- oder Einzelformat, in dem konsequent in überschaubarer Zeit die Ideen Kieslers durch verschiedene Berufsgruppen maximal genutzt werden, nicht mehr und nicht weniger. Ein solcher Ansatz ist in meinen Augen hervorragend geeignet, um mit Menschen mit interpersonalen Problemen (und welcher Psychotherapiepatient hat die nicht?), mit oder ohne andere individuelle Psychotherapie Nutzen aus dem interpersonalen Ansatz zu ziehen. Die klaren Erklärungen und die manualisierte Form macht dies auch für Therapeuten und Gruppenleiter möglich, die nicht ohnehin schon vertiefte Kenntnisse des interpersonalen Ansatzes haben.

Das Gruppenformat ist geeignet, die Vorteile, die Gruppen bei interpersonalen Problemen haben, zu nutzen: Sehen / hören, dass man nicht allein ist mit solchen Problemen; Modelllernen, wo andere in spezifischen Aspekten schon weiter sind; Ermutigung durch Fortschritte anderer; Feedback durch Gruppenmitglieder, von vielen Teilnehmern als authentischer empfunden als das Feedback durch Therapeuten; für Therapeuten die Gelegenheit, Interaktion mit mehreren unterschiedlichen Personen direkt zu beobachten. Ein wichtiger allgemeiner Vorteil von Gruppen ist, dass jede Stunde der Teilnahme günstiger ist als bei Einzeltherapie.

Nicht immer ist aber ein Angebot bzw. eine Teilnahme im Gruppensetting möglich. Dann können Teile des Programms auch im Einzelsetting sinnvoll verwendet werden. Dieses hat mit der Möglichkeit, die Übungen maximal individuell zuzuschneiden, auch einige Vorteile auf seiner Seite. Auch hier geht es dann ja um spezielle Übungen, die in was immer sonst für einen Patienten läuft, gezielt eingebaut werden können.

Der limitierte Aufwand ist bei einem spezialisierten Programm wie dem vorliegenden im Einzel- und im Gruppensetting wichtig, weil es so gut ergänzend zu anderen Therapien angeboten werden kann und sich die Indikationsfrage aus ökonomischer Sicht weniger als ein Entweder-Oder stellt. Damit kann dieses Programm sich sozusagen guten Gewissens spezialisieren und manualisiert sein, weil es nicht alle möglichen Bedürfnisse an eine Therapie abdecken muss.

Derzeit präsentiert sich der Ansatz nicht als nach experimentellen Standards evaluiert, wie die Autorinnen und der Autor redlich deklarieren. Die im Buch beschriebenen vorliegenden empirischen Daten, die inhaltliche Plausibilität des Ansatzes und – wichtig! – die Tatsache, dass er nicht mit dem Anspruch daherkommt, ein umfassender Therapieansatz zu sein, machen es vertret- und wünschbar, diesen Ansatz bereits jetzt, bevor experimentelle Untersuchungen vorliegen, zu nutzen. Das kann abgesehen davon, dass es Patienten nützt, auch dazu beitragen, dass der Ansatz bekannt wird und die Basis für eine experimentelle Wirksamkeitskontrolle geschaffen wird.

Ich wünsche dem Buch im Interesse der Patienten, die davon profitieren können, den verdienten Erfolg!

Bern, Herbst 2018 *Prof. Dr. Franz Caspar*

Einleitung

Wenn wir etwas für unsere Beziehungen tun, tun wir etwas für unsere psychische Gesundheit.
(William Glasser, 1925–2013)

Warum dieses Buch?

Bedeutsamkeit der psychotherapeutischen Arbeit an interpersonellen Problemen. Unser Eingangszitat unterstreicht die enge Verbindung zwischen psychischer Gesundheit und positiven interpersonellen Beziehungen, welche in zahlreichen Studien empirisch bestätigt wird und die wir alle im persönlichen Alltag erleben können. Die therapeutische Arbeit an problematischen zwischenmenschlichen Beziehungen und interaktionellen Problemen ist daher ein zentrales transdiagnostisches Element verschiedener Psychotherapien.

Ausgangspunkt für dieses Buch ist unsere Begeisterung für die schulenübergreifende Therapie CBASP (Cognitive Behavioral Analysis System of Psychotherapy), welche ursprünglich von Prof. Dr. James McCullough spezifisch für Patienten mit chronischen bzw. persistierenden Depressionen entwickelt wurde. Da diese Patientengruppe abgesehen von traumatisierenden Beziehungserfahrungen in der Kindheit häufig schwerwiegende aktuelle interpersonelle Probleme aufzeigt, wird in CBASP entsprechend ein Fokus auf die Bearbeitung dieser Probleme unter Einbezug des Kiesler-Kreises gelegt. Hierbei wird stets versucht, den Zusammenhang zwischen den heutigen interpersonellen Problemen und den negativen früheren Beziehungserfahrungen herzustellen. Unsere eigenen psychotherapeutischen Erfahrungen sowie insbesondere die Rückmeldung unserer Patienten im Rahmen von zahlreichen stationären und ambulanten CBASP-Behandlungen haben die Bedeutung einer derartigen intensiven interpersonellen Arbeit für das Überwinden von chronifizierten Störungen immer wieder eindrucksvoll unterstrichen. Auch wurde durch praktische Erfahrungen schnell deutlich, dass diese Übungen nicht »nur« Patienten mit chronischen Depressionen helfen, sondern generell sinnvoll für sämtliche Patienten zu sein scheinen, welche über interpersonelle Probleme berichten. Da zudem ambulant und stationär arbeitende Kolleginnen und Kollegen während zahlreicher Workshops und Supervisionen immer wieder größtes Interesse an diesen interpersonellen Übungen gezeigt haben, entstand die Idee, alle bewährten Übungen einschließlich der Arbeitsmaterialien im Rahmen eines praktischen Leitfadens zur Behandlung interpersoneller Probleme in der Psychotherapie zu bündeln, um sie somit vielen Kolleginnen und Kollegen bzw. Behandlungsteams zur Verfügung stellen zu können.

Vergleich des Kiesler-Kreis-Trainings (KKT) mit der KVT und dem IPT. Das vorliegende Buch versteht sich als ein sehr praktischer Leitfaden, welcher sich explizit mit der Bearbeitung interpersoneller Probleme beschäftigt und dabei einen transdiagnostischen Ansatz verfolgt.

Dabei hat das hier vorgestellte Training einige spezifische Merkmale, wodurch es sich vom klassischen sozialen Kompetenztraining im Rahmen einer KVT unterscheidet: So wird zunächst auf Basis der biographischen Beziehungserfahrungen erarbeitet, welche *individuellen* Erwartungen an zwischenmenschliche Kontakte und die daraus resultierenden Verhaltensweisen der Patienten bestehen (Prägungen). Die Formulierung von Prägungen ermöglicht im Verlauf der Therapie immer wieder den Zusammenhang aus biographischen Erlebnissen und heutigen interpersonellen Schwierigkeiten am Beispiel persönlicher Situationen zu reflektieren. Weiterhin werden durch die Übertragungshypothesen ganz konkrete Beziehungserwartungen in der Therapie und das damit in Verbindung stehende zwischenmenschliche Verhalten antizipiert und benannt (z. B. ggü. Therapeuten und Mitpatienten). Hierdurch können neue Beziehungserfahrungen im zwischenmenschlichen Bereich in der Therapie selbst erlebt und therapeutisch genutzt werden. Die spezifische Arbeit mit dem Kiesler-Kreis ermöglicht darüber hinaus, auf verschiedenen Ebenen der Kommunikation (Mimik, Gestik, Körperhaltung, Sprache) neue Verhaltensweisen zu trainieren und auszuprobieren und die Dynamik zwischenmenschlichen Verhaltens auf Basis der interpersonellen wechselseitigen Beeinflussung zu verstehen.

Das KKT versucht dabei ähnlich wie die Interpersonelle Psychotherapie (IPT) den Fokus auf interpersonelles Verhalten zu legen. In Abgrenzung zur IPT, die im Wesentlichen auf denselben Wurzeln basiert (vgl. Kap. 2), steht im KKT die biographische Entstehung interpersoneller Probleme im Fokus, die als Störungsmodell nahezu allen Interventionen zugrunde liegt. Sie ist damit – anders als die IPT – nicht nur auf aktuelle interpersonelle Probleme (wie z. B. Rollenkonflikte) begrenzt, sondern will heilsame korrigierende Beziehungserfahrungen innerhalb und vor allem mit der Gruppe oder dem Therapeuten realisieren.

Stimulation von Wirksamkeits- und Prozessforschung. Uns Autor_innen ist wichtig zu betonen, dass das hier dargestellte Kiesler-Kreis-Training bisher nicht evidenzbasiert ist. Die vorgestellten Interventionen haben wir basierend auf bewährten Theorien und Modellen im Rahmen eines stationären Behandlungskonzepts etabliert, wobei im Rahmen einer offenen Pilotstudie die Machbarkeit und Wirksamkeit mit vielversprechenden Ergebnissen untersucht wurde. Diese Übungen sind bisher jedoch noch nicht in der Reihenfolge als Manual in einer randomisiert-kontrollierten Studie hinsichtlich ihrer Wirksamkeit getestet worden. Viele der Übungen stammen allerdings aus evidenzbasierten Therapien (wie der KVT, IPT, CBASP, s. oben) und verstehen sich als Augmentationsstrategien, wenn die Patienten nicht bzw. nicht ausreichend auf evidenzbasierte Therapien ansprechen. Zudem konnten Studien nachweisen, dass eine Abnahme von interpersonellen Problemen im Sinne der Überwindung rigider und extremer interpersoneller Verhaltensweisen mit einer Verbesserung von psychischen Störungen einhergeht. Umso notwendiger erscheint es, individuelle therapeutische Strategien in den Behandlungsfokus von Patienten mit Beziehungsstörungen zu rücken.

Wir hoffen, dass unser Buch weitere Wirksamkeits- und Prozessforschung im Bereich der Behandlung interpersoneller Probleme stimulieren kann.

Was verbirgt sich hinter dem Kiesler-Kreis-Training (KKT)?
Das KKT kann als Fertigkeitentraining zur Überwindung interpersoneller Probleme bezeichnet werden. Der theoretische Hintergrund des vorgestellten Konzepts basiert vor allem auf der Interpersonalen Theorie von Donald Kiesler sowie seinem Kiesler-Kreis, die im Rahmen der CBASP-Therapie einen besonderen Stellenwert bekommt. Wie in CBASP wird auch beim KKT zu Beginn bzw. in Vorgesprächen versucht, den Bezug zwischen den heutigen interpersonellen Problemen der Patienten und den individuellen biographischen Beziehungserfahrungen herzustellen, um ein Verständnis für die aktuelle Problematik zu entwickeln. Rigide, nicht an die Situation angepasste oder extreme Verhaltensweisen, die sich in einem unangemessen starken Ausdruck von Verhaltensweisen zeigen, werden als Ursache für Unzufriedenheit und Konflikte in Beziehungen betrachtet, die sekundär zur Entstehung und Aufrechterhaltung von psychischen Störungen führen. Das übergeordnete Ziel des KKT besteht daher in der Überwindung von rigiden und extremen zwischenmenschlichen Verhaltensweisen. Dabei soll eine interpersonelle Flexibilität erzielt werden, die es unter Berücksichtigung der jeweiligen Erfordernisse der Situation ermöglicht, alle acht Kiesler-Kreis-Positionen einnehmen zu können.

Das KKT besteht aus den folgenden fünf Modulen:
(1) Kennenlernen des Kiesler-Kreises
(2) nonverbale Kommunikation
(3) verbale Kommunikation
(4) Konflikttraining
(5) Empathie und korrigierende Beziehungserfahrungen

Die Reihenfolge der Interventionen sind als Vorschläge der Autoren zu verstehen, da diese sich im stationären Alltag für offene Gruppen bewährt haben. Die Durchführung der KKT-Übungen kann in offenen oder geschlossenen Gruppen sowie im Einzelsetting erfolgen. Als alleinige psychotherapeutische Intervention ist das KKT weder als Gruppen- noch als Einzeltherapie ausreichend, da bei vielen psychischen Störungsbildern nicht ausschließlich aktuelle interpersonelle Probleme eine Rolle (als auslösender Faktor oder aufrechterhaltende Bedingung) spielen. Bezüglich der Indikation empfehlen wir das KKT insbesondere für Patienten mit chronisch (persistierender) Depression, sozialer Angststörung sowie der Borderline-Persönlichkeitsstörung, da hier per Definitionskriterien zwischenmenschliche Probleme vorliegen. Darüber hinaus kann es jedoch auch für andere Störungsbilder indiziert sein, wie z. B. bei sämtlichen Persönlichkeitsstörungen, bei denen per se Auffälligkeiten im Interaktionsverhalten vorliegen.

Wie ist das Buch aufgebaut?
Kapitel 1: Das erste Kapitel versteht sich als allgemeine theoretische Hinführung zum zentralen Thema der interpersonellen Probleme. Nachdem zunächst die Bedeutung interpersonellen Verhaltens für unser Wohlbefinden im Allgemeinen erläutert wird, wird anschließend spezifischer auf Theorien (insb. die Interpersonale Theorie), Therapieansätze (insb. CBASP) und Studien, welche sich interpersonelle Probleme

im Rahmen von psychischen Störungen widmen, eingegangen. Schließlich führen wir unsere drei Fallbeispiele ein, indem wir ihre jeweiligen interpersonellen Probleme, deren Entstehung, Aufrechterhaltung und Bearbeitungsmöglichkeiten praxisnah beschreiben.

Kapitel 2: Da der sogenannte Kiesler-Kreis das zentrale Element des hier vorgestellten Trainings darstellt, stellen wir dem interessierten Leser in diesem Kapitel den »Entwickler« des Kreismodells – Prof. Dr. Donald Kiesler – sowie seine Interpersonale Theorie einschließlich des interpersonalen Circumplexmodells (Kiesler-Kreis) genau vor. Zudem werden Instrumente der Messung interpersonellen Verhaltens eingeführt, wobei wir unsere Fallbeispiele zur praktischen Illustration erneut heranziehen.

Kapitel 3: Im dritten Kapitel wird das KKT in der Gruppe beschrieben, wobei auf die Indikation, das Setting und die Struktur eingegangen wird. Insbesondere erfolgt hier eine genaue Darstellung der relevanten Vorgespräche. Beispiele unserer Patienten für die Ergebnisse der Vorgespräche – Prägungen, Übertragungshypothesen und Therapieziele – schließen dieses Kapitel ab.

Kapitel 4: Das vierte Kapitel stellt schließlich das Herzstück des Buches dar, da hier die konkrete Durchführung der fünf Module des KKT im Gruppenformat praxisnah Sitzung für Sitzung beschrieben wird. Für jedes Modul werden dem Therapeuten zunächst komprimiert theoretische Hintergrundinformationen zur Verfügung gestellt. Anschließend werden die jeweiligen Sitzungen im Detail beschrieben, wobei jeweils eine Übersichtstabelle die Ziele, Übungen samt Zeitaufwand sowie die notwendigen Materialien und Arbeitsblätter zusammenfasst. Am Ende der Beschreibung einer jeden Sitzung werden sogenannte Stolpersteine benannt, von denen wir durch eigene Erfahrungen oder Supervisionen wissen, dass diese als herausfordernde bzw. schwierige Therapiesituationen erscheinen können. Immer wieder wird anhand unserer Fallbeispiele die konkrete Durchführung der Übungen illustriert.

Kapitel 5: Die Umsetzung von KKT-Übungen in der Einzeltherapie wird praxisnah im Kapitel 5 beschrieben. Zunächst werden hierbei die Besonderheiten der Einzeltherapie im Vergleich zur Gruppentherapie (z. B. bzgl. der Indikation, der Rolle des Therapeuten, der Beziehungsgestaltung) herausgestellt. Anschließend werden die Übungen, deren Durchführung sich von der Gruppentherapie z. T. deutlich unterscheidet, beschrieben (erneut unterstützt durch Fallbeispiele) bzw. erfolgen bei nahezu gleicher Durchführung Verweise auf die entsprechenden Übungen im Kapitel 4.

Kapitel 6: Die psychotherapeutische Arbeit mit Patienten, die Störungen auf der Beziehungsebene aufweisen, ist oftmals herausfordernd, da sich die interpersonellen Probleme des Patienten natürlich auch im Therapieraum abbilden. Daher haben wir in Kapitel 6 einige ausgewählte schwierige Situationen beschrieben, welche im Rahmen des KKT auftreten können (Patienten beteiligen sich nicht, Patient verlässt plötzlich die Gruppe, Gruppenteilnehmer greifen sich untereinander an). Als Lösungsstrategien empfehlen wir die Nutzung des Kiesler-Kreises und / oder die therapeutische Selbstöffnung im Sinne des Disziplinierten Persönlichen Einlassens aus der CBASP Therapie.

Kapitel 7: Unser Buch schließt mit einem Kapitel zu Empfehlungen für die Evaluation des KKT ab. Nach einem Überblick über Studien, welche interpersonelle

Veränderungen im Rahmen von Psychotherapien gemessen haben, stellen wir erste vielversprechende Ergebnisse der Evaluation einer Phase 1-Studie des KKT an der Charité Berlin vor, wobei wir zeitgleich natürlich auf die Limitationen derartiger Pilotstudien hinweisen.

Ein Hinweis. Sofern die Geschlechtszugehörigkeit keine spezielle Rolle spielt, werden im vorliegenden Buch der besseren Lesbarkeit zuliebe Begriffe wie »Patient« oder »Therapeut« grundsätzlich geschlechtsneutral verwendet, betreffen also stets beide Geschlechter. Die Fallbeispiele orientieren sich jedoch an realen Beispielen, welche natürlich ausreichend anonymisiert wurden, sodass die Patienten nicht mehr erkannt werden können.

Danksagung

An dieser Stelle möchten wir verschiedenen Personen unseren Dank aussprechen.

Zuallererst möchten wir dem Behandlungsteam der Station 5 der Universitätsklinik Freiburg danken, welche 2008 das ambulante CBASP-Konzept für das stationäre Setting modifiziert und zeitgleich evaluiert hat. Bei der Modifikation wurde insbesondere die interpersonelle Arbeit durch verschiedene CBASP-Gruppentherapien intensiviert, weshalb wir namentlich der Physiotherapeutin Gertrud Leonhardt danken, die das erste KKT für die Körper- und Bewegungstherapie konzipierte. Unser Dank gilt auch zahlreichen weiteren multiprofessionellen Teams, die CBASP anschließend in Deutschland, Österreich und der Schweiz als ein wichtiges neues stationäres Therapiekonzept implementiert, etabliert und entsprechend der jeweiligen Voraussetzungen weiterentwickelt haben.

So haben wir auf der CBASP-Station der Klinik für Psychiatrie und Psychotherapie an der Charité-Universitätsmedizin Berlin, Campus Mitte, ein psychotherapeutisches Kiesler-Kreis-Gruppentraining entwickelt und manualisiert, welches die ursprünglichen CBASP-Strategien durch zahlreiche weitere kreative Übungen ergänzt und erweitert. Bezüglich unseres Charité-Teams möchten wir insbesondere Dr. Anja Siewert-Siegmund für ihre Vorarbeit bei der Konzeptualisierung des Trainings danken, sowie zahlreichen Psychologen und Psychologinnen in Ausbildung und Praktikum, u. a. Celine Scholl und Dominik Montenegro. Herrn Carsten Minkewitz und Herrn Thomas Karnott gilt unser Dank für die graphische Illustration. Ganz besonders herzlich danken wir Prof. Dr. Philipp Sterzer als Oberarzt der CBASP-Station für seine Wertschätzung unserer Arbeit sowie seiner Mitarbeit und Unterstützung bei der Implementierung und Evaluation des CBASP-Konzeptes und insbesondere des KKT.

Weiterhin haben uns bei der Zusammenstellung der Module des KKT Übungen und Erfahrungen folgender Behandlungsteams und Kollegen inspiriert: das CBASPersonalized-Team aus der Schön Klinik Bad Arolsen (hier seien namentlich erwähnt die beiden Co-Therapeutinnen Jane Dimitrov und Ute Pöllmann sowie der Physiotherapeut Knut Jöbges, welche ein KKT für die Pflege bzw. die Physiotherapie entwickelt haben), das CBASP-Team der Schlössli Klinik in Zürich sowie CBASP-Teams der Universitätskliniken Lübeck und München sowie unsere psychologischen

Kolleginnen Prof. Dr. Elisabeth Schramm und Ruth Fangmeier, welche ambulante CBASP-Gruppen unter Einbezug des Kiesler-Kreises konzipierten.

Bei dem Beltz-Verlag möchten wir uns herzlich für die jederzeit gewissenhafte und hilfreiche Unterstützung in der Realisierung dieses Projekts, das sorgfältige Lektorat sowie die unkomplizierten Wege bei der Bewältigung von Herausforderungen bedanken.

Herrn Prof. Franz Caspar sind wir als weltbekanntem Psychotherapieforscher mit ausgewiesener Expertise bzgl. interpersoneller Circumplexmodelle für sein wertvolles Geleitwort dankbar.

Schließlich gilt unser ganz besonderer Dank allen Patienten, die dazu beigetragen haben, dass das Kiesler-Kreis-Training ein Ort interpersoneller, häufig heilsamer Begegnungen geworden ist, die gelernt haben, den Weg aus der Einsamkeit gemeinsam zu bestreiten und uns immer wieder durch ihren Mut und Willen beeindrucken.

Berlin und Marburg, November 2018

Anne Guhn, Stephan Köhler
und Eva-Lotta Brakemeier

1 Was sind interpersonelle Probleme?

1.1 Bedeutung interpersonellen Verhaltens

> »Im Grunde sind es doch die Verbindungen mit Menschen, welche dem Leben seinen Wert geben, und je tiefer eingehend sie sind, desto mehr fühlt man, worin doch zuletzt der eigentliche Genuß steckt, die Individualität.«
> *(Wilhelm von Humboldt, 1767–1835)*

Vor einer näheren Betrachtung interpersoneller Probleme und potenzieller Therapieoptionen bedarf es einer grundsätzlichen Einordnung und Bewertung interpersonellen Verhaltens im Rahmen psychischer Gesundheit. Wie das Eingangszitat von Wilhelm von Humboldt unterstreicht, scheint das psychische Wohlbefinden von uns Menschen im entscheidenden Ausmaß von der Fähigkeit abzuhängen, (tiefgehende) Verbindungen bzw. Beziehungen zu anderen Menschen eingehen zu können. Bereits sehr lange ist aus klinischer und wissenschaftlicher Sicht die Bedeutung interpersoneller Beziehungen und interpersonellen Verhaltens für das psychische Wohlergehen bekannt. Eine aktuelle wissenschaftliche Untersuchung konnte beispielsweise nachweisen, dass ein höheres Risiko für Suizidgedanken besteht, wenn bei Personen ein starker Mangel an zwischenmenschlichem Zugehörigkeitsgefühl und hoher Leidensdruck vorhanden ist (Chu et al., 2017). Zwischenmenschliche Beziehungen werden als eine der wichtigsten Komponenten von psychischer Gesundheit und Zufriedenheit angesehen, und die Fähigkeit, diese aufrechtzuerhalten als eine zentrale Kompetenz im Rahmen psychischer Gesundheit (Health Education Authority, 1997). Zwischenmenschliche Beziehungen sind für das allgemeine Wohlbefinden auf den verschiedensten interpersonellen Ebenen wie Familie, Beruf oder Schule von zentraler Bedeutung (Stewart-Brown, 2005). Der Gegenspieler von zwischenmenschlichem Zugehörigkeitsgefühl – das subjektive Gefühl der Einsamkeit – wirkt sich hingegen bei lang andauerndem, chronischem Auftreten negativ auf die psychische als auch physische Gesundheit aus. Definiert als die Diskrepanz zwischen den tatsächlichen und den gewünschten sozialen Beziehungen einer Person kann akute Einsamkeit evolutionär betrachtet jedoch auch als ein überlebenswichtiges Gefühl bzw. biologisches Mangelsignal betrachtet werden, welches uns Menschen auffordert, uns mehr und aktiv um soziale Kontakte zu bemühen (vgl. Cacioppo et al., 2014). Allerdings sollten wir dann über entsprechende interpersonelle Fertigkeiten verfügen, um unser soziales Netz aktiv zu vergrößern bzw. intensivieren zu können. Soziale Beziehungen und soziale Verhaltensweisen spielen folgerichtig in der klinischen Psychologie eine große Rolle. Interpersonelle Probleme und Schwierigkeiten in zwischenmenschlichen Beziehungen bis hin zur chronischen Einsamkeit sind dabei ein zentrales Problem verschiedener psychischer Erkrankungen. Dieses betrifft nicht nur Patienten mit Persönlichkeitsstörungen, denen per definitionem interpersonelle Probleme inhärent sind, sondern insbesondere auch Patienten, welche unter affektiven Störungen, einer sozialen Phobie oder auch Abhängigkeitserkrankungen leiden. Genau genommen können sich interpersonelle Probleme bei fast allen psychischen Störungen wiederfinden. Daher ist die Bearbeitung von interpersonellen Problemen in der Einzel- als auch Gruppentherapie von zentraler Bedeutung. Bevor wir jedoch konkreter auf die Psychotherapie eingehen, möchten wir zunächst einige relevante theoretische Ansätze und empirische Forschungsergebnisse zu interpersonellen Problemen voranstellen, um den Leser in die Thematik einzuführen.

1.2 Interpersonelle Probleme im Rahmen psychischer Erkrankungen

Theoretischer Hintergrund

Vertreter und Theorien der interpersonalen Schule. Der theoretische Hintergrund zu interpersonellen Ansätzen in der Psychotherapie ist auf mehrere wichtige Vertreter zurückzuführen und wird an dieser Stelle nur knapp zusammengefasst. Für eine vertiefende Literatur sei der interessierte Leser auf Weissman et al. (2009), Schramm (2010) und Swartz (1999) verwiesen. Adolf Meyer (1957) kann als einer der ersten Vertreter der interpersonalen Schule, welche sich in den 30er und 40er-Jahren in den USA gründete, angesehen werden. Im Rahmen seines Konzeptes zur Psychobiologie sah er psychische Störungen als misslungenen Versuch des Individuums an, sich an veränderte Umweltbedingungen, insbesondere an psychosoziale Stressoren, anzupassen. Durch diesen Ansatz distanzierte er sich von den damals vorherrschenden biomedizinischen Krankheitsmodellen sowie vom Triebmodell Freuds, indem er die Bedeutung des psychosozialen Umfeldes hervorhob. Eine zentrale Figur ist in diesem Zusammenhang auch Harry Stack Sullivan, ein Schüler Meyers, welcher in der Person-Umwelt-Interaktion die Ursache für die Entstehung und Aufrechterhaltung psychischer Störungen sah und damit die Bedeutung von zwischenmenschlichen Beziehungen als wichtigen Ansatzpunkt der Psychotherapie hervorhob. Auch John Bowlby formulierte mit seiner Bindungstheorie (Attachment Theory) ein zentrales Element der Interpersonalen Theorie (z. B. Bowlby, 1969, 1980): Zwischenmenschliche Beziehungen werden aus seiner Sicht als adaptiv und wesentlich für das Überleben angesehen, wobei insbesondere die frühkindlichen Beziehungserfahrungen einen entscheidenden Einfluss auf spätere interpersonelle Verhaltensmuster aufweisen. Die Befriedigung dieser Bindungsbedürfnisse stellt aus Bowlbys Sicht die Grundlage für das Erkunden der Welt und damit auch für das Entstehen und Aufrechterhalten von zwischenmenschlichen Bindungen über die gesamte Lebensspanne dar. Studien konnten nachweisen, dass die von ihm definierten Bindungsstile (z. B. »sicher«, »unsicher« oder »unsicher-ambivalent«) eng im Zusammenhang mit bestimmten überdauernden interpersonellen Verhaltensweisen stehen. So scheint beispielsweise der Bindungstyp »unsicher-ambivalent« mit der Angst vor Zurückweisung und Verlassenwerden assoziiert zu sein (Goodman & Lusby, 2014) – ein Bindungsmuster, welches sich häufig bei depressiven Patienten identifizieren lässt. Bowlby sieht zum einen unsichere Bindungsstile in der Kindheit als eine Prädisposition zur Entwicklung einer Depression an. Zum anderen postuliert er, dass der Verlust persönlicher Bindungen im Lebensverlauf mit einem erhöhten Risiko für die Entwicklung einer Depression einhergeht.

Eine Weiterentwicklung der soeben zusammengefassten klassischen interpersonellen Grundannahmen stellt die Interpersonale Theorie nach Donald Kiesler dar (Kiesler, 1982). Kiesler beschreibt in seinem Circumplexmodell – dem sogenannten Kiesler-Kreis – die Regeln der wechselseitigen Beeinflussung zwischenmenschlicher Kommunikation auf Basis verschiedener interpersoneller Grundpositionen. Die Interpersonale Theorie von Kiesler stellt im Kiesler-Kreis-Training die Grundlage für verschiedene Interventionen dar. Eine ausführliche Beschreibung erfolgt daher in Kapitel 2.

Das interpersonelle Entstehungsmodell der chronischen Depression nach McCullough. Da das Kiesler-Kreis-Training überwiegend auf dem interpersonellen Entstehungsmodell der chronischen Depression nach James McCullough basiert, stellen wir dieses Modell in Folge kurz vor.

Bereits im behavioralen Verstärker-Verlust-Modell von Lewinsohn (engl. »social reinforcement theory«) wird der Verlust positiver Verstärker, d. h. auch positiver zwischenmenschlicher Beziehungen, sowohl als wichtige Ursache als auch aufrechterhaltender Faktor für die Entstehung depressiver Erkrankungen angesehen (Lewinsohn, 1974). Eine Synthese der Interpersonalen Theorie nach Kiesler und den behavioralen Lernmodellen (vgl. Bouton, 2007) stellt das integrative theoretische Modell zur Entstehung und Aufrechterhaltung interpersoneller Probleme bei Patienten mit chronischer Depression nach James McCullough (2000) dar. Diesem Konzept liegt die mittlerweile durch viele Studien bestätigte Annahme zugrunde, dass viele chronisch depressive Patienten in der Kindheit negative Beziehungserfahrungen erlebt haben (insbesondere emotionale Vernachlässigung und/oder emotionaler Missbrauch). Es lässt sich annehmen, dass Kinder durch diese frühen Beziehungserfahrungen ein hohes Misstrauen bzw. Angst gegenüber Mitmenschen (engl. interpersonal fear) entwickeln und sich in der Folge von anderen Menschen zurückziehen (engl. interpersonal avoidance). Während der Kindheit kann dieses Verhalten als funktionale Coping-Strategie (Schutz suchen, sich nicht Verletzungen aussetzen) angesehen werden. McCullough spricht in diesem Zusammenhang von einer *interpersonellen Mauer*, welche die Patienten zwischen sich und ihrer Umwelt aufbauen und dadurch ihre Wahrnehmung von der Umwelt entkoppeln. Als Konsequenz dieser Entkopplung und des Rückzugs lernen sie jedoch nicht, anderen Menschen zu vertrauen, sodass sich negative Beziehungserfahrungen wiederholen und sie eine »zwischenmenschliche Ineffektivität« (psychodynamisch auch als Reinszenierung bezeichnet) entwickeln, welche die depressive Symptomatik und die erlebte Hilflosigkeit verstärken. Hinsichtlich des interpersonellen Verhaltens weisen Patienten mit einer chronischen Depression laut McCullough Merkmale des präoperativen Niveaus nach Piaget auf, welches gekennzeichnet ist durch globales und prälogisches Denken, eine ich-zentrierte Sicht von sich und anderen, monologisierende Kommunikation, einen Mangel an authentischer interpersoneller Empathie sowie nur wenig affektive Kontrolle in Stresssituationen (Piaget, 1995; McCullough, 2000). Diese dysfunktionalen Denk- und Verhaltensweisen führen dazu, dass chronisch depressive Patienten in interpersonellen Situationen nur selten ihre erwünschten Ziele erreichen können (für weitere Informationen vgl. Brakemeier & Normann, 2012; McCullough et al., 2015). Auf Basis dieses Modells entwickelte McCullough sein »Cognitive Behavioral Analysis System of Psychotherapy« (CBASP), eine spezifische Psychotherapie zur Behandlung der chronischen Depression (McCullough, 2000). Da CBASP die Basis des Kiesler-Kreis-Trainings darstellt, werden wir uns auf diese Therapie im Folgenden immer wieder beziehen.

Empirischer Hintergrund

Die wissenschaftliche Untersuchung zwischenmenschlicher Verhaltensweisen und deren Veränderungen im Rahmen psychischer Erkrankungen ist von großer Bedeutung. Sie dient dazu, die theoretischen Annahmen zur Entstehung und Aufrechterhaltung von psychischen Störungen zu verstehen und daraus abgeleitet Interventionen zu entwickeln.

Grundsätzlich stellt interpersonelles Verhalten eine fundamentale Komponente der Persönlichkeitsstruktur dar (Kiesler, 1992; Ruiz et al., 2004). Empirische Untersuchungen konnten für viele psychische Erkrankungen einen Zusammenhang mit interpersonellen Problemen feststellen, wie zum Beispiel für Depressionen, Bipolare Störungen, Suchterkrankungen und Persönlichkeitsstörungen (Russell et al., 2007; Bjerke et al., 2011). Exemplarisch sollen nachfolgend empirische Befunde zu interpersonellen Verhaltensweisen bei Patienten mit Depression, Borderline-Persönlichkeitsstörung und sozialer Phobie vorgestellt werden.

Interpersonelle Faktoren bei Patienten mit depressiven Erkrankungen. Der Zusammenhang zwischen interpersonellem Verhalten und der Entwicklung von Depressionen sowie deren Aufrechterhaltung wird durch eine Vielzahl an Untersuchungen gestützt. So stellen beispielsweise exzessives Rückversichern in zwischenmenschlichen Beziehungen sowie ein allgemein submissives Verhalten interpersonelle Faktoren dar, welche mit schwereren und längeren depressiven Episoden assoziiert sind (Pearson et al., 2010). Darüber hinaus sind ein unsicherer Bindungsstil sowie fehlende interpersonelle Fertigkeiten als interpersonelle Risikofaktoren für die Entstehung depressiver Erkrankungen identifiziert worden (z. B. Bifulco et al., 2006; Rappaport et al., 2014; Dinger et al., 2015; Bird et al., 2018).

In diesem Zusammenhang spielen negative frühkindliche Beziehungserfahrungen eine besondere Rolle. Laut der Weltgesundheitsorganisation (WHO) umfasst »Kindesmissbrauch« alle Formen der körperlichen und/oder emotionalen groben Misshandlung, des sexuellen Missbrauchs, der Verwahrlosung, der Vernachlässigung oder der kommerziellen bzw. andersweiten Ausbeutung, die zu einer tatsächlichen oder möglichen Gefährdung der Gesundheit, des Überlebens, der Entwicklung oder der Würde des Kindes führen« (WHO, 1999). Frühkindliche Traumatisierungen bzw. Kindesmisshandlung haben eine hohe Relevanz für die Entstehung verschiedenster psychischer Erkrankungen (für einen Überblick: Nemeroff, 2016), insbesondere für chronische Depressionen (Pietrek et al., 2013; Nelson et al., 2017). Aber auch aktuelle interpersonelle Belastungsfaktoren (z. B. mangelnde soziale Unterstützung, konfliktreiche Beziehungen) erhöhen die Auftretenswahrscheinlichkeit für depressive Erkrankungen (Santini et al., 2015; Werner-Seidler et al., 2017).

Bereits aus klinischer Erfahrung wirken chronisch depressive Patienten in ihrem interpersonellen Verhalten häufig distanziert bis unterwürfig. Dies konnte in einer Metaanalyse auch wissenschaftlich bestätigt werden: So weisen Patienten mit einer chronischen Depression im Vergleich zu einer gesunden Kontrollgruppe, aber auch im Vergleich zu episodisch depressiven Patienten, ein ausgeprägteres unterwürfiges und feindselig-unterwürfiges Verhalten auf (Bird et al., 2018). Dies passt sehr gut zu den theoretischen Überlegungen von James McCullough und seinem CBASP-Konzept (McCullough, 2000).

Interpersonelle Faktoren bei Patienten mit Borderline-Persönlichkeitsstörung. Für Patienten mit einer Borderline-Persönlichkeitsstörung stellen interpersonelle Probleme ebenfalls ein zentrales Symptom ihrer Erkrankung dar (Brodsky et al., 2006; Trull et al., 2010). Hierzu zählt beispielsweise auch suizidales Verhalten als Extremvariante einer interpersonellen Störung, welche bei Borderline-Patienten häufig als Reaktion auf negative interpersonelle Situationen resultiert, wie zum Beispiel wahrgenommener Zurückweisung (Brodsky et al., 2006; Berenson et al., 2016). Aus dem klinischen Eindruck, aber auch aus verschiedenen wissenschaftlichen Untersuchungen, zeigt sich, dass Patienten mit einer Borderline-Persönlichkeitsstörung interpersonell hypersensitiv sind, interpersonelle Prozesse verzerrt wahrnehmen und in der Folge extreme und rigide Einstellungen sowie negative Attributionen gegenüber Interaktionspartnern und deren Verhalten generieren. Dieses kann bis zur völlig verzerrten Interpretation von Mimik und Gestik reichen (Roepke et al., 2012; Meehan et al., 2017). So nehmen Patienten mit einer Borderline-Persönlichkeitsstörung beispielsweise neutrale Gesichtsausdrücke signifikant häufiger als Wut oder Ekel wahr als gesunde Probanden (Domes et al., 2008; Unoka et al., 2011) und schreiben Personen in Filmausschnitten vermehrt negative und aggressive Eigenschaften zu (z. B. Barnow et al., 2009).

Störungsspezifische Therapieverfahren wie zum Beispiel die Dialektisch-Behaviorale Therapie (DBT; Linehan, 1993), welche zu einem großen Teil auf Veränderungen des interpersonellen Verhaltens fokussiert, vermögen ebendiese interpersonellen Probleme von Patienten mit einer Borderline-Persönlichkeitsstörung zu reduzieren und damit einhergehend die globale Symptomatik der Grunderkrankung zu lindern (z. B. Dammann et al., 2016).

Interpersonelle Faktoren bei Patienten mit einer sozialen Phobie. Auch die soziale Phobie, als ein drittes Beispiel für den Zusammenhang zwischen interpersonellem Verhalten und psychischer Erkrankung, kann geradezu als ein Prototyp dysfunktionalen interpersonellen Verhaltens angesehen werden (Alden & Taylor, 2010). Zwei der Hauptkriterien der sozialen Phobie – eine extreme Angst vor sozialer Bewertung durch andere und damit verbunden eine starke Vermeidung von sozialen Situationen – sind bereits per definitionem als interpersonelle Probleme formuliert. Patienten mit einer sozialen Phobie weisen in ihrem interpersonellen Verhalten entsprechend

Unterschiede zu gesunden Kontrollpersonen auf, wie zum Beispiel eine veränderte Wahrnehmung und Erinnerung von zwischenmenschlichen Kontakten (Amir et al., 2003), eine veränderte Attribution zwischenmenschlicher Kommunikation und eine negative Erwartungshaltung in sozialen Beziehungen (Hirsch & Clark, 2004). So zeigen sozialphobische Personen im Vergleich zu gesunden Probanden mehr negative und selbst-ironische Kognitionen in sozial bedrohlichen Situationen (z. B. Clark & Wells, 1995), aber auch verstärkte Ängste und Vermeidung von direktem Blickkontakt (Schulze et al., 2013). Verschiedene Studien konnten für Patienten mit einer sozialen Phobie interpersonelles Verhalten nachweisen, welches im interpersonellen Circumplexmodell am ehesten freundlich-unterwürfig oder feindselig-unterwürfigem Verhalten entspricht (Kachin et al., 2001; Cooper & Anderson, 2017). Grundsätzlich sind Therapiestrategien, welche expositionsbasierte Elemente sowie Training interpersoneller Fertigkeiten beinhalten, wie zum Beispiel die Kognitive Verhaltenstherapie (KVT), nachgewiesenermaßen wirksame Verfahren zur Behandlung der sozialen Phobie (Mayo-Wilson et al., 2014). Je nach Grad der interpersonellen Probleme können die Strategien, die in diesem Manual vorgeschlagen werden, ggf. weitere wertvolle therapeutische Hilfen geben (z. B. zum Umgang mit feindseligen- oder eher freundlich-unterwürfigem Verhalten), was jedoch in Studien noch nicht explizit untersucht wurde. Wir empfehlen, dass insbesondere für Patienten mit interpersonellen Problemen, welche auf die traditionellen evidenzbasierten Verfahren nicht oder nicht ausreichend angesprochen haben, das interpersonelle Training durch das KKT intensiviert wird.

Aus den empirischen Untersuchungen zu den drei genannten Beispielen psychischer Erkrankungen wird deutlich, dass interpersonelle Probleme eine vergleichsweise große Bedeutung für die Entstehung und Aufrechterhaltung dieser Störungsbilder haben. Die fokussierte psychotherapeutische Arbeit an interpersonellen Problemen kann folglich auch zu einer Verbesserung der Kernsymptomatik führen und somit für die therapeutische Arbeit zentral sein. Dennoch sollte erwähnt werden, dass es durchaus wissenschaftliche Befunde gibt, welche das interpersonelle Verhalten als sehr stabil und lediglich in Abhängigkeit von Stressoren als fluktuierend beschreiben. In der Arbeit von Quilty und Kollegen konnte beispielsweise nachgewiesen werden, dass bei Patienten mit einer Depression, welche eine Behandlung mit KVT oder Interpersoneller Psychotherapie (IPT) erhielten, zwar der interpersonelle Distress nach der Behandlung geringer war, interpersonelle Merkmale der Patienten jedoch unverändert blieben (Quilty et al., 2013).

1.3 Interpersonelle Probleme an Fallbeispielen

Für eine nähere Betrachtung interpersoneller Probleme bedarf es zunächst einer Definition gelungenen interpersonellen Verhaltens bzw. sozialer Kompetenz: Nach Hinsch und Pfingsten (2007) wird soziale Kompetenz als »die Verfügbarkeit und Anwendung von kognitiven, emotionalen und motorischen Verhaltensweisen, die in bestimmten sozialen Situationen zu einem langfristig günstigen Verhältnis von positiven und negativen Konsequenzen für den Handelnden führen« (S. 4), definiert.

Darauf basierend können verschiedene Domänen sozial kompetenten Verhaltens definiert werden (nach Gambrill, 1995). Diese sind u. a.

- auf Kritik reagieren
- Nein sagen
- Widerspruch äußern
- sich entschuldigen
- Schwächen eingestehen
- auf Kontaktangebote eingehen
- Gespräche initiieren, aufrechterhalten, beenden
- Gefühle offen zeigen und benennen
- Komplimente akzeptieren oder machen

Gemäß der oben erwähnten Definition der Einsamkeit kann ergänzt werden, dass soziale Kompetenz bzw. gelungenes interpersonelles Verhalten dann vorliegt, wenn es der Person gelingt, eine Übereinstimmung zwischen ihren tatsächlichen und ihren gewünschten sozialen Beziehungen zu erreichen.

Daraus abgeleitet können soziale oder interpersonelle Kompetenzprobleme definiert werden als »alle Probleme bei der Verfügbarkeit oder der Anwendung von kognitiven, emotionalen und motorischen Verhaltensweisen, die es einer Person erschweren, in für sie relevanten sozialen Alltagssituationen ein langfristig günstiges Verhältnis von positiven und negativen Konsequenzen« (nach Hinsch & Pfingsten, 2007, S. 7) sowie eine Übereinstimmung zwischen tatsächlichen und gewünschten sozialen Beziehungen zu erzielen. Entsprechende Schwierigkeiten in den beispielhaft oben genannten Fertigkeiten sind häufig Inhalt interpersoneller Probleme und daher auch zentrale Themen in der Psychotherapie, wie sie in den folgenden Kapiteln aufgegriffen werden.

Im Folgenden soll an drei Fallvignetten die Bedeutung, Entstehung und Aufrechterhaltung interpersoneller Probleme geschildert werden.

Fallvignette 1: Herr Unruh (Soziale Phobie mit selbstunsicher-vermeidender Persönlichkeitsstörung)

Herr Unruh ist ein lediger 35-jähriger Buchhalter, der sich erstmalig in psychotherapeutische Behandlung begibt. Im Erstgespräch berichtet er von einer massiven Angst, im Mittelpunkt zu stehen, sich unpassend zu verhalten und von anderen Menschen ausgelacht und ausgegrenzt zu werden. Mittlerweile sei er verzweifelt, da er vor lauter Aufregung im Beruf alles falsch mache und ihm eine Kündigung drohe. Bereits die ambulante Vorstellung beim Therapeuten beschäftige ihn seit Tagen. Er vermeide Kontakte zu anderen Menschen, insbesondere zu Personen, die er nicht kenne. Seit mehreren Jahren sei er als Buchhalter in einem Steuerberatungsbüro beschäftigt und käme dabei nur wenig in Kontakt mit Kunden. Aufgrund organisatorischer Veränderungen müsse er jedoch aktuell in einem Großraumbüro mit fünf weiteren Kollegen arbeiten und auch deutlich mehr in Kontakt mit Kunden treten. Er würde bei jedem Kundenkontakt rot werden, zittere am ganzen Körper und fange irgendwann an zu schweigen, sodass diese Gespräche für ihn eine massive Belastung darstellen würden. Mittlerweile schlafe er schlecht und sei seit zwei Wochen krankgeschrieben, um nicht mehr im Büro sein zu müssen. Herr Unruh berichtet, dass seine sozialen Ängste bereits seit seiner Grundschulzeit bestünden. Die Angst vor sozialen Kontakten ziehe sich durch sein ganzes Leben, genauso wie die Sorge, für sein zwischenmenschliches Verhalten kritisiert oder abgelehnt zu werden.

Fallvignette 2: Frau Instabil (Borderline-Persönlichkeitsstörung)
Frau Instabil (26 Jahre) stellt sich zur stationären Aufnahme vor, nachdem es in den letzten Wochen zu einer deutlichen Eskalation der bestehenden Symptomatik aus Selbstverletzungen und massiven Konflikten sowohl mit dem Partner als auch im Beruf gekommen sei. Sie spüre eine permanente innere Anspannung, welche sie zum Teil kaum noch kontrollieren könne. In solchen Situationen habe sie angefangen, sich selbst zu verletzen (Ritzen, Kratzen der Haut). Die Symptomatik bestünde schon seit mehreren Jahren. Frau Instabil berichtet über ein seit der Jugend bestehendes Gefühl, ungeliebt und nicht wichtig zu sein, verbunden mit der Angst, verlassen zu werden. Vor einem halben Jahr habe sie eine ambulante DBT-Therapie begonnen. Die Konflikte häuften sich jedoch in den letzten Wochen, weshalb sie sich für eine stationäre Behandlung vorstellt. Zuletzt habe sie sich auf einer Party von ihrem Freund getrennt, nachdem sie diesen mit einer fremden Frau habe »flirten« sehen. Sie sei zwar mittlerweile wieder mit ihrem Freund zusammen, sei aber besorgt, wie lange er ihre Stimmungsschwankungen noch aushalte. Aktuell mache sie eine Ausbildung zur Bürokauffrau, habe aber im Rahmen dieser Ausbildung große Probleme, den Anforderungen gerecht zu werden, insbesondere da sie in zwischenmenschlichen Situationen häufig sehr misstrauisch sei und es in letzter Zeit auch wiederholt heftige Konflikte mit Kollegen gegeben habe.

Fallvignette 3: Frau Panzer (chronische Depression)
Frau Panzer ist eine 49-jährige Patientin, die seit mehreren Jahren ambulante und regelmäßig auch stationäre Behandlungen aufsucht. Bei der aktuellen stationären Aufnahme berichtet sie über eine seit über zwei Jahren bestehende traurige Stimmung, einhergehend mit Interessensverlust und Leistungsminderung. Die Stimmung sei zunehmend gedrückt und hoffnungslos-verzweifelt, sie sorge sich ständig um die Zukunft ihrer Familie, nachdem sie krankheitsbedingt ihren Optikerladen habe aufgeben müssen. Zudem grübele sie zunehmend über Suizidgedanken. Innerhalb der Familie gebe es viele Streitigkeiten, sodass sie sich auch im Umgang mit ihrem Ehemann und dem 14-jährigen Sohn überfordert fühle.

Sie versuche insbesondere Konflikten aus dem Weg zu gehen, da sie sonst wie »erstarre«. Eigene Bedürfnisse zu benennen und für diese einzustehen, sei für sie fast nicht möglich. Sie habe bereits zwei Suizidversuche begangen und auch jetzt wisse sie nicht, wie es weitergehen solle. Diverse medikamentöse als auch psychotherapeutische Behandlungsversuche seien bisher erfolglos gewesen.

1.4 Entstehung interpersoneller Probleme

In der Interpersonalen Theorie wird angenommen, dass sich interpersonelle Probleme bereits in frühen Beziehungserfahrungen manifestieren. In diesem Zusammenhang werden negative oder traumatisierende Beziehungserfahrungen diskutiert.

Aufgrund dieser Beziehungserfahrungen kommt es zur Entkopplung der Wahrnehmung von der Umwelt, sodass korrigierende positive Lernerfahrungen erschwert werden (McCullough, 2000). Schwierige und frustrierende Beziehungserfahrungen wiederholen sich und bedingen eine chronische zwischenmenschliche Ineffektivität, welche schließlich in einer chronischen Depression münden und diese aufrechterhalten kann (siehe interpersonelles Entstehungsmodell der chronischen Depression nach McCullough). Um herauszufinden, wie und wann interpersonelle Probleme möglicherweise entstanden sind, erscheint die biographische Arbeit mit Patienten von großer Bedeutung. Dabei sind es häufig genau die negativen Beziehungserfahrungen mit Bezugspersonen, welche den Schlüssel zum Verständnis heutiger maladaptiver interpersoneller Verhaltensweisen darstellen. Hierfür bietet sich das Anwenden der Strategie »Liste prägender Bezugspersonen mit Übertragungshypothesen« aus der CBASP-Therapie an (für eine ausführliche Darstellung dieser Strategie siehe z.B. Brakemeier & Normann, 2012 und Brakemeier & Buchholz, 2013). Dabei werden Kindheits- und Lebenserfahrungen durch die prägenden Bezugspersonen in einen Zusammenhang zu den heutigen interpersonellen Problemen gestellt. Für jede Bezugsperson werden »kausal-theoretische Schlussfolgerungen«, die vereinfacht auch als »Prägungen« bezeichnet werden können, formuliert.

Eine Beschreibung, wie die Prägungen anhand der prägenden Bezugspersonen erarbeitet werden, wird ausführlich in Kapitel 3 dargestellt. Im Folgenden werden die Ergebnisse der »interpersonellen Prägungsarbeit« an den drei Fallvignetten illustriert.

Fallvignette 1: Herr Unruh (Soziale Phobie)

Biographische Vorgeschichte. Herr Unruh wählt nach Einführung der interpersonellen Prägungsarbeit seinen Vater und seine Mitschüler als prägende Bezugspersonen aus, da er hier einen möglichen Zusammenhang zwischen den damaligen Beziehungserfahrungen und seinen heutigen interpersonellen Problemen vermutet. Die Beziehung zu seiner Mutter, die ihn überwiegend liebevoll unterstützt habe, sieht er in diesem Zusammenhang als weniger problematisch an. Er berichtet jedoch, dass er bereits in der Grundschule durch die konflikthafte Situation der Eltern belastet gewesen sei, da sich diese sehr viel gestritten hätten; insbesondere der Vater habe die Mutter oft angeschrien, die sich nicht hätte wehren können. Der Vater des Patienten sei als ehemaliger Soldat ausgesprochen streng und leistungsorientiert gewesen. Dies habe zu hohen Ansprüchen ihm gegenüber geführt. Er habe immer versucht, gute Leistungen in der Schule zu bringen. Wenn Herr Unruh trotz Bemühen schlechte Noten in der Schule gehabt habe, habe der Vater dies mit Hausarrest sanktioniert. Die Erfüllung der Erwartungen des Vaters habe für Herrn Unruh immer große Bedeutung gehabt, da er nur dann Anerkennung gespürt habe. Gefühle und Bedürfnisse habe er jedoch für sich behalten, aus der Erfahrung, vom leistungsorientierten und strengen Vater dafür Verachtung und Unverständnis zu ernten. Bezogen auf die Beziehungen mit Gleichaltrigen berichtet Herr Unruh, in der Jugend keine »richtigen Freundschaften« gehabt zu haben. Einerseits sei es ihm wegen der elterlichen Konflikte unangenehm gewesen, Freunde mit nach Hause zu bringen, andererseits sei er auch oft ausgegrenzt und von anderen Kindern ausgelacht worden. Einige wenige Male habe er Kontakte zu Klassenkameraden aufbauen können, sei dann aber nach seinen Erinnerungen »ziemlich heftig ausgenutzt« worden. Er habe sich immer weiter zurückgezogen und insbesondere Situationen, in denen er neue Personen hätte kennenlernen können, vermieden. Eine Partnerin hätte er noch nie gehabt. Aufgrund seiner Gewissenhaftigkeit und auf Drängen seines Vaters, habe er zwar seine Ausbildung zum Buchhalter erfolgreich absolviert und auch eine Stelle in der jetzigen Firma angetreten, er sei jedoch aufgrund der sozialen Anforderungen und den damit verbundenen Ängsten kaum in der Firma integriert und habe auch außerhalb kaum Freunde oder Kontakte, sodass er viel allein sei.

In der therapeutischen Arbeit wurden aufgrund der Beziehungserfahrungen folgende Prägungen formuliert:

Bezugsperson	Prägungen
Vater	Ich muss funktionieren. Daher versuche ich immer alles richtig zu machen.
Mitschüler	Andere nutzen mich aus und lachen über mich. Deswegen vertraue ich niemandem etwas über mich an.

Fallvignette 2: Frau Instabil (Borderline-Persönlichkeitsstörung)

Biographische Vorgeschichte. Auch Frau Instabil entscheidet sich, die Beziehung zu ihrem Vater an dieser Stelle zu thematisieren. Sie berichtet, in »chaotischen« Verhältnissen aufgewachsen zu sein. Die Mutter sei überfordert gewesen mit ihr und ihrer Schwester, sie habe beispielsweise ständig Schmerzen gehabt und die Töchter dafür verantwortlich gemacht. Der Vater habe ihr und ihrer Schwester dann Vorwürfe dafür gemacht, dass es der Mutter so schlecht gehe. Sie seien »so anstrengend und kompliziert«, der Vater hätte sich lieber einen Sohn gewünscht. Der Vater habe Frau Instabil wiederholt, insbesondere wenn er alkoholisiert gewesen sei, beschimpft und Sachen nach ihr geworfen. Mehrfach sei sie auch durch den Vater verprügelt worden. Sie sei teilweise tagelang von zu Hause abgehauen, um der Situation zu entfliehen. Irgendwann habe sie gelernt, dem Vater und auch der Mutter etwas »entgegenzusetzen«, vor allem verbal. Sie sei mehr und mehr impulsiv geworden, habe auch immer größer werdende Probleme damit gehabt, ihre Gefühle zu kontrollieren. Auch mit Freunden in der Schule sei es manchmal zu heftigen Konflikten gekommen. Sie habe so schnell wie möglich das elterliche Haus verlassen und nach Abschluss der Schule eine Ausbildung begonnen. Frau Instabil berichtet von schwierigen Beziehungen zu Männern, die ebenfalls sehr konfliktbeladen seien. Sie fühle sich oft nicht richtig wahrgenommen und habe das Gefühl, Männer interessieren sich nicht für sie; sie sei sehr eifersüchtig und, wenn es zu Streit komme, teilweise auch sehr ausfallend. In der jetzigen Beziehung, die seit über 6 Monaten bestehe, sei es insgesamt etwas besser gewesen. Sie befürchte jedoch ständig, dass ihr Freund sie für eine andere Frau verlasse.

Im Rahmen der interpersonellen Prägungsarbeit wurden daher bezüglich des interpersonellen Verhaltens folgende Prägungen entwickelt:

Bezugsperson	Prägungen
Vater	Ich fühle mich oft in die Ecke gedrängt, daher verteidige ich mich mit allem, was mir zur Verfügung steht.
	Männer interessieren sich nicht wirklich für mich. Deswegen habe ich in Beziehungen ständig Angst, verlassen zu werden und reagiere schnell eifersüchtig.

Fallvignette 3: Frau Panzer (chronische Depression)

Biographische Vorgeschichte. Frau Panzer wählt ihre Mutter und ihre beste Freundin für die interpersonelle Prägungsarbeit aus. Sie berichtet, in einer sehr schwierigen Familiensituation aufgewachsen zu sein. Die Eltern hätten sich im Alter von 7 Jahren der Patientin getrennt, nachdem eine Affäre des Vaters aufgeflogen sei. Die Mutter, welche zunächst sehr liebevoll gewesen sei, habe sich daraufhin zunehmend verändert. Sie habe sich stark zurückgezogen und nur noch wenig emotionale und körperliche Nähe zugelassen. Sie hätten eine Weile bei der Oma der Patientin gelebt, bis die Mutter einen neuen Mann kennengelernt habe. Mit dem Einzug des neuen Partners der Mutter habe sich diese jedoch noch stärker verändert. Frau Panzer sei ignoriert worden, auch durch den Stiefvater. Ihre Mutter habe nur versucht, dem neuen Partner alles Recht zu machen. Die bedeutendste Prägung erfolgte demnach durch die Mutter (s. unten). Kontakt zum Vater habe kaum noch bestanden und wenn, sei dieser sehr sporadisch und wenig nah gewesen. Auch hier habe sich Frau Panzer abgelehnt und unwichtig gefühlt. In der Schule habe sie eine beste Freundin gehabt, die für sie zunächst ihr »Ein und Alles« gewesen sei. Sie habe sich so gefreut, dass sich endlich eine Person auch für sie zu interessieren schien. Allerdings habe diese bald versucht, gegenüber der Patientin eigene Wünsche und Vorstellungen durchzusetzen, wie zum Beispiel bestimmte Kleidung zu kaufen oder gemeinsame Unternehmungen zu bestimmen. Frau Panzer erzählt unter Tränen, dass diese Freundin sich eines Tages, nachdem sie einmal deren Erwartungen nicht erfüllt habe (sie sei nicht mit ins Kino gegangen), anderen Mädchen zugewendet und sie links liegen gelassen habe. Sie habe sich wie »weggeworfen« gefühlt. Seitdem sei die Freundschaft beendet gewesen, worunter sie bis heute leide.

Bezugsperson	Prägungen
Mutter	Ich vertraue nicht auf Beziehungen mit anderen Menschen, weil ich am Ende doch verlassen werde. Deshalb traue ich mich gar nicht erst, einen Kontakt einzugehen.
Beste Freundin	Ich muss die Erwartungen von anderen erfüllen, sonst werde ich weggeworfen. Daher versuche ich stets, den Erwartungen der anderen genau zu entsprechen.

1.5 Aufrechterhaltung interpersoneller Probleme

Wie in den Fallbeispielen zu erkennen ist, sind die Ursachen interpersoneller Probleme sehr eng mit Verhaltensweisen assoziiert, welche einerseits die interpersonellen Probleme verursachen aber auch mit der Aufrechterhaltung ebendieser verknüpft sind.

Ein zentrales Therapieelement, um spezifische interpersonelle Verhaltensweisen transparent und für die Therapie nutzbar zu machen, stellt dabei das Konzept der Übertragungshypothese dar. Übertragungshypothesen sind u. a. ein wichtiger Bestandteil in der CBASP-Behandlung chronisch depressiver Patienten nach McCullough (2000, s. o.), erhalten jedoch in jüngster Zeit auch vermehrt durch Studien, die sich mit Erwartungen im psychotherapeutischen Kontext beschäftigen (z. B. Kube et al., 2018), Aufmerksamkeit. Entsprechend der Erkenntnisse aus der Placebo-Forschung, dass Erwartungen in Bezug auf die Wirksamkeit einer Behandlung einen entscheidenden Prädiktor für den tatsächlichen Behandlungserfolg darstellen, scheinen auch weitere Erwartungen (wie z. B. über andere Personen) eine bedeutsame Rolle zu spielen. So haben Rief und Glombiewski (2016) »Erwartungsfokussierte Psychotherapeutische Interventionen« (EFPI) entwickelt, bei denen Psychotherapien durch das Fokussieren auf Patientenerwartungen optimiert werden.

Erwartungen bzw. Befürchtungen, wie andere Menschen auf uns reagieren (z. B. »Wenn ich meine wahren Gefühle zeige, werden andere Menschen mich ablehnen«) erscheinen somit in der Bearbeitung interpersoneller Probleme grundsätzlich von großer Bedeutung.

Auf Basis der prägenden Beziehungserfahrungen des Patienten und der hieraus resultierenden Prägungen werden kognitive und emotionale Erwartungen bezüglich zukünftiger Beziehungserfahrungen erarbeitet. Diese sogenannten *Übertragungshypothesen* geben also die Beziehungserwartungen (bzw. die Befürchtungen) wieder, die der Patient aufgrund seiner Prägungen bezogen auf seine soziale Umwelt hat (z. B. in der Therapie gegenüber dem Therapeuten, aber auch gegenüber Mitpatienten). Sie benennen spezifische Verhaltensweisen des Gegenübers, vor denen sich der Patient typischerweise aufgrund negativer Konsequenzen fürchtet. In der hier vorgestellten Variante der Übertragungshypothese im Rahmen des Kiesler-Kreis-Trainings sollen insbesondere Erwartungen und Verhaltensweisen in Bezug auf die Mitpatienten (Gruppe) sowie auf die Therapeuten formuliert werden.

Im Folgenden sollen die Übertragungshypothesen der Fallbeispiele erläutert werden:

Bei **Herrn Unruh** wird bezugnehmend auf die Vaterprägung erarbeitet, dass insbesondere die Sorge, in der Therapie bestimmte Inhalte nicht zu verstehen und dafür bestraft zu werden (»genervte Therapeuten«), zu einer überkorrekten Vor- und Nachbereitung der Sitzungen führen könnte. Die Mitschülerprägung führt zur Übertragungshypothese bezogen auf die Gruppe, welche vor allem die Sorge sich zu blamieren als Inhalt hat und die daraus resultierende Konsequenz, sich nur selten zu äußern.

Bezugsperson	**Prägungen**
Vater	Ich muss funktionieren, daher versuche ich, immer alles richtig zu machen.
Mitschüler	Andere nutzen mich aus und lachen über mich, deswegen vertraue ich niemandem etwas über mich an.

	Übertragungshypothesen
Gruppe	Wenn ich in der Gruppe zu sehr auffalle, werde ich mich blamieren und ausgelacht werden. *Deswegen* sage ich nur etwas, wenn ich absolut sicher bin, richtig zu liegen.
Therapeuten	Wenn ich etwas nicht verstehe, werden die Therapeuten genervt reagieren. *Deswegen* werde ich nie sagen, dass ich etwas nicht verstehe, sondern stattdessen alle Sitzungen akribisch vor- und nachbereiten.

Auch bei **Frau Instabil** erscheinen insbesondere die Vaterprägungen entscheidend für die daraus resultierenden Übertragungshypothesen sowohl gegenüber der Gruppe als auch den Therapeuten. So kann Frau Instabil erkennen, dass sie bezüglich der Gruppe erwartet bzw. befürchtet, dass sie auch hier erhebliche Konflikte auslösen wird, da sie ja oft anderer Meinung sei. Deswegen werde Sie zurückschlagen oder den Kontakt abbrechen. In Bezug auf die Therapeuten wird vor allem die Prägung des »Nicht-gemocht-Werdens« thematisiert: Sich auf die Therapie und die Therapeuten einzulassen, insbesondere emotional, werde dazu führen, dass die Therapeuten genau dieses Verhalten zum Anlass nehmen, sich von ihr zu distanzieren und sie nicht weiter zu unterstützen (sie »verlassen«). Um genau das zu vermeiden, versucht Frau Instabil möglichst viel Aufmerksamkeit in der Therapie für ihr Verhalten, jedoch nicht für ihre eigentlichen Bedürfnisse, zu erhalten.

Bezugsperson	**Prägungen**
Vater	▶ Ich fühle mich oft in die Ecke gedrängt, daher verteidige ich mich mit allem, was mir zur Verfügung steht. ▶ Männer interessieren sich nicht wirklich für mich. Deswegen habe ich in Beziehungen ständig Angst, verlassen zu werden und reagiere schnell eifersüchtig.
	Übertragungshypothesen
Therapeuten	Wenn ich mich auf die Therapie emotional einlasse und mich zeige wie ich bin, werden sich die Therapeuten von mir distanzieren und mich fallen lassen. *Deswegen* versuche ich möglichst viel Aufmerksamkeit durch die Therapeuten zu bekommen.
Gruppe	Wenn ich in der Gruppe eine andere Meinung habe, dann werden die anderen gegen mich sein. *Deswegen* schütze ich mich, indem ich entweder zurückschlage oder den Kontakt abbreche.

Bei **Frau Panzer** führt insbesondere die Beziehungserfahrung mit der Mutter dazu, dass sie in Bezug auf die Gruppe schwer ihre Wünsche und Bedürfnisse formulieren könne, da sie erwartet bzw. befürchtet, dass dies zum Ausschluss aus der Gruppe führt. Die Übertragungshypothese bezogen auf die Therapeuten thematisiert hingegen den Umgang mit (vermeintlichen) Erwartungen anderer. Dies führe bei Frau Panzer zum Zurückhalten der eigenen Gefühle aus Angst, die Therapeuten könnten ihre Gefühle übergehen oder ignorieren, da sie nicht den »Erwartungen« entsprechen würden.

Bezugsperson	Prägungen
Mutter	Ich vertraue nicht auf Beziehungen mit anderen Menschen, weil ich am Ende doch verlassen werde. Deshalb traue ich mich gar nicht erst, einen Kontakt einzugehen.
Beste Freundin	Ich muss die Erwartungen von anderen erfüllen, sonst werde ich weggeworfen. Daher versuche ich stets, den Erwartungen der anderen genau zu entsprechen.

	Übertragungshypothesen
Therapeuten	Wenn ich in der Gruppe Gefühle zeige, dann werden die Therapeuten es ignorieren und an ihrem Plan festhalten. *Deswegen* halte ich meine Gefühle zurück.
Gruppe	Wenn ich in der Gruppe etwas Falsches sage, werden die anderen mich für eine totale Versagerin halten und mich ausschließen. *Deswegen* stelle ich meine Bedürfnisse in den Hintergrund und versuche stets den Erwartungen der anderen zu entsprechen.

Die formulierten Prägungen und Übertragungshypothesen sind eine zentrale Grundlage für alle folgenden Interventionen und sollten daher sowohl den Patienten als auch den Therapeuten immer präsent sein, um schwierige interpersonelle Verhaltensweisen einerseits zu verstehen (von Therapeutenseite zu validieren) und einordnen zu können, aber auch um neue Verhaltensweisen und bestenfalls heilsame korrigierende Beziehungserfahrungen zum ursprünglichen Verhalten der prägenden Bezugspersonen und den Beziehungserwartungen kontrastieren zu können.

1.6 Analyse und Bearbeitung interpersonellen Verhaltens

Bei der näheren Betrachtung interpersoneller Probleme und deren Aufrechterhaltung gilt ein Hauptaugenmerk spezifischen und konkreten interpersonellen Situationen. Dabei bedarf es spezifischer Analysetechniken, um schwierige zwischenmenschliche Situationen einerseits besser zu verstehen und andererseits konkrete Fertigkeiten zu erwerben, um die auftretenden interpersonellen Probleme zu lösen. Das Kiesler-Kreis-Training fokussiert dabei auf vier wesentliche Aspekte:

(1) **Reflektion des eigenen Verhaltens auf dem Kiesler-Kreis.** Durch die Reflektion des eigenen Verhaltens auf dem Kiesler-Kreis soll ein Bewusstsein dafür geschaffen werden, wie Patienten selbst in sozialen Interaktionen wirken und welche Konsequenzen diese Verhaltensweisen auf ihre Interaktionspartner haben. Durch die komplementären Reaktionstendenzen des Kiesler-Kreises wird für die Patienten verständlich und erlebbar, wie sich (ungünstige) Interaktionsmuster stabilisieren und welche interpersonellen Konsequenzen die Folge sein können (s. Kap. 2).

(2) **Nonverbale und verbale Kommunikation.** Der Kiesler-Kreis und seine verschiedenen Positionen erlauben nicht nur eine Analyse des eigenen Verhaltens und der zugrundeliegenden Interaktionsmuster. Er stellt auch Ausgangspunkt dar, um anhand verschiedener Übungen und Strategien die nonverbale und verbale Kommunikation zu reflektieren und zu verändern. Im Kiesler-Kreis-Training werden gezielt nonverbale und verbale Kommunikationsmuster der Patienten auf ihre Bedeutung im zwischenmenschlichen Kontext analysiert. Darauf aufbauend sollen Patienten neue Formen von nonverbaler und verbaler Kommunikation erlernen und trainieren.

(3) **Konflikt- und Empathietraining.** Patienten mit interpersonellen Problemen zeigen häufig große Schwierigkeiten interpersonelle Konflikte zu bewältigen bzw. sich diesen überhaupt zu stellen. Deshalb werden spezifische Techniken zum Konfliktlösetraining vorgestellt, die an praktischen Beispielen trainiert werden. Zugleich kommt es vor, dass sich Patienten in besonders emotionalen interpersonellen Situationen nur noch schwer oder gar nicht in die Perspektive des Gegenübers hineinversetzen können – ein Umstand, der die interpersonellen Probleme meist zusätzlich verstärkt. Hier dient ein Empathietraining dazu, Patienten ein besseres Verständnis zwischenmenschlicher Situationen zu ermöglichen, um aus ihnen Lösungsansätze für ihre individuellen interpersonellen Probleme zu generieren.

(4) **Rollenspiele.** Alle zuvor beschriebenen Elemente werden in Rollenspielen zusammengeführt. Rollenspiele bilden einen zentralen Bestandteil des Kiesler-Kreis-Trainings. Hierdurch werden Veränderungen des eigenen Verhaltens erlebbar gemacht und neue Strategien im Umgang mit zwischenmenschlichen Problemen entwickelt.

Diese Bestandteile stellen die Voraussetzung dafür dar, in interpersonellen Situationen eigene Ziele und Bedürfnisse zu erreichen. Fertigkeiten in der Psychotherapie sind dabei als transdiagnostische Interventionen zu verstehen, die wiederum bedeutsam für das Therapieergebnis sind.

Zusammenfassung

Zwischenmenschliche Beziehungen sind für die psychische Gesundheit von elementarer Bedeutung. Eine ganze Strömung in der Psychologie hat sich auf Basis dieser Erkenntnis entwickelt. Vertreter der Interpersonalen Theorie betrachten eine gestörte Person-Umwelt-Interaktion als Ursache für die Entstehung und Aufrechterhaltung psychischer Erkrankungen. Mittlerweile konnte die Relevanz interpersoneller Probleme in diversen empirischen Untersuchungen für verschiedene psychische Erkrankungen nachgewiesen werden. Damit sind interpersonelle Probleme für den psychotherapeutischen Prozess von großer Relevanz. Ein möglicher Ansatz für die Behandlung interpersoneller Probleme stellt dabei die im CBASP-Konzept praktizierte Verknüpfung früher biographischer Beziehungserfahrungen mit heutigen interpersonellen Fertigkeitendefiziten dar. Nach der Erarbeitung von Prägungen und Übertragungshypothesen, dem Transfer der Beziehungserwartungen des Patienten auf die Therapie, können spezifische interpersonelle Problemlösestrategien genutzt werden, um interpersonelle Probleme zu bearbeiten und die zwischenmenschlichen Beziehungen der Patienten zu verbessern.

2 Die Interpersonale Theorie nach Donald J. Kiesler

Da der sogenannte Kiesler-Kreis das zentrale Element des hier vorgestellten Trainings darstellt, wird dem interessierten Leser in diesem Kapitel der »Entwickler« des Kreismodells D. Kiesler sowie seine Interpersonale Theorie vorgestellt.

2.1 Die Entstehung des Kiesler-Kreises

Donald Joseph Kiesler (1933 – 2007) war ein US-amerikanischer Psychologe, der sich schwerpunktmäßig der Erforschung von Persönlichkeit, Psychopathologie und Psychotherapie widmete. Bereits während seines Studiums an der Universität von Illinois war er mit der Kaiserforschungsgruppe (benannt nach dem Kaiser Foundation Hospital in Oakland, USA) assoziiert, einer Arbeitsgruppe um Friedman, Ossorio, LaForge und Leary. Die Kaiserforschungsgruppe beschäftige sich mit einer systematischen Beschreibung von Beziehungsmustern, dem sog. interpersonalen Circumplexmodell (Leary, 1957), das die wissenschaftliche Basis für die »Interpersonale Theorie der Psychiatrie« nach Sullivan (1953) lieferte.

Harry Stack Sullivan gilt als Begründer der Interpersonalen Psychotherapie. Sein Ansatz hat sich in der Zwischenzeit insbesondere hinsichtlich therapeutischer Implikationen weiterentwickelt und verzweigt. Allen interpersonalen Ansätzen ist jedoch gemein, dass die Beschreibung, Erklärung und Vorhersage von zwischenmenschlichem Verhalten sowie deren Auswirkung auf das Befinden der einzelnen Interaktionspartner im Fokus steht. Im Gegensatz zu den bis dato vorherrschenden biologischen (vgl. biomedizinisches Krankheitsmodell) und intrapsychischen (vgl. z. B. Triebtheorie nach Freud) Ansätzen beschrieb Sullivans Theorie Persönlichkeit und Persönlichkeitsentwicklung konsequent aus zwischenmenschlicher Perspektive. Seiner Ansicht nach entstehen psychische Störungen als Folge frühkindlicher Beziehungserfahrungen. Sie sind demnach das Ergebnis gestörter zwischenmenschlicher Beziehungen – eine Theorie, die auch Kiesler faszinierte.

Nach seiner Promotion 1963 nahm Donald Kiesler zunächst eine Stelle als Postdoktorand in der Arbeitsgruppe »Psychotherapieforschung« unter Leitung von Carl Rogers an. In einem Forschungsprojekt zur Wirksamkeit von klientenzentrierter Psychotherapie bei Patienten mit Schizophrenie, der ersten Studie zur Erforschung des Psychotherapieprozesses seiner Zeit, vereinten sich seine Ausbildung als psychodynamischer Therapeut und seine Expertise in experimentellen Forschungsmethoden, die ihn seine gesamte Karriere über leiteten. Auch geprägt durch die persönlichen Differenzen mit Carl Rogers bezüglich dessen non-direktiven Führungsstils (vgl. Wagner & Safran, 2010), entwickelte er eine Theorie zur Bedeutung inkongruenter Kommunikation in interpersonellen Situationen und deren Einfluss auf die Persönlichkeit, aus der er später psychotherapeutische Konzepte ableitete und untersuchte.

Kieslers Interpersonale Theorie der Persönlichkeit (1982) nimmt an, dass zwischenmenschliche Situationen aus relativ stabilen Mustern von sich wiederholenden evoking- und impact messages bestehen, die das Selbstkonzept stabilisieren. Mit den evoking messages griff Kiesler dabei ein Konzept von Ernst Beier (1966) auf, nach dem jede Nachricht über ihren Inhalt hinaus eine unbewusste Botschaft des Senders an den Empfänger enthalte. Jede Nachricht evoziere demnach eine Emotion bzw. eine Aufforderung an den Empfänger der Nachricht, sich komplementär zu verhalten. So führt hilfesuchendes Verhalten beispielsweise in der Regel zu fürsorglichem und beschützendem Verhalten des Gegenübers. Kommunikationsstörungen können auftreten, wenn die evoking messages des Senders inkongruent sind, sich also die manifeste Botschaft (Inhalt) von der latenten Botschaft (emotionaler Appell) unterscheidet. Kiesler fügte dem Konzept der evoking messages auf Seiten des Senders die sogenannten impact messages auf Seiten des Empfängers hinzu. Es handelt sich dabei um die Botschaft einschließlich eines bestimmten Aufforderungscharakters, die der Empfänger vom Sender wahrnimmt bzw. entschlüsselt. Diese Botschaft kann Gefühle, Phantasien, Verhaltenstendenzen und Attributionen beinhalten, die im Empfänger bezogen auf die Persönlichkeit des Senders entstehen. Kiesler nahm hierbei an, dass die Prozesse der Dekodierung einer Nachricht auf Seiten des Senders und der Enkodierung einer Nachricht auf Seiten des Empfängers primär unbewusst ablaufen, also zumeist automatisiert sind, wobei sie sich in einem Transaktionszyklus darstellen lassen (vgl. Abb. 2.1). Eine Person A lässt sich dabei aus zwei Einheiten beschreiben, einem von außen nicht einsehbaren Bereich, der intrapsychische Vorgänge (Gedanken, Gefühle, Erinnerungen, Verhaltenstendenzen) umfasst, und einer daraus resultierenden offen gezeigten Aktion, aus der sich das interpersonelle Verhalten ergibt. Dieses stößt auf den von außen nicht einsehbaren Bereich der Person B, aus dem wiederum eine offene Reaktion generiert wird. Kiesler und andere Vertreter des interpersonalen Ansatzes nehmen an, dass diese Reaktion von B verstärkend (kongruent) oder belastend (inkongruent) auf die Zweierbeziehung und das Selbstkonzept von Person A wirken kann. Beides führt zur Stabilisierung von Persönlichkeitsmerkmalen und erklärt individuelle Persönlichkeitsunterschiede.

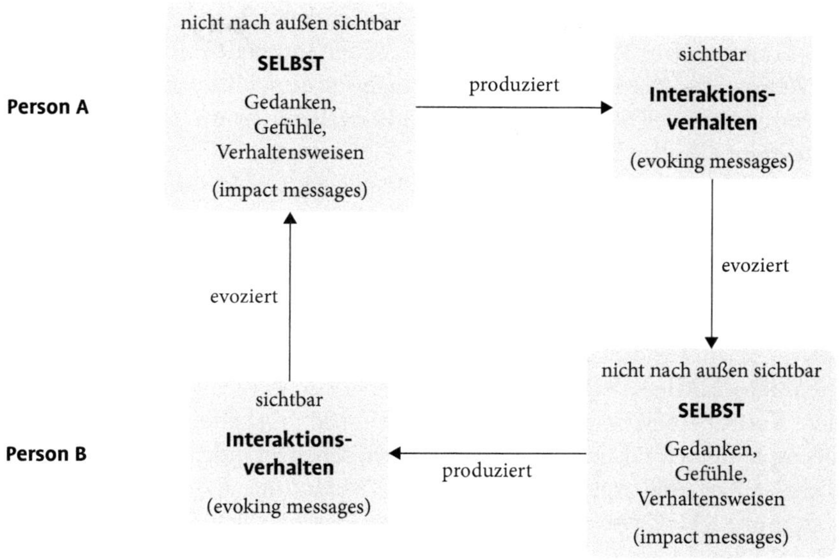

Abbildung 2.1 Der interpersonale Transaktionszyklus (übersetzt und modifiziert nach Wagner et al., 1995)

Beispiel

Die Verdeutlichung des interpersonalen Transaktionszyklus am Beispiel von Herrn Unruh. Herr Unruh (vgl. auch Kap. 1) leidet unter sozialen Ängsten, unter anderem auch im beruflichen Kontext. Im Kontakt mit Kunden wird er von Insuffizienzgefühlen geplagt. Als er auf Nachfrage eines Kunden dessen Steuerbeleg erklären soll, kommt er sprichwörtlich ins Schwitzen. In ihm selbst manifestieren sich eine Reihe von destruktiven Gedanken. Er denkt: »Der Kunde ist bestimmt unzufrieden mit meinem Bescheid und unterstellt mir schlechte Arbeit«, »Was, wenn mein Chef erfährt, dass die Kunden unzufrieden mit mir sind, dann wird er mir bestimmt kündigen«. Diese Gedanken produzieren Unkonzentriertheit und Unsicherheit im Verhalten, das auch nach außen sichtbar wird. Herr Unruh sortiert unruhig verschiedene Blätter hin und her, fängt an zu stottern und wird rot (evoking message). Sein Kunde nimmt dies unbewusst wahr und reagiert darauf ebenfalls mit Irritation. Er denkt sich: »Der ist anscheinend gar nicht auf meinen Fall vorbereitet. Ich sollte mein Steuerbüro wechseln! Wie war nochmal der Name der Kanzlei, die mir mein Freund empfohlen hat?« (impact message). Nach außen reagiert auch er distanziert. Aus der Irritation entsteht eine Wut über die als unzureichend erlebte Betreuung, der Kunde atmet genervt und deutlich hörbar aus und ist drauf und dran, das Büro zu verlassen (evoking message). Dies wiederum nimmt Herr Unruh wahr (impact message), was seine Annahme bestätigt, unfähig im Kundenkontakt und überhaupt ein schlechter Angestellter zu sein.

Kieslers Interpersonale Theorie (1982) konzeptualisiert Interaktionen also als »zirkuläre Kausalität«: Zwei Personen, die miteinander interagieren, bedingen sich permanent gegenseitig. Zur heuristischen Beschreibung dieser Interaktionen übernahm er das Circumplexmodell von Leary (1957) und erweiterte es um das sog. Komplementaritätskonzept (Kiesler, 1983).

Innerhalb des interpersonalen Zirkels lassen sich zwei senkrecht aufeinander stehende Dimensionen aufspannen. Die vertikale Achse definiert die Kontrolldimension (engl. Agency). Sie reicht von dominantem / offenem Verhalten bis zu submissiv / unterwürfigem Verhalten. Die horizontale Achse definiert die Affiliationsdimension (engl. Affiliation, z. T. als Zuneigung ins Deutsche übersetzt) von freundlich / nahem Verhalten bis zu feindselig / distanziertem Verhalten. Nach Kiesler lassen sich alle zwischenmenschlichen Verhaltensweisen auf spezifische Weise in diesem zweidimensionalen Koordinatensystem abbilden. Dabei sind Verhaltensweisen, die in ihrer Bedeutung ähnlich sind, auf dem Kreismodell nebeneinander angeordnet, während sich Verhaltensweisen mit entgegengesetzter Bedeutung auf dem Kreis gegenüber liegen (s. Abb. 2.2). Zwischen den Quadranten spannen sich zudem weitere Dimensionen auf, die Aspekte von Kontrolle *und* Affiliation enthalten, sodass (in der nachfolgend verwendeten Version) acht Kiesler-Kreis-Positionen entstehen:

- dominant
- freundlich-dominant
- freundlich
- freundlich-submissiv
- submissiv
- feindselig-submissiv
- feindselig
- feindselig-dominant

Nach dem Konzept der Komplementarität, das die evoking und impact messages-Konzepte in den interpersonalen Zirkel integriert, tendieren Individuen dazu, ihr Verhalten, ihre Gefühle und Gedanken in zwischenmenschlichen Interaktionen gegenseitig zu verstärken. Beziehungen sind demnach dadurch charakterisiert, dass sie gleichzeitig Ursache für das Verhalten von anderen sind und Auswirkung auf das Verhalten von anderen haben, indem sie eine komplementäre Reaktion erzeugen. So bilden sich stabile Muster zwischen zwei Interaktionspartnern. Diese komplementären Reaktionstendenzen können entweder reziprok oder korrespondierend (gleichartig) sein und lassen sich auf dem Circumplexmodell darstellen. Auf der Kontrolldimension ist Verhalten *reziprok*, das bedeutet submissives Verhalten lädt zu dominantem Verhalten ein, und umgekehrt. Auf der Affiliationsdimension ist das Verhalten *korrespondierend,* sodass freundliches Verhalten eine freundliche Reaktion nach sich zieht und feindseliges Verhalten feindselige Verhaltensweisen bedingt. Verhaltensstile einer Person können durch die Interaktionspartner, also über die impact messages einer anderen Person, messbar gemacht werden (Impact Message Inventory, siehe hierzu Abschn. 2.4). Da Interaktionsmuster relativ stabil sind, können interpersonelle

Profile zudem bestimmten Persönlichkeitsstrukturen und -störungen zugeordnet werden (Kiesler et al., 1990, s. Abschn. 2.2). Die Erweiterung von ursprünglich vier (Leary, 1957) auf acht Dimensionen des Circumplexmodells (Kiesler, 1983) hat dabei den Vorteil, dass eine Person gleichzeitig mehrere Werte auf verschiedenen Skalen des Kreises annehmen kann.

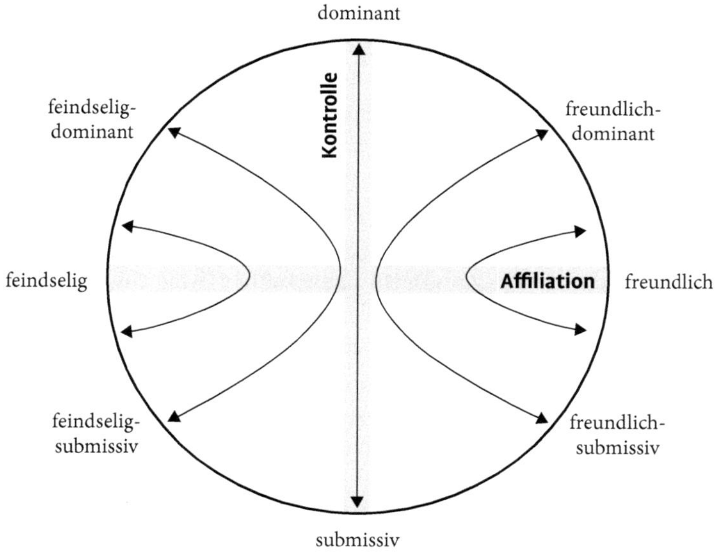

Abbildung 2.2 Das interpersonale Circumplexmodell nach Kiesler bestehend aus den zwei Achsen *Kontrolle* und *Affiliation* und den sich aus ihnen ergebenden Oktanten. Die Pfeile verdeutlichen das Komplementaritätsprinzip, nach dem sich Interaktionsmuster stabilisieren

2.2 Der interpersonale Ansatz und die Erklärung psychischer Probleme

Aus dem Komplementaritätsprinzip von Beziehungen lässt sich die Aufrechterhaltung von unflexiblen, unbefriedigenden Beziehungen ableiten, die in der Interpersonalen Theorie als Ursache psychischer Störungen betrachtet werden. Auch Kiesler beschäftigte sich mit pathologischen bzw. maladaptiven interpersonellen Prozessen im Rahmen von psychischen Störungen. Seiner Theorie nach entstehen emotionale Probleme, wenn als Reaktion auf Interaktionen

- unerklärliche aversive Gefühle, wie z. B. Angst, Depression oder Selbstzweifel entstehen und / oder
- sich über die Zeit aversive Kommunikationsmuster zu wichtigen Bezugspersonen einstellen (Kiesler, 1996).

Da dem Sender einer Nachricht jedoch seine evoking und impact messages nicht bewusst sind, verfestigen sich maladaptive Interaktionsmuster. Hierzu zählen »rigides«

und »extremes« Verhalten (Wagner et al., 1995). Rigides Verhalten charakterisiert dabei eine Person ganzheitlich, in dem Sinne, dass die Person insgesamt über ein nur eingeschränktes Verhaltensrepertoire verfügt, welches sie über verschiedene Situationen hinweg zeigt (Pincus, 1994). Im Gegensatz zu interpersonell flexiblen Personen, gelingt es Personen mit rigiden interpersonellen Verhaltensmustern demnach nicht, aus den Gegebenheiten der Situation Informationen zu generieren, die zu einer Verhaltensanpassung führen. Extremes Verhalten bezieht sich auf der anderen Seite auf die Verhaltensweisen selbst, in dem Sinne, dass Verhalten in einer der Situation unangemessenen Art und Weise gezeigt wird. So kann interpersonelles Verhalten beispielsweise auch zu nah und damit der Situation unangemessen sein, sodass sich das Gegenüber nicht wie erwartet komplementär verhält, also ebenfalls mit Nähe reagiert, sondern akomplementär den Rückzug antritt. Interpersonelle Probleme sind demnach das Resultat von maladaptiven Interaktionsmustern, die zu selbstaufrechterhaltenden Beziehungsmustern führen. So kommt es häufig unbewusst zu einer Wiederholung internalisierter maladaptiver Beziehungsmuster aus der (Prägungs-)Geschichte, die als Ursache für dysfunktionales und maladaptives interpersonelles Verhalten in der Gegenwart identifiziert werden kann. In dem Zusammenhang lassen sich interpersonelle Probleme auch mit Persönlichkeitsstörungen assoziieren. Nach der aktuell in Deutschland gültigen 10. Klassifikation psychischer Störungen der Weltgesundheitsorganisation (WHO) umfassen Persönlichkeitsstörungen tief verwurzelte, anhaltende Verhaltensmuster, die sich in starren Reaktionen (Wahrnehmung, Kognition, Emotion und Verhalten) auf unterschiedliche persönliche und soziale Lebenslagen zeigen (ICD-10, Dilling & Freyberger, 2010). In einer ersten systematischen Quantifizierung der bisher veröffentlichten Studien zu Persönlichkeitsstörungen und interpersonellen Problemen konnten Wilson und Kollegen (2017) spezifische Zusammenhänge zwischen Persönlichkeitsstörungen und interpersonell maladaptiven Stilen herstellen. Sie konnten zeigen, dass sich jede der (auf Basis der diagnostischen Kriterien des amerikanischen Diagnostic and Statistical Manual of Mental Disorders, DSM-IV) untersuchten Persönlichkeitsstörungen einem vorherrschenden interpersonalen Stil zuordnen lässt (diskriminative Validität). Bei der dependenten Persönlichkeitsstörung finden sich beispielsweise vorrangig interpersonelle Verhaltensweisen auf der submissiven Dimension. Personen mit diesem Interaktionsstil verlassen sich in vielerlei Lebensentscheidungen passiv auf andere Menschen. Sie sind *verschlossen* statt *offen*, was eigene Gedanken, Gefühle, Meinungen oder Bedürfnisse anbelangt. Zudem bestehen häufig große Trennungsängste, Gefühle von Inkompetenz und Hilflosigkeit, sodass Personen mit dependenter Persönlichkeitsstruktur die Tendenz aufweisen, sich den Wünschen anderer unterzuordnen, mitunter sogar die Wünsche von anderen vorauseilend zu erfüllen, um die (abhängige) Beziehung aufrechtzuerhalten. Demnach findet sich auf dem Circumplexmodell neben dem *verschlossenen* auch ein *freundlicher*, Nähe suchender Interaktionsstil. Bei der histrionischen Persönlichkeitsstörung liegt ebenfalls ein hohes Bedürfnis nach Nähe vor. Personen mit diesem Interaktionsstil zeigen ein ausgeprägtes Verlangen nach Anerkennung von anderen, welches sie über eine Dramatisierung sowie einen theatralischen und übertriebenen Ausdruck von

Gefühlen erzielen wollen (Dilling & Freyberger, 2010). Im Gegensatz zu Personen mit dependenter Persönlichkeitsstörung verlangen Personen mit histrionischem Interaktionsverhalten jedoch geradezu nach Aufmerksamkeit. Sie treten dabei nicht *verschlossen*, sondern im Gegenteil *dominant* auf, sind egozentrisch und zeigen dabei meist einen Mangel an Rücksichtnahme. Dies führt ebenfalls zu interpersonellen Problemen, da sich Interaktionspartner beispielsweise benutzt fühlen, dem Betreffenden ständig Aufmerksamkeit zukommen lassen zu müssen und gleichzeitig selbst wenig Interesse an ihrer Person zurückbekommen. Auf dem Circumplexmodell liegt demnach *zu dominantes*, wenn auch vorwiegend *freundliches* Verhalten bei histrionischer Persönlichkeitsstörung vor. Abbildung 2.3 stellt die Befunde graphisch im Circumplexmodell nach Horowitz (IIP, Horowitz et al., 2000) dar.

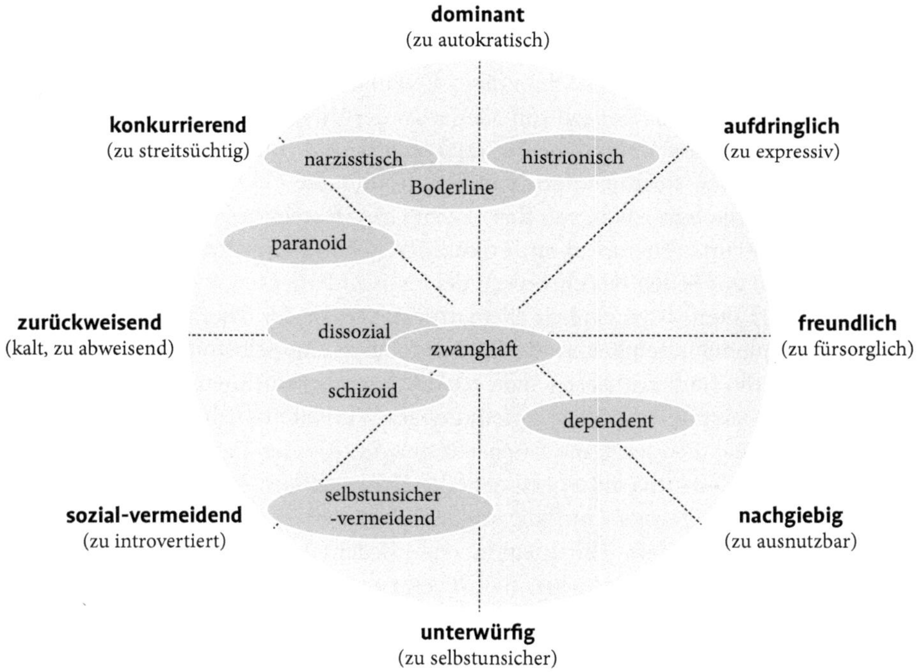

Abbildung 2.3 Zusammenhang von interpersonellen Problemen und Persönlichkeitsstörungen in Anlehnung an Wilson et al. (2017). Dargestellt sind 9 Persönlichkeitsstörungen (DSM-IV) auf dem Circumplexmodell nach Horowitz (IIP, für nähere Ausführungen hierzu s. Abschn. 2.3)

Keine der Kiesler-Kreis-Dimensionen ist demnach per se problematisch, da es – je nach Situation und Kontext – durchaus sozialer Kompetenz entsprechen kann, sich z. B. feindselig, feindselig-dominant oder feindselig-unterwürfig zu verhalten. Rigide und extreme Verhaltensweisen führen jedoch dazu, dass interpersonelle Ziele, z. B. stabile Beziehungen oder das Lösen von Konflikten, unerreicht bleiben und hieraus Unzufriedenheit in Beziehungen und Insuffizienzgefühle erwachsen.

Aus den Annahmen zur Art, Entstehung und Aufrechterhaltung von interpersonellen Problemen lassen sich nun therapeutische Schritte generieren. Die Überwindung von einerseits rigiden interpersonellen Verhaltensmustern hin zu einem erweiterten und flexibel abrufbaren Verhaltensrepertoire und andererseits das Zeigen weniger extremer Verhaltensweisen bezogen auf die Intensität des Verhaltensausdrucks sollten demnach zu adaptiven Transaktionszyklen führen, in denen zwischenmenschliche Bedürfnisse erfüllt und nicht frustriert werden (korrigierende Beziehungserfahrungen). Kiesler widmete sich hierzu im Besonderen der verbalen und nonverbalen Kommunikation, dem interpersonalen Verhalten und der interpersonalen Interaktion. Dabei definierte er zusammen mit weiteren Anhängern der Interpersonalen Theorie auch eine neue Vorstellung des Psychotherapieprozesses weg von der Annahme einer linearen hin zu einer zirkulären Kausalität, bei der sich auch Patient und Therapeut ständig wechselseitig beeinflussen. Es ging dabei nicht mehr ausschließlich um die isolierte Betrachtung von maladaptiven Gedanken oder Gefühlen auf Seiten des Patienten, sondern um den interpersonellen Kontext, in dem diese Gedanken und Gefühle entstehen.

James McCullough, ein Kollege von Kiesler an der Virginia Commonwealth University, übernahm Kieslers Komplementaritätskonzept und integrierte den sogenannten Kiesler-Kreis in seine störungsspezifische Psychotherapie CBASP für chronische Depressionen (McCullough, 2000, vgl. Kap. 1). In CBASP steht besonders die Interaktion zwischen Patient und Therapeut im Fokus der Behandlung. Problematisches Interaktionsverhalten auf Seiten des chronisch depressiven Patienten, z. B. submissives oder feindseliges Verhalten, wird explizit thematisiert, indem der Therapeut die eigentlich folgenden komplementären Reaktionstendenzen durch eine Selbstöffnung aufzeigt (z. B. »Wenn Sie mich so stark kritisieren, habe ich den Impuls, vor Ihnen davon zu laufen. Ist es das, was Sie erreichen wollen?«, feindseliges Verhalten bedingt eine feindselige Reaktion). Er nutzt demnach die impact messages, die der Patient im Therapeuten hervorruft, um maladaptive interpersonelle Verhaltensweisen (inkongruente Botschaften) zu explizieren. Bezogen auf die obige Formulierung, in der der Patient sich vorwürflich gegenüber dem Therapeuten zeigt, bedeutet dies beispielsweise, dass der Patient zwar einerseits Hilfe sucht, den Therapeuten jedoch andererseits abwertet, sodass sein Bedürfnis nach Unterstützung und Hilfe unerfüllt bleibt. McCullough (2006) bezeichnet dieses Vorgehen als diszipliniertes persönliches Einlassen (DPE, engl. disciplined personal involvement). Komplementäre Handlungsimpulse auf Seiten des Therapeuten werden gezielt wahrgenommen und therapeutisch genutzt, um einerseits problematisches Interaktionsverhalten auf Seiten des Patienten zu verändern, da dies als aufrechterhaltend für die chronische Depression angesehen wird. Andererseits können auf diese Weise auch heilsame korrigierende Beziehungserfahrungen ermöglicht werden, da der Therapeut transparent aufzeigen kann, dass er sich entgegen der Erwartungen des Patienten (Übertragungshypothesen, vgl. Kap. 1) verhält (z. B. ihn nicht anschreit oder tatsächlich verlässt; weitere Ausführungen zur praktischen Umsetzung des DPE finden sich in Kapitel 6 dieses Buches sowie in Brakemeier & Normann, 2012; Brakemeier et al., 2017). In seiner Interpersonalen Kommunikationstheorie (Kiesler, 1996) beschrieb Kiesler diesen Prozess der expliziten Bewusstmachung der nonverbalen und verbalen Verhaltensweisen des Patienten innerhalb der Interaktion mit dem Therapeuten als therapeutische Metakommunikation (s. auch Kap. 6).

2.3 Methoden zur Messung interpersonellen Verhaltens

Aus der Tradition des interpersonalen Ansatzes bzw. der Circumplexmodelle sind eine Reihe von Messinstrumenten zur Beschreibung normaler und pathologischer Verhaltensmuster in Beziehungen hervorgegangen (für einen Überblick siehe Thomas & Strauß, 2008). An dieser Stelle soll lediglich auf zwei dieser Instrumente Bezug genommen werden, die als Selbst- und Fremdbeurteilungsinstrumente entwickelt und beforscht wurden.

IMI. Kiesler selbst entwickelte zusammen mit Schmidt und Wagner (1997) das sogenannte Impact Message Inventory (IMI) zur Erfassung der verdeckten Gefühle, Attributionen und Handlungstendenzen (impact messages, vgl. Abschn. 2.2), die durch den Sender einer Nachricht im Empfänger ausgelöst werden. Auch wenn der Beurteiler nicht objektiv und neutral bewertet, handelt es sich hierbei um ein Fremdbeurteilungsinstrument, da die Antworten auf dem Fragebogen der Beschreibung der Zielperson dienen. Beispielitems lauten: »Wenn ich mit (der zu beurteilenden Person) zusammen bin, habe ich das Gefühl, ich möchte Distanz zu ihr / ihm wahren« oder »Wenn ich mit (der zu beurteilenden Person) zusammen bin, habe ich das Gefühl, dass sie / er mich braucht«. Die Antworten werden auf einer Skala von »stimmt gar nicht« bis »stimmt genau« erfasst. Der IMI-Fragebogen wurde seit Veröffentlichung der Originalversion mehrfach aufgrund einer unzureichenden Kreisstruktur überarbeitet. In der endgültigen, auch im deutschen Sprachraum verfügbaren Version (Caspar et al., 2016), besteht der IMI aus 64 Items, mit denen alle acht Oktanten des Kiesler-Kreises messbar sind (jeweils mit 8 Items). Aus den Mittelwerten der Oktanten lassen sich Kiesler-Kreis-Profile erstellen (s. Abschn. 2.4). Im klinischen Kontext kann der IMI vielfältig eingesetzt werden (nach Caspar et al., 2016):

- als Messinstrument für Veränderungen im Rahmen einer therapeutischen Intervention
- im Rahmen der Fallkonzeption und Therapieplanung
- zur Antizipation möglicher Komplikationen während des Therapieprozesses
- zur Prognose des Therapieerfolgs in Abhängigkeit bestimmter Kiesler-Kreis-Profile (freundlich-submissive Patienten zeigen beispielsweise eine günstigere Prognose als feindselig-dominante Patienten, vgl. Schauenburg et al., 2000)
- als Instrument zur Beschreibung und Deutung eigener Reaktionen (vgl. Gegenübertragung) im Ausbildungskontext von Studierenden und Therapeuten

Darüber hinaus lässt sich der IMI auch sehr gut im Forschungskontext einsetzen. In einer Metaanalyse von Bird und Kollegen (2018) konnte beispielsweise nachgewiesen werden, dass besonders Patienten mit einer chronischen Depression unterwürfiges und feindselig-unterwürfiges Verhalten aufweisen, auch im Vergleich zu Patienten mit einer klassischen depressiven Episode. In diesem Zusammenhang erscheint es natürlich interessant, ob eine therapeutische Intervention zu Veränderungen des interpersonellen Verhaltens führt. Hierzu untersuchten Constantino und Kollegen ebenfalls chronisch depressive Patienten vor und nach einer störungsspezifischen Psychotherapie (CBASP, Reanalyse der Stichprobe von Keller et al., 2000). Über die 12-wöchige Behandlung (16 Einzelsitzungen) konnte für die Patientengruppe anhand der durch die Therapeuten ausgefüllten IMI eine signifikante Zunahme von freundlichem Verhalten und eine Abnahme von feindseligem Verhalten gezeigt werden, wobei jedoch insbesondere freundlich-dominantes Verhalten weiterhin weniger ausgeprägt war als bei der Kontrollstichprobe (Constantino et al., 2008). In einer weiteren Untersuchung derselben Arbeitsgruppe und derselben klinischen Stichprobe wurde analysiert, inwiefern diese interpersonellen Veränderungen auch mit einer Verbesserung der depressiven Symptomatik einhergehen. Dabei konnte nachgewiesen werden, dass die Abnahme feindselig-unterwürfiger Verhaltensweisen signifikant mit einer Abnahme der depressiven Symptomatik und einem besseren Therapieansprechen assoziiert war (Constantino et al., 2012). Diese Ergebnisse konnten mittlerweile repliziert werden. Brakemeier und Kollegen fanden ebenfalls in einer Patientenstichprobe mit chronischer Depression nach einer 12-wöchigen stationären CBASP-Behandlung (24 Einzelsitzungen) signifikante Verbesserungen der depressiven Symptomatik mit vergleichsweise hohen Response- und Remissionsraten sowie signifikante Veränderungen des IMI-Profis in allen acht Skalen (vgl. Abb. 2.4, Brakemeier et al., 2015). Am deutlichsten fielen diese Veränderungen in den Bereichen dominant, freundlich-dominant, freundlich (jeweils Zunahme) sowie unterwürfig und feindselig-unterwürfig (jeweils Abnahme) aus. Auch wenn die Ergebnisse der stationären Studie durch eine fehlende Kontrollgruppe sowie die Tatsache, dass die Therapeuten (und nicht etwa verblindete Rater) den IMI über die Patienten ausgefüllt haben, limitiert sind, so geben beide genannten Therapiestudien dennoch Hinweise, dass bestimmte interpersonelle Verhaltensweisen nicht nur mit spezifischen psychischen Erkrankungen in

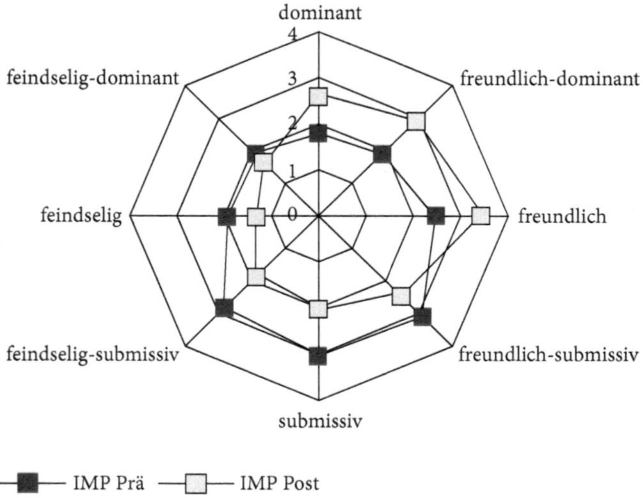

Abbildung 2.4 Die Veränderung des Kiesler-Kreis-Profils von Patienten mit einer chronischen Depression vor und nach einer 12-wöchigen CBASP-Behandlung (nach Brakemeier et al., 2015)

Verbindung stehen, sondern dass die Bearbeitung dieser Verhaltensweisen – wie in CBASP – auch mit einer Verbesserung der Grunderkrankung assoziiert ist.

Das aktuelle IMI in deutscher Sprache steht kostenlos zur Verfügung. Der Fragebogen kann in männlicher und weiblicher Form auf www.mindgarden.com/IMI-German heruntergeladen werden. Zudem kann mithilfe eines Auswertungsprogramms eine graphische Ergebnisdarstellung des IMI auf dem Kiesler-Kreis produziert werden (Zugang über die Homepage von Franz Casper www.imi.psy.unibe.ch).

IIP-D. Als Selbstbeurteilungsinstrument steht mit dem Inventar zur Erfassung interpersoneller Probleme (IIP-D, Horowitz et al., 2000) ein ebenfalls gut etabliertes, validiertes und verbreitetes Instrument zur Verfügung. Horowitz und Kollegen (1988) entwickelten auf Basis der Interpersonalen Theorie einen Fragebogen, der Patienten und Therapeuten dabei helfen soll, spezifische zwischenmenschliche Belastungen zu definieren, um an diesen den Behandlungsfokus auszurichten. Das ursprünglich 127 Items umfassende Inventar wurde durch Alden et al. (1990) so adaptiert, dass sich die interpersonellen Probleme ebenfalls auf dem Circumplexmodell abbilden lassen. Dabei ist kühles und zu abweisendes oder zu fürsorgliches Verhalten der Affiliationsdimension zuzuweisen. Zu autokratisches / dominantes oder zu selbstunsicheres Verhalten beschreibt maladaptive Muster der Kontrolldimension. Die heute gebräuchliche Version besteht aus 64 Items (IIP-D, Horowitz et al., 2000), die auf einer fünfstufigen Likert-Skala von 0 bis 4 beantwortet werden, wobei 0 »gar nicht zutreffend« bedeutet und 4 »sehr zutreffend«. Aus jeweils 8 Items werden 8 Skalen gebildet. Dabei definiert jede Skala ein interpersonelles Thema: Autokratie / Dominanz (PA), Streitsucht / Konkurrenz (BC), Kälte (DE), Soziale Vermeidung (FG), Selbstunsicherheit / Unterwürfigkeit (HI), Ausnutzbarkeit / Nachgiebigkeit (JK), Fürsorglichkeit / Freundlichkeit (LM), Expressivität / Aufdringlichkeit (NO). Die Benennung der Skalen orientierte sich an Learys Circumplexmodell (1953). Zusätzlich kann ein Gesamtscore aus der gemittelten Summe der Skalenwerte errechnet werden, der den Schweregrad der interpersonellen Probleme bestimmt. Das IIP erfasst folglich, wie schwer Patienten unter spezifischen Schwierigkeiten im Umgang mit anderen Menschen leiden. Beispielitems lauten »Es fällt mir schwer, mich Gruppen anzuschließen« oder »Ich vertraue anderen Menschen zu leicht«. Anders als das bisher weniger bekannte IMI ist das IIP mittlerweile ein »Standardinventar der Psychotherapieforschung und der Qualitätssicherung in der Psychotherapie« (Thomas & Strauß, 2008, S. 264). Es kann auch zur Verlaufsmessung angewendet werden. So konnte in einer Stichprobe aus ambulanten Patienten mit einer Depression eine signifikante Abnahme der interpersonellen Probleme gezeigt werden, die wiederum mit der Verbesserung der depressiven Symptome über den Therapieverlauf assoziiert war (Altenstein-Yamanaka et al., 2017). Ähnliche Studienergebnisse stehen auch für Patienten mit einer Borderline-Persönlichkeitsstörung zur Verfügung (Dammann et al., 2016). Auch hier konnte gezeigt werden, dass es im Rahmen einer 12-wöchigen stationären Behandlung zu einer signifikanten Abnahme des IIP-Gesamtscores sowie der meisten Subskalen kommt, die mit einer Symptomverbesserung korreliert sind. Eine Ausnahme bildeten die Bereiche zu dominantes, zu streitsüchtiges und zu abweisendes Verhalten. Besonders ausgeprägte interpersonelle Probleme zu Therapiebeginn gingen zudem mit einem schlechteren Behandlungsergebnis einher, sodass therapeutische Interventionen mit interpersonellem Fokus für Patienten mit Borderline-Persönlichkeitsstörung dringend indiziert erscheinen (Dammann et al., 2016). Eine graphische Illustration des IIP findet sich weiter oben in Abbildung 2.3.

2.4 Kiesler-Kreis-Profile anhand der Fallvignetten

Zur Demonstration, wie der Kiesler-Kreis mithilfe des IMI genutzt werden kann, um interpersonelles Verhalten auf den Dimensionen Kontrolle und Affiliation zu beschreiben, kehren wir an dieser Stelle zu den in Kapitel 1 eingeführten Fallbeispielen zurück (s. Abschn. 1.3). Der jeweilige Therapeut hat über die drei Patienten nach der jeweils ersten Psychotherapie-Sitzung den IMI ausgefüllt.

Herr Unruh. Herr Unruh, der sich wegen seiner sozialen Phobie und selbstunsicher-vermeidenden Persönlichkeitsstörung in Therapie begibt, erwartet bzw. befürchtet auf Basis ungünstiger Beziehungserfahrungen mit seinem Vater und Gleichaltrigen in der Schulzeit Abwertung durch andere Personen. Um diese befürchtete Abwertung (vermeintlich) zu verhindern, verhält er sich in sozialen Beziehungen unterwürfig / verschlossen: er traut sich kaum, seine Meinung zu äußern, aus Angst, ausgelacht und abgelehnt zu werden; eigene Gedanken und Gefühle hält er stets zurück. Durch dieses passive Verhalten erzeugt er in den meisten Situationen keine Nähe, sondern eher Distanz in Beziehungen. Manchmal versucht er jedoch auch, die Erwartungen und Bedürfnisse anderer zu antizipieren und diesen zu entsprechen, sodass sich gleichzeitig Ausschläge auf der freundlich-unterwürfigen Kiesler-Kreis-Position ergeben. Insgesamt wirkt er jedoch eher rigide distanziert als freundlich sowie eher rigide submissiv als dominant, sodass es ihm nicht gelingt, befriedigende Kontakte aufzubauen.

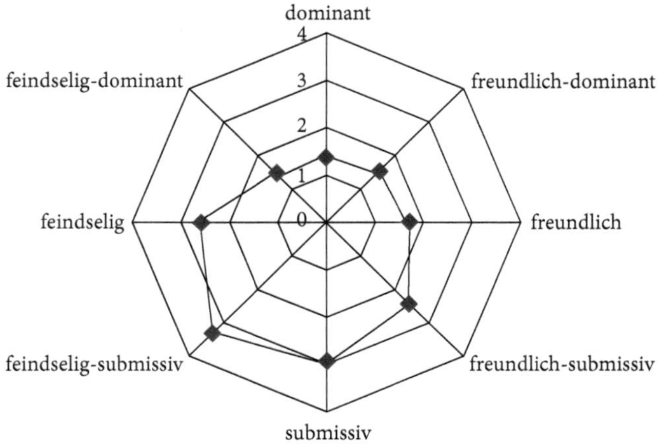

Abbildung 2.5 Das Interaktionsverhalten von Herrn Unruh (IMI-Profil), dargestellt auf dem Kiesler-Kreis

Frau Instabil zeigt dagegen ein anderes interpersonelles Problemverhalten. Auf Grundlage ihrer emotional-instabilen Persönlichkeitsstörung vom Borderline-Typ zeigt sie entweder offen-aggressives oder passiv-aggressives Verhalten. Beide Verhaltensweisen bewirken eindeutig Distanz statt Nähe, sind also auf der Affiliationsdimension dem feindseligen Pol zuzuordnen. Offen-aggressives Verhalten in Form von Provokationen, Vorwürfen und Verletzungen des Gegenübers gehören zu den dominanten Verhaltensweisen, hierüber will Frau Instabil zwischenmenschliche Kontrolle beanspruchen. Passiv-aggressive Verhaltensweisen in Form von Konfliktvermeidung oder Beziehungsabbruch gelten als verschlossen, da hier die dem Verhalten zugrundeliegenden Motive, Gedanken und Bedürfnisse unausgesprochen bleiben. Für Frau Instabil ergibt sich nach Einschätzung durch ihren Therapeuten auf dem IMI nachfolgendes Kiesler-Kreis-Profil (s. Abb. 2.6).

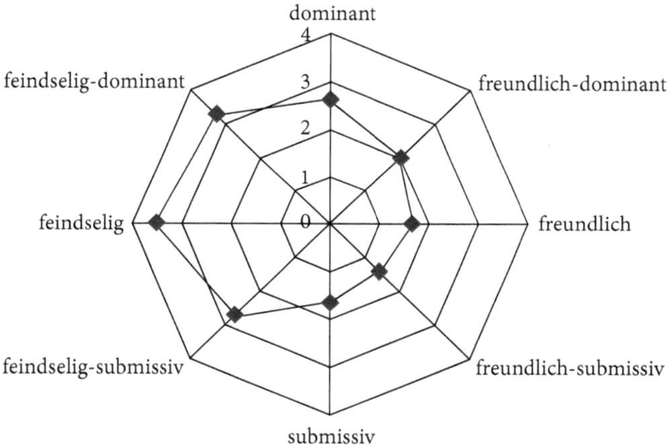

Abbildung 2.6 Das Interaktionsverhalten von Frau Instabil (IMI-Profil), dargestellt auf dem Kiesler-Kreis

Frau Panzer. Auch bei Frau Panzer lassen sich die interpersonellen Probleme anschaulich mithilfe des IMI-Profils im Kiesler-Kreis beschreiben. Ihr fällt es schwer, für ihre eigenen Bedürfnisse einzustehen. Konflikten geht sie aus dem Weg, da sie sich nicht in der Lage fühlt, zu reagieren. Aus der entstandenen sozialen Isolation heraus hat sie bereits versucht, sich das Leben zu nehmen. Sie ist chronisch depressiv und weiß nicht, wie sie ihre Isolation überwinden kann. Im Unterschied zu Frau Instabil lässt sich dieses Problemverhalten vorrangig auf der Kontrolldimension abbilden. Frau Panzers Verhalten ist nach Einschätzung ihres Therapeuten eindeutig rigide submissiv statt dominant, Unterstützungsangebote des Ehemanns und auch ihrer Therapeuten nimmt sie nicht an, da sie auf Basis der biographischen Erfahrungen mit der Mutter nicht auf die Verlässlichkeit in Beziehungen vertrauen kann. Den bestehenden Beziehungen jedoch aus dem Weg zu gehen, anstatt Bedürfnisse anzusprechen oder Konflikte zu klären, erzeugt interpersonelle Distanz. So habe es schon seit Jahren keine Intimität mehr in ihrer Ehe gegeben. Auch Frau Panzers Ehemann habe sich mittlerweile emotional aus der Ehe entfernt (komplementäre Verhaltensreaktion).

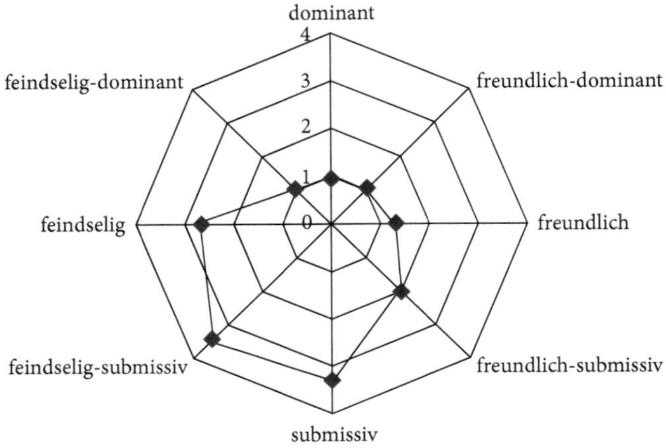

Abbildung 2.7 Das Interaktionsverhalten von Frau Panzer (IMI-Profil), dargestellt auf dem Kiesler-Kreis

Zusammenfassung

Donald Kiesler gilt als wichtiger Vertreter der Interpersonalen Theorie. Seine Forschung galt der Beschreibung von zwischenmenschlichen Beziehungen, der Erklärung maladaptiver verbaler und nonverbaler Kommunikationsmuster und der Entstehung, Aufrechterhaltung und Überwindung von psychischen Störungen im interpersonellen Kontext. Dabei formulierte er, dass sich zwei miteinander interagierende Personen permanent gegenseitig beeinflussen. Zur heuristischen Beschreibung dieses Transaktionszyklusses erweiterte er das Circumplexmodell bestehend aus einer Kontroll- und einer Affiliationsdimension um das sogenannte Komplementaritätsprinzip. Dieses Prinzip besagt, dass jedes Verhalten eine komplementäre Reaktion beim Gegenüber hervorruft. Diese Reaktion kann entweder reziprok sein (Kontrolldimension) – so erzeugt verschlossenes Verhalten in der Regel dominantes Verhalten und umgekehrt – oder korrespondierend (Affiliationsdimension), beispielsweise wenn auf eine freundliche Aktion eine freundliche Reaktion folgt. Mit dem Komplementaritätskonzept lässt sich auch die Aufrechterhaltung von unbefriedigenden Beziehungen erklären, die in der Interpersonalen Theorie als Ursache psychischer Störungen betrachtet werden. Rigide, nicht an die Situation angepasste, oder extreme Verhaltensweisen, die sich in einem unangemessen starken Ausdruck von Verhaltensweisen zeigen, werden als Ursache für Unzufriedenheit und Konflikte in Beziehungen betrachtet, die sekundär zur Entstehung und Aufrechterhaltung von psychischen Störungen führen. Folglich kommt der Überwindung von rigiden und extremen interpersonellen Verhaltensweisen in der Therapie eine enorme Bedeutung bei. Mit dem Inventar für interpersonelle Probleme (IIP) und dem Impact Message Inventory (IMI) stehen hierzu validierte und ökonomisch gut einsetzbare Selbst- und Fremdbeurteilungsinstrumente zur Verfügung, die sich auch als sensitiv für therapeutische Veränderungen erwiesen haben. Eine Abnahme von interpersonellen Problemen im Sinne der Überwindung rigider und extremer interpersoneller Verhaltensweisen konnte mit einer Verbesserung von psychischen Störungen in Verbindung gebracht werden. Umso notwendiger erscheint es, individuelle therapeutische Strategien in den Behandlungsfokus von Patienten mit Beziehungsstörungen zu setzen.

3 Beschreibung des Kiesler-Kreis-Trainings in der Gruppe

Ein Training zwischenmenschlicher Fertigkeiten erscheint insbesondere im Rahmen eines gruppentherapeutischen Settings sehr gut durchführbar. Hier kommen zum einen die allgemeinen Wirkfaktoren gruppenpsychotherapeutischer Prozesse (z. B. nach Yalom, 1995) zum Tragen, zum anderen erscheinen die Übungen des interpersonellen Trainings geradezu prädestiniert dafür, auch in Gruppen »einstudiert« bzw. durchgeführt zu werden. Denn ganz allgemein lässt die Gruppe den einzelnen Teilnehmer erfahren, nicht allein mit seinen Problemen zu sein (Universalität des Leidens). Das gemeinsame Miteinander erweckt Hoffnung, die bestehenden Probleme zu bewältigen. Bei Personen mit interpersonellen Problemen werden darüber hinaus weitere wichtige Faktoren wirksam. Einerseits offenbaren sich zwischenmenschliche Probleme in ihrem vollen Umfang meist erst in einer Gruppe von Menschen (Mitteilung von Informationen). Das Gruppensetting bietet somit beispielsweise für sozialphobische Patienten einen idealen Ort, Sicherheitsverhalten oder angstbesetzte Kognitionen zu identifizieren. Andererseits stellt die Gruppe meist ein unmittelbares Verhaltenskorrektiv dar. Dysfunktionale Verhaltensweisen können nicht nur thematisiert, sondern in funktionale Verhaltensweisen korrigiert werden; gleichzeitig lassen sich dysfunktionale Gedanken einer Realitätsprüfung unterziehen (Entwicklung von Techniken des mitmenschlichen Umgangs). Eine besondere Rolle im Kiesler-Kreis-Training (KKT) nimmt dabei das konkrete Üben anhand von Rollenspielen ein. Hierdurch sollen neue interpersonelle Strategien ausprobiert und verstärkt werden (interpersonelles Lernen). Zudem können die Teilnehmer durch Modelllernen und Zuspruch / Unterstützung voneinander profitieren (nachahmendes Verhalten sowie Cheerleading).

All dies setzt jedoch voraus, dass das Setting einschließlich der Gruppenregeln einer klaren und transparenten Struktur folgt und zwischen den Teilnehmern weitgehend Einigkeit über die zu erreichenden Ziele des Gruppentrainings besteht. Daher werden im Folgenden die verschiedenen Voraussetzungen und Bedingungen des KKT beleuchtet. Außerdem wird empfohlen, mit jedem Teilnehmer vor Beginn der Gruppentherapie mindestens zwei Vorgespräche zu führen, deren Inhalte in Abschnitt 3.3 detailliert dargestellt werden.

3.1 Indikation

Das transdiagnostische KKT ist für Patienten mit interpersonellen Problemen konzipiert, die motiviert sind, an ihren Verhaltensweisen zu arbeiten. Dies bezieht sich in erster Linie auf die im theoretischen Abschnitt dieses Buches dargestellten Störungsbilder der chronischen Depression, der sozialen Phobie sowie der Borderline-Persönlichkeitsstörung, da hier per definitionem zwischenmenschliche Probleme vorliegen. Darüber hinaus kann es jedoch auch für andere Störungsbilder, insbesondere für weitere Persönlichkeitsstörungen, indiziert sein. Wichtig erscheint, dass alle Teilnehmer über ein Verständnis für den jeweiligen eigenen Anteil an den bestehenden Problemen mit anderen Menschen verfügen bzw. im Verlauf der ersten Sitzungen entwickeln und die Bereitschaft zeigen, ihre üblichen Verhaltensweisen zu reflektieren und ggf. zu verändern.

Als alleinige psychotherapeutische Intervention erscheint das KKT nicht ausreichend, da bei vielen psychischen Störungsbildern nicht ausschließlich interpersonelle Probleme eine Rolle (als auslösender Faktor oder aufrechterhaltende Bedingung) spielen. Da im Rahmen des KKT weder intrapersonelle Probleme noch frühe traumatisierende Beziehungserfahrungen gezielt bearbeitet werden, empfiehlt es sich bei vielen Patienten, zunächst mit einer Einzeltherapie zu beginnen und bei Indikation die Therapie durch das KKT zu augmentieren. Insbesondere sollten zuvor psychoedukative Inhalte zur Entstehung und Aufrechterhaltung der vorherrschenden zwischenmenschlichen Fertigkeitendefizite erarbeitet und dem Patienten das Rational einer Gruppentherapie erläutert worden sein. Für die soziale Phobie meint dies insbesondere die aufrechterhaltenden Faktoren aus Sicherheits- und Vermeidungsverhalten, die über den Lernmechanismus der negativen Verstärkung zwar kurzfristig positiv wirken, langfristig aber zur Aufrechterhaltung der Angst führen und Leidensdruck verursachen. Für die chronische Depression bedeutet dies die Vermittlung eines Störungsmodells, das die Bedeutung zwischenmenschlicher Beziehungen zur Verbesserung der depressiven Symptomatik hervorhebt, z. B. das Verstärkerverlustmodell (Lewinsohn, 1974). Für die Borderline-Persönlichkeitsstörung sollte zusätzlich sichergestellt sein, dass der Patient über entsprechende emotionale Bewältigungsstrategien (wie z. B. Skills) verfügt, damit es im Gruppenverlauf nicht zu selbst- und therapieschädigendem Verhalten kommt. Gerade für die Borderline-Persönlichkeitsstörung sollte das KKT als Gruppentherapie erst zu einem fortgeschrittenen Therapiestadium mit der Einzeltherapie kombiniert werden. Das KKT ersetzt dabei ausdrücklich keine Skills- oder Bezugsgruppen (Elemente der Dialektisch Behavioralen Therapie nach Linehan, 1987). Es ist vielmehr als ergänzendes Therapieelement bei Defiziten in sozialen Fertigkeiten angelegt. Sollten Patienten ausschließlich an der Gruppe teilnehmen, also keine parallele Einzeltherapie durchführen, empfiehlt es sich, zu gewährleisten, dass die Gruppentherapeuten in Krisensituationen kontaktierbar sind.

Bei allen Störungsbildern können selbstverständlich einzelne Module oder Übungen des KKT herausgenommen werden, um entweder in der Einzeltherapie oder auch in anderen Gruppenkonzepten zur Anwendung zu kommen.

3.2 Setting

Gruppengröße. Das KKT sollte im Idealfall in Gruppengrößen von etwa 6–8 Teilnehmern realisiert und durch zwei Therapeuten angeleitet werden. Bei Gruppen mit mehr als 8 Teilnehmern wird empfohlen, die Sitzungsdauer von 60 Minuten auf 90 Minuten zu erhöhen, da hier mehr Zeit für den Austausch und die Reflektion der durchgeführten Übungen eingeplant werden sollte. Hinsichtlich des Alters und Geschlechts der Teilnehmer erscheinen heterogene Gruppen vorteilhaft, da hier vielfältige Möglichkeiten der Übertragungen (vgl. Kap. 1 und 2) bestehen. Das gesamte KKT gliedert sich in 5 Module, die insgesamt 23 Gruppensitzungen umfassen (s. Tab. 3.1). Darin sind jedoch auch Sitzungen enthalten, die nur in geschlossenen Gruppen zu realisieren sind, sodass sich die Sitzungsanzahl in offenen Gruppen reduzieren lässt.

Tab. 3.1 Übersicht über die Module und Lernziele des Kiesler-Kreis-Trainings

Modul	Inhalt	Lernziele	Sitzungen
1	Kennenlernen des Kiesler-Kreises	Einführung des KK Vertiefung des KK	1 bis 3
2	nonverbale Kommunikation	Diskriminationstraining Kontrollachse Beziehungsachse	4 bis 7
3	verbale Kommunikation	Diskriminationstraining SEW-Schema (Bedürfnisse)	8 bis 12
4	Konflikttraining	SEW-Schema (Konflikte) Situationsanalyse	13 bis 19
5	Empathie und korrigierende Beziehungserfahrungen	Empathietraining	20 bis 23

Gerade für das Gelingen korrigierender Beziehungserfahrungen (Modul 5) erscheint eine parallel stattfindende Einzelpsychotherapie von Vorteil, da hier Erfahrungen, die in der Gruppe im Kontakt mit anderen Teilnehmern gemacht werden, intensiver reflektiert und dysfunktionale Annahmen besser korrigiert werden können. Je nach Setting und Bedingungen, kann das KKT natürlich auch angepasst werden (z.B. weniger Sitzungen, nur ein Therapeut etc.).

Offene und geschlossene Gruppen. Das KKT in der Gruppe kann in einem offenen oder geschlossenen Setting durchgeführt werden. Eine offene Gruppe bedeutet dabei, dass neue Teilnehmer zu jeder Zeit in die Gruppe aufgenommen werden können. In einem geschlossenen Setting gibt es dagegen eine feste Gruppenkonstellation mit klarem Beginn und Ende. Beide Rahmenbedingungen weisen Vor- und Nachteile auf (s. Tab. 3.2).

Tabelle 3.2 Vor- und Nachteile eines offenen und geschlossenen Gruppensettings

	Offene Gruppen	**Geschlossene Gruppen**
Vorteile	▶ neue Teilnehmer verändern die Gruppendynamik durch neue Impulse ▶ neue Teilnehmer können von den Erfahrungen der »älteren« profitieren (Modelllernen) ▶ geeignet als stationäres gruppentherapeutisches Angebot	▶ die Teilnehmer lernen sich meist besser kennen (größere Erfahrungstiefe) ▶ die Teilnehmer bringen eher persönliche Themen in die Gruppe ein ▶ die Teilnehmer können sich gegenseitig Feedback über ihren Entwicklungsverlauf geben ▶ Gruppenregeln können gemeinsam erarbeitet werden
Nachteile	▶ die Teilnehmer besitzen unterschiedlichen Kenntnisstand, sodass Zeit für Wiederholung von Inhalten eingeplant werden muss ▶ nicht alle Sitzungen sind für Einsteiger ideal	▶ eher ungeeignet für ein stationäres Setting

Die im nachfolgenden Kapitel detailliert vorgestellten Module sind gemäß ihrem inhaltlichen Aufbau für eine geschlossene Gruppe konzipiert. In einer offenen Gruppe können die Module dagegen beliebig kombiniert und in ihrer Reihenfolge vertauscht werden. Die Grundlage aller Module bildet der Kiesler-Kreis, der in Form von Arbeitsblatt 1 auch Teilnehmern zur Verfügung gestellt werden kann, die in ein laufendes Training einsteigen. Eine geschlossene Gruppe kann also hinsichtlich gruppendynamischer Prozesse wünschenswert sein, stellt jedoch keine Voraussetzung für das Gelingen des Trainings dar. In jedem Fall sollten vor Beginn der Gruppe mit jedem Teilnehmer mindestens zwei Vorgespräche im Einzelsetting vereinbart werden, in denen individuelle zwischenmenschliche Probleme und Therapieziele definiert werden (vgl. Bajbouj et al., 2017).

AB 1

Therapeuten. Aus unserer Erfahrung ist die Durchführung des KKT mit zwei Therapeuten zu empfehlen, einerseits um auf schwierige interpersonelle Situationen ausreichend flexibel reagieren zu können, andererseits um Übungen, z. B. Rollenspiele, zu demonstrieren. Im Idealfall wird das KKT von einem gemischt-geschlechtlichen Therapeutendoppel geleitet, da auf diese Weise auch geschlechtsspezifische Prägungen der Teilnehmer aktiviert und Übertragungshypothesen getestet werden können. Therapeuten aller Therapieschulen in fortgeschrittener Ausbildung oder nach der Approbation, welche gerne mit derartigen manualisierten interpersonellen Übungen in Gruppen arbeiten, können das KKT durchführen. Zentrale Voraussetzung ist, dass diese gerne und ohne Vorbehalte und innere Widerstände selbst Rollenspiele durchführen. Hinsichtlich der Ausbildung von Therapeuten zur Durchführung des KKT ist aus unserer Sicht zudem zentral, dass die theoretischen Grundlagen interpersoneller Circumplexmodelle bekannt sind (vgl. Kap. 1 und 2) und deren Bedeutung anhand mehrerer Selbsterfahrungsübungen erlebt wurden, so wie dies z. B. im Rahmen von CBASP-Seminaren integriert ist (siehe hierzu www.cbasp-network.de). Insbesondere die Dynamik interpersoneller Prozesse in der Gruppe sowie der Umgang mit diesen kann eine therapeutische Herausforderung darstellen und sollte daher ausreichend vorbereitet werden. Grundsätzlich ist die berufsübergreifende Umsetzung des KKTs gut möglich. Im Rahmen stationärer Behandlungen kann (co)-therapeutische Pflege oder andere Kollegen verschiedener Berufsgruppen (z. B. auch Sozialarbeiter oder Psychologie-Studierende, die ein Praktikum absolvieren) bei der Umsetzung des KKT integriert werden. Selbstverständlich sollte auch beim KKT das Angebot einer regelmäßigen Super- oder Intervision für die Therapeuten bestehen.

3.3 Struktur

Alle 23 Sitzungen der fünf Module des manualisierten KKT sind nach einer einheitlichen Struktur aufgebaut:

- Warm-up (ggf. Anfangsblitzlicht)
- Hauptteil
- Abschlussblitzlicht

Zu Beginn jedes Moduls findet sich zunächst ein theoretischer Hintergrund über die Inhalte der zugehörigen Sitzungen, der zur Einstimmung der Therapeuten auf das Modul bestimmt ist.

Warm-up. Jede Sitzung eines Moduls startet sodann mit einem Warm-up, welches maximal 10 Minuten Zeit in Anspruch nehmen sollte. Diese Übungen sind zumeist nicht auf Sprache angewiesen. So sollen die Teilnehmer vielmehr spielerisch miteinander in Kontakt kommen, ohne (zumindest in den ersten Sitzungen) zu viele persönliche Erfahrungen preisgeben zu müssen. In sehr homogenen Gruppen kann im Verlauf auf diese Übungen zugunsten eines Anfangsblitzlichts verzichtet werden. Anfangsblitzlichter sollten jedoch generell nicht unter ein allgemeines Motto wie beispielsweise »Wie geht es Ihnen heute?« gestellt werden, da dies in der Regel zu viel Zeit beansprucht. Zudem ist das Mitteilen der aktuellen Befindlichkeit meist nicht besonders hilfreich für Patienten und nur von untergeordneter Bedeutung für den Verlauf der Sitzung. Stattdessen kann spezifischer der Kiesler-Kreis zum Anfangsblitzlicht benutzt werden, beispielsweise durch folgende Einleitungsfragen: »In welcher Kiesler-Kreis-Position kommen Sie heute hier an? In welcher Kiesler-Kreis-Position möchten Sie nachher die Gruppe verlassen? Und was müssten Sie tun, damit Ihnen dies gelingt?«.

Hauptteil. Im Anschluss an das Warm-up erfolgt der Hauptteil der Sitzung. Hierfür sind meist Arbeitsmaterialien oder Arbeitsblätter vorgesehen (siehe Hinweise zum Arbeitsmaterial). Für eine bessere Planung, welche Materialien zur Gruppensitzung genutzt werden, ist am Beginn jeder Sitzung des Kapitels 4 eine tabellarische Übersicht dargestellt. Die Sitzungen innerhalb eines Moduls bauen aufeinander auf und sollten daher wenn möglich nicht vertauscht werden. Einzelne Inhalte können jedoch adaptiert oder ganz weggelassen werden. Hierzu stehen am Beginn jedes Moduls Lernziele zur Verfügung. Sie definieren Themen bzw. Übungen, die zur Durchführung empfohlen sind, weil sie Grundlagen für die nachfolgenden Module beinhalten. Die Übungen, die darüber hinaus in den Modulen vorgesehen sind, können problemlos entfallen.

Abschlussblitzlicht. Jede Gruppe endet mit einem Abschlussblitzlicht, meist bestehend aus einer Frage oder der Aufforderung, einen vorgegebenen Satz zu vollenden, der eine jeweils individuelle Take-Home-Message der Sitzungsinhalte beinhaltet. Auch das Abschlussblitzlicht sollte nicht länger als fünf bis maximal 10 Minuten Zeit beanspruchen. Es sollte jedoch am Ende jeder Sitzung durchgeführt werden, da die Teilnehmer hier aktiv aufgefordert werden, den Inhalt der Sitzung für sich zu komprimieren.

Am Ende jeder Sitzung findet sich in Kapitel 4 zudem eine tabellarische Übersicht zu »Stolpersteinen« für die Therapeuten. Hier wird auf Schwierigkeiten, bezogen auf die Einhaltung der zeitlichen Struktur innerhalb jeder einzelnen Sitzung, eingegangen. Zudem finden sich Hinweise, wie die Therapeuten mit inhaltlichen Stolpersteinen umgehen können. Davon zu unterscheiden ist der allgemeine Umgang mit interpersonellen Problemen zwischen den Teilnehmern bzw. zwischen den Teilnehmern und den Therapeuten, auf den in Kapitel 6: Umgang mit schwierigen Therapiesituationen gesondert eingegangen wird.

Vorgespräche zur Gruppe. Bevor die Teilnehmer mit dem KKT beginnen, sollten durch jeweils einen der beiden Gruppentherapeuten mindestens zwei Vorgespräche (50 min) im Einzelsetting durchgeführt werden. Die Vorgespräche verfolgen – abgesehen von organisatorischen Aspekten zum Ablauf der Gruppentherapie – drei wichtige Ziele:

(1) die Definition individueller zwischenmenschlicher Probleme / Fertigkeitendefizite
(2) die Erarbeitung und Vermittlung eines individuellen Störungsmodells zu interpersonellen Problemen
(3) die Ableitung von individuellen Therapiezielen für die Gruppe

Wie die Inhalte der Vorgespräche auf die zwei Termine aufgeteilt werden, liegt im Ermessen der Therapeuten. Insbesondere der Erarbeitung des individuellen Störungsmodells sollte jedoch entsprechend Zeit eingeräumt werden, da hier der biographische Kontext beleuchtet wird, in dem das problematische Verhalten bzw. die problematischen Verhaltensweisen entstanden ist bzw. sind. Für die Vorgespräche zur Gruppe ist ein Leitfaden vorhanden (M 0 Leitfaden-Vorgespräch), der die Definition zwischenmenschlicher Probleme, deren biographische Entstehung und die Erarbeitung von Therapiezielen zur Verbesserung sozialer Fertigkeiten erleichtern soll. M 0

Während der Vorgespräche sollten die Therapeuten freundlich-dominantes Verhalten zeigen. Es geht darum, den Patienten wohlwollend zu leiten und ihn bei der Formulierung von Prägungen, Übertragungshypothesen und Therapiezielen zu unterstützen. Das dialogische Fallbeispiel weiter unten stellt exemplarisch ein zielgerichtetes und gleichzeitig empathisches Therapeutenverhalten dar.

(1) Definition individueller zwischenmenschlicher Probleme / Fertigkeitendefizite

Die Definition von zwischenmenschlichen Problemen ist die Voraussetzung für die Erarbeitung von Therapiezielen. Je eher und je besser der Patient ein Bewusstsein über seine zwischenmenschlichen Probleme erhält, desto eher und besser kann mit der Verbesserung von Fertigkeiten begonnen werden. In Bezug auf interpersonelle Probleme benutzen wir an dieser Stelle bewusst den sperrigen Begriff »zwischenmenschliche Fertigkeitendefizite«, um zu vermitteln, dass sich der Aufbau von zwischenmenschlicher Kompetenz ebenso erlernen lässt wie beispielsweise das Fahrradfahren. Auch die Auseinandersetzung mit zwischenmenschlichen Defiziten wird für Patienten zunächst anstrengend sein und Kraft erfordern. Die Therapeuten (Cheerleader, Modelle und Stützräder) helfen in dieser Zeit, sprichwörtlich nicht vom Sattel zu fallen. Zudem hilft viel Übung (Rollenspiele) dabei, sich in zwischenmenschlichen Situationen sicherer zu fühlen. Während des Übens mit den anderen Gruppenmitgliedern wird es Erfolge und Misserfolge geben, doch irgendwann werden keine Stützräder mehr notwendig sein und selbst schwierige Situationen, z. B. interpersonelle Situationen mit prägenden Bezugspersonen, können allein gemeistert werden.

Wichtig bei der Definition von individuellen zwischenmenschlichen Fertigkeitendefiziten ist, dass die Teilnehmer sich kritisch mit *eigenen Defiziten*, nicht mit den *Defiziten von anderen*, auseinandersetzen. Es kann jedoch auch vorkommen, dass Patienten am Beginn der Therapie keine Einsicht bzgl. der Gründe ihrer Einsamkeit oder Ausgrenzung haben. So schildert Frau Instabil bei Aufnahme beispielsweise folgendes: »Ich weiß gar nicht, warum andere immer Reißaus vor mir nehmen. Ich komme eigentlich ganz schnell mit Leuten ins Gespräch. Aber schon nach kurzer Zeit kommt es dann zu Streit oder die anderen reden nicht mehr mit mir.« Derartige Patienten mit weniger Bewusstsein über eigene Fertigkeitendefizite können die Gruppendynamik herausfordern. Insbesondere für diese Patienten erscheinen die Vorgespräche dringend notwendig, damit ihnen dort ein erstes Bewusstsein über den eigenen Anteil an den bestehenden interpersonellen Problemen vermittelt werden kann. Fallbeispiel 3 (s. u.) stellt exemplarisch einen geeigneten therapeutischen Umgang dar, um auf Basis solcher Aussagen wie der von Frau Instabil ein Störungsmodell abzuleiten und Therapieziele zu definieren.

Verschiedene Formen zwischenmenschlicher Fertigkeitendefizite finden sich in Tabelle 3.3. Als Orientierung für die Therapeuten sind diesen Verhaltensweisen typische Kiesler-Kreis-Positionen zugeordnet. In Tabelle 3.3. steht vor jeder Kiesler-Kreis-Dimension ein »zu« in Klammern, was verdeutlichen soll, dass ein extremes oder rigides Verhalten zu interpersonellen Problemen führt, nicht jedoch das Einnehmen bestimmter Kiesler-Kreis-Dimensionen per se. So kann beispielsweise feindseliges Verhalten wichtig sein, um sich von grenzüberschreitenden Personen abzugrenzen. Es ist im Rahmen der Vorgespräche in geschlossenen Gruppen nicht notwendig, den Teilnehmern das Kiesler-Kreis-Modell zu vermitteln. Dies erfolgt idealerweise gemeinsam in der Gruppe im ersten KKT-Modul. Bei offenen Gruppen kann der Kiesler-Kreis dagegen in den Vorgesprächen bereits kurz eingeführt werden, wobei eine ausführliche Beschreibung für neue Patienten sehr gut die »älteren« Gruppenteilnehmer übernehmen können.

Tabelle 3.3. Zwischenmenschliche Probleme und Fertigkeitendefizite

Beispiele für zwischenmenschliche Probleme	KK-Position
andere unterbrechen kritikempfindlich reagieren sich rechtfertigen andere bedrohen andere (emotional) erpressen andere beleidigen anderen Vorwürfe machen weitschweifig erzählen andere manipulieren, um das zu bekommen, was man will	(zu) feindselig-dominant (distanziert-offen)
kein Bezug zu anderen herstellen zynische oder sarkastische Bemerkungen machen sich abwenden misstrauisch reagieren oder generell misstrauisch sein Zweier-Situationen vermeiden (aus Angst vor Nähe) sich Gruppen nicht anschließen können	(zu) feindselig (distanziert)
passiv-aggressive Äußerungen und Handlungen »bockig« reagieren Situationen verlassen oder vermeiden (z. B. nicht ans Telefon gehen) gute Miene zum bösen Spiel machen Gefühle, Gedanken, Bedürfnisse und Wünsche zurückhalten nichts über sich preisgeben wollen	(zu) feindselig-unterwürfig (distanziert-verschlossen)
sich nicht trauen, etwas zu sagen sich nicht trauen, jemanden anzusprechen sich nicht trauen, sich jemandem vorzustellen möglichst nur kurz und knapp antworten leise reden »Weiß nicht«-Antworten Blickkontakt vermeiden	(zu) unterwürfig (verschlossen)
nicht Nein sagen können die Meinung und Einstellung von anderen übernehmen sich ständig bei anderen rückversichern auf die Hilfe von anderen angewiesen sein in vorauseilendem Gehorsam die (vermeintlichen) Wünsche von anderen erfüllen eigene Bedürfnisse vergessen, wenn jemand anders in Not ist für andere den »Clown« spielen anderen gegenüber zu großzügig sein	(zu) freundlich-unterwürfig (nah-verschlossen)
zu sehr auf Harmonie bedacht sein mit allen gut befreundet sein / gefallen wollen zu allen Mitmenschen in jedem Kontext freundlich sein sich nicht abgrenzen können anderen Menschen zu nah kommen zu viele persönliche Dinge über sich preisgeben sich ausnutzen lassen von anderen	(zu) freundlich (nah)

Tabelle 3.3. (Fortsetzung)

Beispiele für zwischenmenschliche Probleme	KK-Position
allen Mitmenschen helfen wollen Aufgaben nicht delegieren können Schwierigkeiten, anderen zu vertrauen sich zu sehr für die Probleme von anderen verantwortlich fühlen	(zu) freundlich-dominant (nah-offen)
andere dominieren anderen nicht vertrauen können und kontrollieren stets die Führungsrolle übernehmen von sich zu sehr überzeugt sein bei Kritik schnell gekränkt sein andere verändern wollen Schwierigkeiten, Beziehungen aufzubauen Schwierigkeiten, über Gefühle zu reden Schwierigkeiten, mit Nähe umzugehen	(zu) dominant (offen)

(2) Erarbeitung eines individuellen Störungsmodells

Für die Beschreibung des individuellen Störungsmodells nutzen wir im Folgenden die Terminologie des Cognitive Behavioral Analysis System of Psychotherapy (CBASP), ein störungsspezifisches Psychotherapiekonzept für chronische Depressionen, das von James P. McCullough (2000) entwickelt wurde. Wie in Kapitel 1 bereits beschrieben wurde, werden frühe negative (traumatisierende) Beziehungserfahrungen mit sog. prägenden Bezugspersonen für das Störungsmodell zu zwischenmenschlichen Problemen herangezogen. So kann rigides verschlossenes oder feindseliges Verhalten mit hoher Wahrscheinlichkeit als Reaktion auf das Verhalten wichtiger Bezugspersonen, z. B. der Eltern oder der Peergroup, erklärt werden. Hat jemand beispielsweise früh die Erfahrung gemacht, für das Äußern von Schwäche ausgelacht zu werden, dann wird er daraus gelernt haben, Schwächen vor anderen zu verbergen. Heutige Interaktionspartner zeigen jedoch auf dieses verschlossene oder distanzierte Verhalten entsprechend der komplementären Reaktionstendenzen des Kiesler-Kreises dominante oder ebenfalls distanzierte Reaktionen, sodass sich der Patient in seinen Prägungen (z. B. »Andere werden mir nicht helfen. Ich muss alles alleine schaffen«) bestätigt sieht. Nach McCullough (2000) bleibt er auf diese Weise im Teufelskreis zwischenmenschlicher Ineffektivität gefangen. Nahezu alle Formen interpersoneller Fertigkeitendefizite lassen sich vier Bereichen zuordnen: Es handelt sich dabei um Nähe und Intimität, Fehler und Versagen, Ausdruck von negativem Affekt sowie Wahrnehmung und Äußern von emotionalen Bedürfnissen. Für eine ausführlichere Darstellung der Strategien *Prägungen* und *Übertragungshypothesen* verweisen wir auf Brakemeier & Normann (2012).

Prägungen. Frühere Lernerfahrungen mit wichtigen Bezugspersonen, die das heutige Denken, Fühlen und Verhalten beeinflussen und erklären, bezeichnen wir als Prägungen. Es sind Denkschemata, die verhaltenssteuernd sind, auch wenn das Verhalten heute nicht (mehr) zum erwünschten Ausgang führt. Aufgrund der zeitlichen Begrenzung der Vorgespräche sollte bei der Erhebung der Prägungen der Fokus auf nur zwei prägende Bezugspersonen gelegt werden (statt wie in CBASP auf bis zu sechs), die schwierige bzw. negative Prägungen hinterlassen haben. Es sollte sich dabei um diejenigen Prägungen handeln, die Bezug zu den unter (1) erarbeiteten interpersonellen Defiziten besitzen und die in der Gruppe durch korrigierende Beziehungserfahrungen überwunden bzw. überlernt werden sollen. Prägungen lassen sich am besten mit der Frage »Wie war es für Sie, mit X (z. B. Ihrer Mutter) aufzuwachsen?« explorieren, da hier der Fokus bereits auf das Erleben der Beziehung aus Sicht des Patienten gelenkt wird und sich der Patient nicht in Erzählungen über seine Mutter verliert, wie beispielsweise bei der Frage »Wie war Ihre Mutter?«. In Anlehnung an die zwischenmenschlichen Probleme, können sich Prägungen in vier Bereichen finden:

(1) Nähe / Intimität
(2) Fehler / Versagen
(3) Negativer Affekt
(4) Emotionale Bedürfnisse

Prägende Bezugspersonen, die den Patienten verletzt haben (sei es körperlich, sexuell oder emotional), nicht konstant für den Patienten verfügbar waren oder von denen eine plötzliche Trennung, z. B. durch Tod, erfolgte, hinterlassen in der Regel Schwierigkeiten im Umgang mit *Nähe und Intimität*, beispielsweise in Form von Rückzug oder Flucht, sobald Beziehungen enger werden. Meist steckt hinter diesem Verhalten ein Selbstschutz, da die schmerzliche Erfahrung der Grenzüberschreitungen oder des Verlassenwerdens um jeden Preis abgewendet werden soll. Zu Leidensdruck kommt es jedoch, weil der Wunsch nach einer engen sozialen Bindung fortbesteht.

Prägungen im Bereich *Fehler und Versagen* sind häufig durch prägende Bezugspersonen entstanden, die Fehlverhalten sanktioniert haben, entweder emotional (Missachtung, lächerlich machen) oder körperlich (Bestrafung). Heutige interpersonelle Schwierigkeiten bestehen dann beispielsweise in perfektionistischem Verhalten und der Angst, Fehler zu begehen, da auch von heutigen Interaktionspartnern Sanktionen antizipiert werden. Zwanghafte Vor- und Nachbereitung von Arbeitsinhalten, Zurückhaltung bei der Übernahme von neuen Aufgaben bis hin zu Vermeidungsverhalten aus der Angst heraus, sich vor anderen Personen zu blamieren, können Ausdruck dieser prägenden Beziehungserfahrungen sein.

Bei Prägungen im Bereich *Negativer Affekt* handelt es sich um Beziehungserfahrungen, die zu einer Unterdrückung negativer Gefühlsäußerungen bis hin zur fehlenden Wahrnehmung von Gefühlen führen, beispielsweise weil das Zeigen und Äußern von Trauer oder Wut von den prägenden Bezugspersonen ignoriert, bestraft oder lächerlich gemacht wurde. Solche Prägungen führen in der Regel zu verschlossenem und/oder auch überangepasstem Verhalten im Sinne eines freundlich-unterwürfigen Verhaltens auf dem Kiesler-Kreis.

Ähnlich verhält es sich mit den Prägungen aus dem Bereich *Emotionale Bedürfnisse*. Hier werden Beziehungserfahrungen geschildert, in denen die prägenden Bezugspersonen die Wünsche und Bedürfnisse ignoriert, abgelehnt oder sanktioniert haben. Auf dieser Basis kann sich die Lernerfahrung (Prägung) manifestiert haben, der mit der

Äußerung von Bedürfnissen verbundenen Verletzung entweder durch Zurückhaltung derselben oder aber dem vehementen Einfordern von Bedürfnissen (z. B. »Nur wenn ich lautstark auf mich aufmerksam mache, werde ich wahrgenommen«) zu begegnen. So lassen sich im Hier und Jetzt Beispiele für unterwürfige genauso wie feindselig-dominante Profile auf dem Kiesler-Kreis finden.

Da es sich um die Vorbereitung für eine Gruppentherapie handelt, sollten in den Vorgesprächen explizit auch negative Erfahrungen mit Gruppen thematisiert werden, z. B. während der Schulzeit oder mit Studien- oder Arbeitskollegen. So können Prägungen für Stellvertreter einer Gruppe (z. B. Bruder stellvertretend für die Geschwister, der »Anführer« X stellvertretend für die Gruppe der Mitschüler) bzw. für eine Gruppe als Ganzes (z. B. Geschwister, Mitschüler) formuliert werden und auch die interpersonellen Konsequenzen – also die Erwartungen bzw. Befürchtungen – festgehalten werden (eingeleitet durch »weshalb«, »daher« ...). Beispiele für derartige Prägungen mit interpersonellen Konsequenzen von verschiedenen Patienten sind in Tabelle 3.4 aufgelistet. Wichtig bei der Formulierung ist, dass diese im Präsenz (Auswirkung auf das heutige Erleben) und in Ich-Form (Steigerung der Involviertheit) formuliert werden und die prägende Bezugsperson selbst darin nicht mehr auftaucht (wegen der Generalisierung).

Tabelle 3.4 Beispiele für Prägungen

Prägende Bezugsperson	Prägungen
meine Mutter	Ich darf keine Gefühle zeigen, sonst werde ich ausgelacht. *Daher* trage ich immer eine Maske.
meine Eltern	Ich bin dafür verantwortlich, dass es anderen gut geht. *Deshalb* halte ich negative Gefühle immer zurück und vermeide Konflikte.
meine drei älteren Brüder	Ich muss mich wehren, um nicht unterzugehen. *Daher* trete ich in Gruppen direkt kämpferisch auf.
meine beste Freundin aus der Schulzeit	In Beziehungen wird man nur ausgenutzt und hintergangen. *Deshalb* vermeide ich Kontakte.
meine Oma	Wenn ich etwas Falsches sage, werde ich bestraft und bloßgestellt. *Deshalb* sage ich lieber nichts.
die Pfadfinder	Wenn ich einer Gruppe vertraue, werde ich ausspioniert und gedemütigt. *Daher* halte ich meine persönlichen Gedanken und Gefühle vor anderen verborgen.

Die Formulierung von Prägungen hilft sowohl dem Patienten als auch dem Therapeuten zu verstehen, warum sich zwischenmenschliche Probleme entwickelt haben. Zusätzlich betont die entwicklungs- und lerntheoretische Perspektive die einstige Funktionalität heutiger zwischenmenschlicher Defizite, z. B. Gefühle verbergen, um nicht verletzt zu werden. Auf diese Weise lassen sich auch schwerwiegende interpersonelle Defizite, z. B. feindselig-dominantes Verhalten, empathisch validieren (z. B. »Auf Basis der emotionalen und körperlichen Verletzungen, die Ihnen durch Ihre Eltern in der Kindheit zugefügt wurden, ist es nachvollziehbar, dass Sie sich (heute) so aggressiv verteidigen, um sich vor Angriffen von anderen zu schützen«). Tabelle 3.5 enthält Fragen, die zur Erarbeitung der Prägungen hilfreich sind. Aus Zeitgründen weisen wir noch einmal darauf hin, dass mit den Patienten keine allumfassenden Prägungen wie in der CBASP-Therapie erarbeitet werden müssen. Der Fokus liegt auf den Verhaltensweisen, die im Kontakt mit der Gruppe und den Therapeuten erprobt und revidiert werden sollen. Daher wird vorgeschlagen, ausgehend von der Definition von Fertigkeitsdefiziten [Punkt (1)] auf die Erarbeitung/Formulierung von Prägungen überzuleiten (»Lassen Sie uns zusammen schauen, woher Ihr Problem, Nein zu sagen, kommt? Hierzu wollen wir nun sogenannte Prägungen erarbeiten. Das sind Erfahrungen, die wir mit wichtigen Bezugspersonen in der Kindheit, der Jugend oder auch im Erwachsenenalter gemacht haben, und die noch heute fortbestehen. Wir wollen uns möglichst auf solche Erfahrungen konzentrieren, die mit Ihrem Problem zusammenhängen. Daher wird es vorkommen, dass ich nicht bei allen prägungsrelevanten Details oder Informationen nachhaken werde, sondern Sie immer wieder darauf zurückholen werde, die vermutliche Entstehung Ihres Problems [z. B. mit dem Nein-Sagen] im Kontext Ihrer prägenden Bezugspersonen zu verstehen. In Ordnung?«).

Tabelle 3.5 Formulierungen zur Erarbeitung von Prägungen

Nähe/Intimität	Sie sagten, dass Sie (heute) Schwierigkeiten haben, Beziehungen einzugehen und Nähe zuzulassen. Wie war das früher bei ...? Haben Sie sich Ihrer Mutter emotional nahe gefühlt? Gab es körperliche Nähe, z. B. Umarmungen, zwischen Ihnen und Ihrer Mutter?
Fehler/Versagen	Sie sagten, dass Sie (heute) Schwierigkeiten mit anderen haben, weil Sie sehr perfektionistisch sind und andere nicht enttäuschen wollen. Wie war das früher bei ...? Wie wichtig waren Ihrer Mutter Ihre schulischen Leistungen? Wie hat Ihre Mutter reagiert, wenn Sie schlechte Noten mit nach Hause gebracht haben? Hat Ihre Mutter Sie gelobt, wenn Sie etwas gut gemacht haben?
Eigene Bedürfnisse	Sie sagten, dass Sie (heute) Schwierigkeiten damit haben, für sich zu sorgen und für Ihre Bedürfnisse einzustehen. Wie war das früher bei ...? Hat Ihre Mutter mitbekommen, wenn es Ihnen nicht gut ging? Hat sie Sie getröstet, wenn Sie Kummer hatten? Hat sie sich dafür interessiert, wie es Ihnen ging?
Negativer Affekt	Sie sagten, dass Sie (heute) Schwierigkeiten mit anderen haben, weil Sie nicht Nein sagen können und Konflikte nicht aushalten? Wie war das früher bei ...? Wie ist Ihre Mutter damit umgegangen, wenn Sie wütend/ängstlich/trotzig waren oder andere negative Gefühle gezeigt haben? Wie wichtig war Ihrer Mutter Harmonie? Wie ist man in Ihrer Familie mit Konflikten umgegangen?

> **!** Dem Patienten soll vermittelt werden, dass es in aktuellen Situationen, die Ähnlichkeit zu früheren Situationen aufweisen, zu einer Aktivierung von Prägungen kommt. Hierdurch werden Verhaltensweisen abgerufen, die früher meist funktional, teilweise sogar überlebensnotwendig waren, heute allerdings zu zwischenmenschlichen Problemen führen.

Die Rückmeldung dieser störungsaufrechterhaltenden Verhaltensweisen ist zentral, um dem Patienten zu vermitteln, dass er oftmals selbst für feindselige oder dominante Reaktionen seines Gegenübers verantwortlich ist. Hierzu nutzen wir in der Gruppe die komplementären Reaktionstendenzen des Kiesler-Kreises, die sog. Zugkräfte. Auch wenn diese Rückmeldung zunächst schmerzlich erscheint, so bietet sie doch die Gelegenheit, Einfluss auf die Außenwelt zu nehmen, nämlich über eine Veränderung des *eigenen Verhaltens*. Bereits in den Vorgesprächen sollte empathisch validiert werden, dass eine Verhaltensänderung in den meisten Fällen mit einem Angstgefühl verbunden ist. Hat jemand in der Kindheit beispielsweise die Erfahrung gemacht, dass das Äußern von Gefühlen mit Desinteresse bestraft wird (Prägung aus dem Bereich *Emotionale Bedürfnisse:* »Andere interessieren sich nicht dafür, wie es mir geht«), so wird es dieser Person heute schwerfallen, sich jemandem anzuvertrauen. Das Verschweigen von Gefühlen kann jedoch niemals zu einer Korrektur der Prägung führen. Es geht also darum, im Rahmen der Gruppentherapie Hypothesen zu testen, wie andere Menschen *heute* reagieren. Statistisch gesprochen testen wir die Hypothesen empirisch, um sie anschließend anzunehmen oder – was das therapeutische Ziel ist – sie zu verwerfen. Hierzu ist es notwendig, Verhalten zu definieren, das auch getestet werden kann, z. B. ich spreche offen an, wenn ich mich unwohl fühle oder Angst habe [siehe Punkt (3)].

Übertragungshypothesen. Als Vorbereitung auf mögliche Situationen, die auch im Rahmen der Gruppe zu einer Aktivierung von Prägungen führen, sollen mit dem Patienten zudem zwei sog. Übertragungshypothesen formuliert werden, eine für die Gruppe und eine für die Gruppentherapeuten. Gemeinsam mit dem Therapeuten soll dabei antizipiert werden, welche Erwartungen bzw. Befürchtungen der Patient auf Basis seiner Prägungen hinsichtlich des Verhaltens der anderen Teilnehmer und auch der Therapeuten hat. Oder anders formuliert, wie der Patient seine Prägungen auf Personen im Hier und Jetzt, also in der Gruppe, *überträgt*. Diese Übertragungshypothesen folgen einer speziellen Form, nämlich einer kausalen Wenn(ich)-dann(die anderen)-Verknüpfung, z. B. »*Wenn* ich in der Gruppe Gefühle zeige, *dann* werden die anderen Gruppenteilnehmer mich auslachen«. Da die Gruppe ein Ort interpersonellen Geschehens ist, wird die Übertragungshypothese gleichermaßen auf die Gruppe und die Therapeuten (als Teil der Gruppe) bezogen. Dabei unterscheiden sich die Übertragungshypothesen für die Gruppe und die Therapeuten in der Regel, so dass zwei Übertragungshypothesen formuliert werden, sie müssen es jedoch nicht. In der Einzeltherapie ist es häufig zusätzlich sinnvoll, bei der Übertragungshypothese auf das Geschlecht des Therapeuten im Hinblick auf schwierige Prägungen zu achten.

Auch in der ambulanten Gruppe kann es bedeutsam sein, wie die Gruppe bzgl. Männern und Frauen zusammengesetzt ist und ob sie von männlichen Therapeuten oder weiblichen Therapeutinnen oder einem gemischt-geschlechtlichen Team geleitet wird. Gibt es Hinweise, dass es geschlechtsspezifisch bedeutsame Prägungen gibt (z. B. »Ich kann Männern nicht trauen«, »Frauen wollen mich dominieren«, »Frauen sind schwach«), kann das bei der Erarbeitung der Übertragungshypothesen behutsam zum Thema gemacht werden.

(3) Ableitung von Therapiezielen für die Gruppe

Die Ableitung der Therapieziele gelingt relativ leicht, da sie bereits bei den Prägungen und Übertragungshypothesen indirekt formuliert wurden. Aus den hierbei enthaltenen Komponenten mit *deshalb* oder *daher* müssen die Ziele nur herausgearbeitet werden. Aus der Prägung »Ich habe Angst, etwas falsch zu machen. *Deshalb* sage ich nie meine Meinung« wird beispielsweise das Ziel »Ich traue mich, in der Gruppe meine Meinung zu sagen« definiert usw. Therapieziele sollten schriftlich fixiert werden, damit sie konsequent in der Gruppentherapie trainiert werden können. Dabei sollten bestenfalls ein bis zwei, maximal jedoch drei Ziele aufgestellt werden. Bei der Formulierung von Zielen sollten zudem die SMART-Kriterien berücksichtigt werden, das heißt, die Ziele sollten spezifisch formuliert und messbar sein, vom Patienten akzeptiert werden, realisierbar und terminiert, also im Rahmen der Gruppentherapie zu erreichen sein. Zu den Therapiezielen gehören in Anlehnung an Gambrill (1995) z. B.:

- auf Kritik reagieren
- Nein sagen
- Widerspruch äußern
- sich entschuldigen
- Schwächen eingestehen
- auf Kontaktangebote eingehen
- Gespräche initiieren, aufrechterhalten, beenden
- Gefühle offen zeigen und benennen
- Komplimente akzeptieren oder machen

Alle Ziele sollten individuell formuliert und auf den Patienten zugeschnitten sein. Die Messbarkeit wird dadurch gewährleistet, dass sich Patienten gegenseitig – zumindest im Rahmen geschlossener Gruppen – zu Beginn eigene Übertragungshypothesen und Therapieziele vorstellen (Sitzung 3) und in den Abschlusssitzungen (Sitzung 22 und 23) eine gemeinsame Reflektion der erreichten Ziele erfolgt. Zusätzlich können psychometrische Messinstrumente zu Beginn und am Ende der Gruppe eingesetzt werden, welche mit den Teilnehmern reflektiert werden und bei der Erstellung der therapeutischen Ziele hilfreich sein können (s. Abschn. 2.3 und Kap. 7).

Im letzten Modul 5 zu Empathie und korrigierenden Beziehungserfahrungen werden die basierend auf den Prägungen mit früheren Bezugspersonen erwarteten Verhaltensweisen (Übertragungshypothesen) mit den tatsächlichen zwischenmenschlichen Erfahrungen, die mit den Teilnehmern in der Gruppe und den Therapeuten gemacht wurden, verglichen. Im besten Fall kommt es hierbei zu einer Korrektur von

Beziehungserfahrungen, die wiederum mit einer Verbesserung der sozialen Fertigkeiten sowie der Verbesserung von klinischen Symptomen einhergeht (vgl. z. B. Constantino et al., 2012). Für den Vergleich von früheren, prägenden Bezugspersonen und den Reaktionen der Gruppenteilnehmer oder der Therapeuten, nutzen wir die sog. interpersonelle Diskriminationsübung (IDÜ) aus dem CBASP-Konzept (McCullough, 2002; Brakemeier & Normann, 2012). Die IDÜ wird in den Kapiteln 4 und 5 detailliert vorgestellt.

AB 0

Die Patienten sollten zum Abschluss der Vorgespräche die wichtigsten Prägungen und Übertragungshypothesen im entsprechenden Arbeitsblatt (AB 0 Meine Prägungen, ÜH und Ziele) festhalten. Am Ende der Vorgesprächstermine sollte der Patient gemeinsam mit den Therapeuten zudem überlegen, was er von dem Erarbeiteten auch der Gruppe mitteilen möchte. Die Therapeuten betonen dabei, dass es kein Muss ist, die Prägungen und Übertragungshypothesen einschließlich der Ziele in der Gruppe vorzustellen, es sich jedoch als sehr hilfreich erwiesen hat, wenn der Patient mit Offenheit in die Gruppe hineingeht. Schließlich bedeutet diese Übung für die meisten Patienten bereits eine Überprüfung ihrer Übertragungshypothesen. Bei Patienten mit schweren Traumatisierungen sollte mit dem Patienten vor der ersten Gruppenstunde (im Rahmen der Vorgespräche) gut vorbesprochen werden, ob und in welcher Ausführlichkeit die Prägungsgeschichte berichtet wird, um einer Destabilisierung oder Retraumatisierung vorzubeugen.

Ein weiterer Aspekt, der für die Rollenspiele und Gruppenübungen im Rahmen der Gruppe relevant sein kann, ist Körperkontakt. Insbesondere wenn Patienten im Rahmen der Prägungsgeschichte von körperlichen Übergriffen (Gewalt, sexuelle Nötigung bis zu Missbrauch) durch andere Personen berichten, sollten individuelle Grenzen des Patienten thematisiert und im Verlauf der Gruppe stets berücksichtigt werden (»Sind Berührungen für Sie aushaltbar oder stellen Sie ein Problem dar?«).

3.4 Prägungen, Übertragungshypothesen und Therapieziele der Beispielpatienten

Im Folgenden sind exemplarisch die Prägungen, Übertragungshypothesen und Therapieziele der drei Beispielpatienten, welche wir im Kapitel 1 eingeführt haben, aufgeführt. Bei Frau Instabil (Beispiel 3), die sich im Vorgespräch als wenig reflektiert hinsichtlich ihrer zwischenmenschlichen Probleme vorstellt, ist die Erarbeitung der Prägungen und Übertragungshypothesen weiter unten dialogisch dargestellt.

Beispiel 1: Herr Unruh (soziale Phobie und selbstunsicher-vermeidende Persönlichkeitsstörung)

Bezugsperson	**Prägungen**
Vater	Ich muss funktionieren. Daher versuche ich immer alles richtig zu machen.
Mitschüler	Andere nutzen mich aus und lachen über mich. Deswegen vertraue ich niemandem etwas über mich an.

	Übertragungshypothesen
Gruppe	Wenn ich in der Gruppe zu sehr auffalle, werde ich mich blamieren und ausgelacht werden. *Deswegen* sage ich nur etwas, wenn ich absolut sicher bin, richtig zu liegen.
Therapeuten	Wenn ich etwas nicht verstehe, werden die Therapeuten genervt reagieren. *Deswegen* werde ich nie sagen, dass ich etwas nicht verstehe, sondern stattdessen alle Sitzungen akribisch vor- und nachbereiten.

Therapieziele	▶ Ich sage etwas, auch wenn ich nicht ganz sicher bin, richtig zu sein. ▶ Ich sage und vertrete meine Meinung. ▶ Ich hole mir Rückmeldung darüber, wie ich auf andere wirke.

Beispiel 2: Frau Panzer (chronische Depression)

Bezugsperson	**Prägungen**
Mutter	Ich vertraue nicht auf Beziehungen mit anderen Menschen, weil ich am Ende doch verlassen werde. Deshalb traue ich mich gar nicht erst, einen Kontakt einzugehen.
Beste Freundin	Ich muss die Erwartungen von anderen erfüllen, sonst werde ich weggeworfen. Daher versuche ich stets, den Erwartungen der anderen genau zu entsprechen.

	Übertragungshypothesen
Gruppe	Wenn ich in der Gruppe etwas Falsches sage, werden die anderen mich für eine totale Versagerin halten und mich ausschließen. *Deswegen* stelle ich meine Bedürfnisse in den Hintergrund und versuche stets den Erwartungen der anderen zu entsprechen.
Therapeuten	Wenn ich in der Gruppe Gefühle zeige, dann werden die Therapeuten es ignorieren und an ihrem Plan festhalten. *Deswegen* halte ich meine Gefühle zurück.

Therapieziele	▶ Ich nehme meine Bedürfnisse wahr und spreche sie offen an. ▶ Ich lerne Nein zu sagen.

Beispiel 3: Frau Instabil (Borderline-Persönlichkeitsstörung)
Frau Instabil hat noch kein konkretes Bewusstsein über ihre interpersonellen Probleme. Aufgrund ihrer Lerngeschichte ist sie äußerst misstrauisch anderen Menschen gegenüber und attribuiert ihre Unzufriedenheit in zwischenmenschlichen Beziehungen auf die vermeintlichen Fehler ihrer sozialen Umwelt. In dem folgenden Ausschnitt aus dem ersten Vorgespräch geht es darum, die Sichtweise von Frau Instabil behutsam auf ihr eigenes Verhalten zu lenken und die herausgearbeiteten Defizite auf Basis der Prägungsgeschichte empathisch zu validieren.

Therapeut:	Sie haben sich für das Kiesler-Kreis-Training in der Gruppe angemeldet. Wie kamen Sie auf die Idee?
Frau Instabil:	Meine Einzeltherapeutin meinte, das sei gut für mich.
Therapeut:	Ich freue mich, dass Sie an der Gruppe teilnehmen wollen. In der Gruppe geht es um die Überwindung zwischenmenschlicher Probleme. Ähnliche Konzepte sind auch unter dem Begriff soziales Kompetenztraining bekannt, vielleicht haben Sie davon schon einmal gehört. Warum könnte die Teilnahme an einer solchen Gruppentherapie hilfreich für Sie sein?
Frau Instabil:	Hm ... naja, zwischenmenschliche Probleme. Ich habe gehört, dass es in der Gruppe darum geht, feste Beziehungen zu anderen aufzubauen. Das würde ich gern können.
Therapeut:	Woran glauben Sie liegt es, dass Ihnen das nicht gelingt?
Frau Instabil:	Das wüsste ich auch gern. Ich weiß nicht, warum andere immer Reißaus vor mir nehmen. Ich komme eigentlich ganz schnell mit Leuten ins Gespräch. Aber schon nach kurzer Zeit kommt es dann zu Streit oder die anderen reden nicht mehr mit mir.
Therapeut:	Wenn ich Sie richtig verstehe, sagen Sie also, dass Sie keine Schwierigkeiten haben, auf Menschen zuzugehen. Vielen Menschen fällt ja genau das schwer, weil sie Angst haben, Fehler zu machen, z. B. etwas Dummes zu sagen. Aber bei Ihnen ist es das nicht ...
Frau Instabil:	Nein, mit Leuten ins Gespräch zu kommen, gelingt mir leicht. Aber dann ist so eine Freundschaft meist wieder schnell vorbei. Ich glaube, ich suche mir auch immer die falschen Leute aus.
Therapeut:	Wie meinen Sie das, die falschen Leute aussuchen?
Frau Instabil:	Weil ich immer verletzt werde.
Therapeut:	Wie muss ich mir das vorstellen? Haben Sie mal ein Beispiel für mich?
Frau Instabil:	Mein Freund zum Beispiel. Wir sind seit über sechs Monaten zusammen, aber in der Zeit habe ich mich schon sechs Mal von ihm getrennt. Neulich habe ich mitbekommen, wie er mit irgend so einer Tussi geflirtet hat, die seine Nummer haben wollte.

Therapeut: Und was ist dann passiert?

Frau Instabil: Na, ich habe ihn natürlich verlassen. Das lasse ich doch nicht mit mir machen!

Therapeut: Sie haben also Ihren Freund verlassen, weil eine andere Frau ihn nach seiner Telefonnummer gefragt hat. Wissen Sie denn, ob er dieser Frau seine Telefonnummer gegeben hat?

Frau Instabil: Ich bin mir ziemlich sicher. Aber das konnte ich nicht mit ansehen. Ich bin von der Party abgehauen und habe dann eine Woche alle seine Anrufe geblockt.

Therapeut: Sie haben den Kontakt zu ihm über eine Woche gänzlich abgebrochen.

Frau Instabil: Ja.

Therapeut: Puh, das ist eine ganz schön radikale Entscheidung. Bei dem Wenigen, was ich bisher von Ihnen kenne, müssen Sie ganz schön verletzt gewesen sein, wenn Sie so heftig reagieren.

Frau Instabil: Ja, ich war extrem verletzt. Schließlich waren wir schon fast ein halbes Jahr zusammen und endlich hat es sich auch mal gut angefühlt mit einem Mann. Aber in dem Moment auf der Party konnte ich einfach nicht anders.

Therapeut: Das klingt so, als hätten Sie keine gute Meinung von Männern, oder vielleicht von Menschen im Allgemeinen?

Frau Instabil: Wie könnte ich das? Ich kenne keine festen Beziehungen oder Freundschaften. In meiner Kindheit wurde ich nur rumgeschubst. Auch mein Vater wollte mich nicht haben. Das ist jetzt immer noch so.

Therapeut: Das heißt also, dass sich Ihre Erwartung bezogen auf Ihren Freund bestätigt hat. Nämlich, dass er sie auch verlassen oder rumschubsen wird, so wie Sie es in Ihrer Kindheit erfahren haben. Sehe ich das richtig?

Frau Instabil: Ja, das könnte man so sagen.

Therapeut: Und bevor er Sie verlässt, verlassen Sie lieber ihn. Das fühlt sich vermutlich bei all der Verletzung nach ein bisschen Kontrolle an, nicht wahr?

Frau Instabil: Ja. Ich habe mir schon als Jugendliche geschworen, dass ich mich verteidigen werde mit allem was mir zur Verfügung steht.

Therapeut: Diese Haltung erklärt ziemlich gut, dass Sie schon mehrfach die Beziehung zu Ihrem Freund beendet haben. Das heißt, Kontaktabbruch ist ein Verhalten, das Sie nutzen, um sich zu verteidigen oder sagen wir besser, sich zu schützen, nicht wahr? Fallen Ihnen weitere Beispiele dafür ein?

Frau Instabil: Oh ja, unzählige. Aber wie gesagt, das passiert ja auch immer dann, wenn ich verletzt wurde.

Therapeut: Gibt es außer Kontaktabbruch noch ein anderes Verhalten, das Sie nutzen, um sich zu schützen?

Frau Instabil: Ja, ich kann auch austeilen, verbal meine ich. Also, ich würde sagen entweder Kontaktabbruch oder Angriff, das sind quasi meine Schutzschilder – so in etwa haben wir es in der Einzeltherapie auch mal benannt.

Therapeut: Das sind sehr wichtige Erkenntnisse für die Gruppe. Sie haben zwei typische zwischenmenschliche Verhaltensweisen, nämlich Kontaktabbruch und Verteidigung, und deren Entstehung erklärt sich aus den Beziehungserfahrungen, die Sie in Ihrer Familie gemacht haben. Wir nennen diese Erfahrungen »Prägungen«, weil sie uns in der Hinsicht prägen, was wir über uns selbst denken oder was wir von anderen erwarten. Sie sprachen vorhin kurz von Ihrem Vater. Inwiefern hat Ihr Vater Sie geprägt?

Frau Instabil: »Geprägt« klingt so positiv. Aber ehrlich gesagt, hat sich mein Vater null für mich interessiert. Der hat entweder Alkohol getrunken oder ist einfach abgehauen, wenn es ihm zu viel wurde. Er hat mich oft einfach im Stich gelassen.

Therapeut: Prägungen können positiv oder negativ sein. In Ihrem Fall klingt es eindeutig nach einer negativen Beziehungserfahrung. Wenn ich Ihre Worte nutzen darf, also so wie »Niemand interessiert sich für mich« oder »Am Ende lassen mich eh alle im Stich«. Ist es sowas?

Frau Instabil: Ja, niemand hat sich jemals dafür interessiert, wie es mir geht.

Therapeut: Und übertragen auf Ihren Freund bei der Party hieße das, dass es ihm vermutlich auch ziemlich egal wäre, wenn Sie verletzt wären, wenn er der Frau seine Telefonnummer gegeben hätte. Das bedeutet, die Prägung durch Ihren Vater ist irgendwie auch heute noch aktuell …

Frau Instabil: Ja genau. Männer interessieren sich nicht wirklich für mich.

Therapeut: Und deswegen haben Sie in Beziehungen ständig Angst, verlassen zu werden. Zum Beispiel für diese Frau auf der Party, oder?

Frau Instabil: Ja, in solchen Situationen bin ich unheimlich eifersüchtig.

Therapeut: Lassen Sie uns diese Prägung schriftlich festhalten. Sie könnte z. B. lauten: »Männer interessieren sich nicht wirklich für mich. Deswegen habe ich in Beziehungen ständig Angst, verlassen zu werden und reagiere schnell eifersüchtig«. *[Prägung 1]* Passt das?

Frau Instabil: Ja, das klingt nach mir.

Therapeut: Gut. Dann schreibe ich das so auf *[schreibt]*. Sie hatten vorhin auch gesagt, um sich zu verteidigen, reagieren Sie entweder mit Kontaktabbruch oder Angriff. Können Sie auch dafür eine Prägung formulieren?

Frau Instabil: Naja, so was wie: »Ich fühle mich oft in die Ecke gedrängt, daher verteidige ich mich mit allem, was mir zur Verfügung steht«. *[Prägung 2]*

Therapeut: Sehr gut *[schreibt die Prägung auf]*. Das passt genau zu dem, was Sie mir vorher erzählt haben über Ihre Beziehungserfahrungen und Ihr daraus resultierendes heutiges Verhalten. Damit haben wir zwei sehr wichtige Prägungen identifiziert. Inwiefern lassen sich die Prägungen wohl auf die Gruppenteilnehmer und auch die Therapeuten, also mich, übertragen?

Frau Instabil: Was meinen Sie denn damit?

Therapeut: Ja, das ist auch nicht einfach, da haben Sie Recht. Statt Übertragung können wir auch von Befürchtung sprechen, das ist hoffentlich besser verständlich. Also, was befürchten Sie, könnte auf Basis dieser Prägungen auch in der Gruppe passieren?

Frau Instabil: Na, dass ich auch dort verletzt werde. Die anderen könnten mich ausgrenzen.

Therapeut:	Wann könnte das passieren? Was müssten Sie wohl dafür tun?
Frau Instabil:	Zum Beispiel anderer Meinung sein als die. Das habe ich schon oft erlebt.
Therapeut:	Lassen Sie uns auch diese Erwartung formulieren. Wir nennen diese Befürchtungen Übertragungshypothesen, weil sie quasi Ihre früheren Erfahrungen auf heutige Personen übertragen. Das ist übrigens sehr menschlich – so funktionieren wir alle. Sie sagen also: »Wenn ich in der Gruppe eine andere Meinung habe, dann werden die anderen gegen mich sein. Deswegen schütze ich mich, indem ich entweder zurückschlage oder den Kontakt abbreche«. *[Übertragungshypothese 1]* Könnte man das so formulieren?
Frau Instabil:	Ja das stimmt.
Therapeut:	Super, dann halte ich auch diese Übertragungshypothese hier auf dem Arbeitsblatt fest. Wie ist es mit Ihren Befürchtungen uns Therapeuten gegenüber? Was glauben Sie, wiederum auf Basis Ihrer Lerngeschichte, Ihren Prägungen, wie wir auf Sie reagieren werden?
Frau Instabil:	Naja, dass Sie eh auf der Seite der anderen sind. Vielleicht auch, dass es Sie nicht interessiert, wie es mir geht. Oder dass die anderen wichtiger sind.
Therapeut:	Ja, diese Erwartung passt zu Ihrer Prägung, dass sich niemand für Sie interessiert. Und tun Sie, bewusst oder unbewusst, etwas, um zu verhindern, dass Sie vergessen werden?
Frau Instabil:	Wie meinen Sie das?
Therapeut:	Naja, wenn ich Angst hätte, vergessen zu werden, dann würde ich versuchen, auf mich aufmerksam zu machen. Das mag erstmal seltsam klingen, aber auf Basis Ihrer Prägungsgeschichte wird es verständlich. Sie scheinen sehr viel Rückversicherung von anderen zu benötigen, um sich überhaupt auf eine Beziehung einlassen zu können: auf der Party von Ihrem Freund, aber vermutlich auch von anderen Menschen, vielleicht auch von uns Therapeuten. Könnte das sein?
Frau Instabil:	Hm. Irgendwie schon. Ich habe Angst, vergessen zu werden, erst recht, wenn ich mich schon mal auf jemanden eingelassen habe.
Therapeut:	Darf ich Ihnen einen Vorschlag machen, wie wir das formulieren könnten? »Wenn ich mich auf die Therapie einlasse und mich zeige wie ich bin, dann werden sich die Therapeuten von mir distanzieren und mich fallen lassen. Deswegen versuche ich, möglichst viel Aufmerksamkeit durch die Therapeuten zu bekommen«. *[Übertragungshypothese 2]* Was meinen Sie?
Frau Instabil:	Ja, ich verstehe was damit gemeint ist.
Therapeut:	Danke, dass Sie so offen mit mir über Ihre Befürchtungen sprechen. Ich würde Ihnen vorschlagen, die Gruppe für eine Überprüfung dieser beiden Übertragungshypothesen zu nutzen. Also zu testen, wie die anderen Teilnehmer reagieren, wenn Sie eine andere Meinung haben, oder sich auf die Gruppe einzulassen und zu sehen ob ich mich tatsächlich von Ihnen distanziere.
Frau Instabil:	Um mich dann verletzen zu lassen?
Therapeut:	Naja. Das ist in der Tat das Risiko, das Sie dabei eingehen. Auf der anderen Seite können Sie nicht wissen, ob die anderen Sie tatsächlich ausgrenzen oder ob ich Sie tatsächlich ignoriere, wenn Sie vorher aus dem Kontakt gehen oder gar nicht erst zur Gruppe kommen, oder?

Frau Instabil: Hm ... ja stimmt.

Therapeut: Versuchen Sie, die Gruppe als Übungsplatz zu nehmen. Wenn Sie schlechte Erfahrungen machen, ist nach 23 Sitzungen alles vorbei und Sie machen so weiter wie bisher. Was meinen Sie?

Frau Instabil: Das klingt eigentlich ganz überzeugend. Irgendwie gehe ich immer davon aus, dass alle so reagieren wie meine Eltern. Aber wissen kann ich das eigentlich nicht.

Therapeut: Genau. Wie könnten Sie das testen? Was könnten wir als Ihre persönlichen Therapieziele für die Gruppe definieren? Schauen wir uns Ihre Prägungen und Übertragungshypothesen noch einmal an. Da stecken die Ziele quasi bereits drin.

Frau Instabil: Meine Meinung sagen, aber die Gruppe nicht verlassen, um zu sehen, was passiert?

Therapeut: Ja, sehr gut. Das halte ich direkt hier schriftlich fest. Fällt Ihnen noch etwas ein?

Frau Instabil: Ich müsste kommen, auch wenn es mir nicht gut geht und sagen, was mit mir los ist.

Therapeut: Genau das hatte ich auch im Sinn. Lassen Sie uns diese Ziele aufschreiben, damit Sie sie nicht vergessen. In der letzten Gruppensitzung resümieren wir dann gemeinsam, welche möglicherweise neuen Beziehungserfahrungen Sie im Verlauf der Gruppe unter Berücksichtigung dieser Ziele machen konnten.

Bezugsperson	**Prägungen**
Vater	▶ Männer interessieren sich nicht wirklich für mich. Deswegen habe ich in Beziehungen ständig Angst, verlassen zu werden und reagiere schnell eifersüchtig. ▶ Ich fühle mich oft in die Ecke gedrängt, daher verteidige ich mich mit allem, was mir zur Verfügung steht.

	Übertragungshypothesen
Gruppe	Wenn ich in der Gruppe eine andere Meinung habe, dann werden die anderen gegen mich sein. *Deswegen* schütze ich mich indem ich entweder zurückschlage oder den Kontakt abbreche.
Therapeuten	Wenn ich mich auf die Therapie einlasse und mich zeige wie ich bin, dann werden sich die Therapeuten von mir distanzieren und mich fallen lassen. *Deswegen* versuche ich möglichst viel Aufmerksamkeit durch die Therapeuten zu bekommen.

Therapieziele	▶ Ich sage offen meine Meinung und warte ab, wie die anderen reagieren. ▶ Ich sage, wenn es mir nicht gut geht. ▶ Ich halte die Gruppe bis zum Ende durch und breche nicht ab.

3.5 Allgemeine Ziele

Allgemein formuliert ist die Überwindung zwischenmenschlicher Probleme das übergeordnete Ziel des Kiesler-Kreis-Trainings. Hierzu ist einerseits eine Reflektion des eigenen Verhaltens (Wie wirke ich auf andere?) notwendig, andererseits außerdem ein Bewusstsein darüber, was andere Menschen bei mir selbst auslösen. Zur Verdeutlichung beider Prozesse nutzen wir das Kiesler-Kreis-Modell, das eine permanente wechselseitige Beeinflussung zwischen zwei Personen postuliert (vgl. Kap. 2). Neue Verhaltensweisen sollen auf Basis dieses Modells ausprobiert und in Übereinstimmung mit den eigenen Wünschen und Bedürfnissen gebracht werden. Dabei soll eine interpersonelle Flexibilität erzielt werden, die es unter Berücksichtigung der jeweiligen Erfordernisse der Situation ermöglicht, alle acht Kiesler-Kreis-Positionen einnehmen zu können (s. Abb. 3.1). Es ist also keineswegs ausschließlich die freundlich-dominante Kiesler-Kreis-Position einzuüben. Dies sollte auch den Teilnehmern so vermittelt werden.

Auf einer übergeordneten Ebene dient der Erlebensraum der Gruppe an sich außerdem zur Überprüfung der Übertragungshypothesen, um korrigierende Beziehungserfahrungen mit den anderen Teilnehmern und den Therapeuten zu machen. Diese neuen Lernerfahrungen werden als Voraussetzung für die Verbesserung der zwischenmenschlichen Probleme betrachtet. Hierzu ist das Einholen von Rückmeldungen der Gruppenteilnehmer untereinander eine wichtige Bedingung. Es ist jedoch wahrscheinlich, dass diese Rückmeldungen unglücklich formuliert zu Verletzungen oder Streitigkeiten führen, gerade weil im KKT Menschen mit unterschiedlichen zwischenmenschlichen Problemen aufeinandertreffen. Zur Zielerreichung ist die Einhaltung der Feedbackregeln daher eine zentrale Komponente, die von den Therapeuten sicher beherrscht werden sollte. Zudem möchten wir Therapeuten ermuntern, sich – wenn notwendig – auf disziplinierte Art mit eigenen Gefühlen und Gedanken einzubringen. Zum Thema therapeutische Selbstöffnung sei auf das Kapitel 6: Umgang mit schwierigen Therapiesituationen verwiesen.

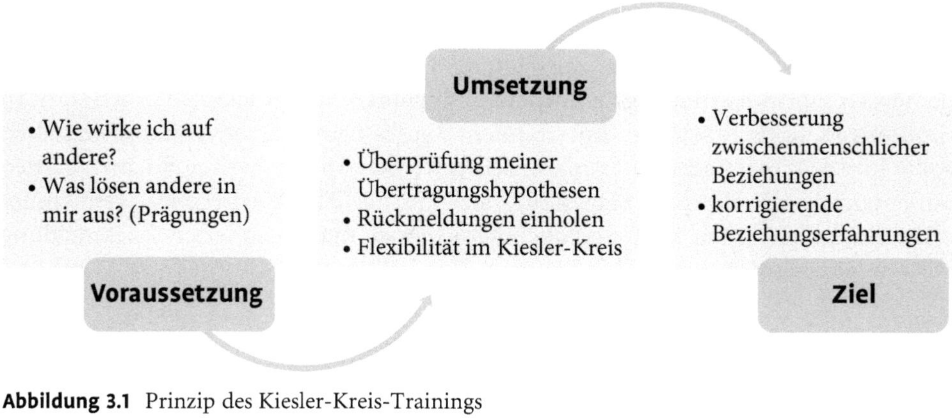

Abbildung 3.1 Prinzip des Kiesler-Kreis-Trainings

3.6 Gruppenregeln

Zur Vorbeugung von schwierigen Situationen zwischen den Teilnehmern, bietet es sich generell an, Gruppenregeln entweder in geschlossenen Gruppen gemeinsam zu erarbeiten oder aber, insbesondere bei offenen Gruppen, im Therapieraum zu visualisieren sowie zusätzlich als Arbeitsblatt zur Verfügung zu stellen und immer wieder darauf zu verweisen. Hierzu zählen meist:

- Schweigepflicht: Alles in der Gruppe wird vertraulich behandelt.
- Respekt: Niemand wird verletzt.
- Meinungsfreiheit: Jeder Teilnehmer darf seine eigene Meinung haben und äußern.
- Time Out: Jeder Teilnehmer darf innerhalb einer Sitzung, wenn nötig, eine »Auszeit« nehmen, sollte aber möglichst wieder in die Gruppe zurückkehren.
- Feedback: Wir geben uns respektvoll Rückmeldung, wobei wir unsere Feedbackregeln beachten (werden gesondert erarbeitet).

Für die Therapeuten gilt die Regel, niemanden zu Übungen zu zwingen, sondern die Patienten zu den Übungen freundlich und ergebnisoffen einzuladen und dabei stets zu kommunizieren, dass die vorgeschlagenen Sitzungsinhalte Angebote für die Patienten darstellen, die auch abgelehnt werden dürfen. Diese Regel lässt sich leicht anhand des Kiesler-Kreises verdeutlichen. Therapeuten, die zu fordernd auftreten, laufen schnell Gefahr in die »Dominanzfalle« zu geraten. Ihr dominantes Verhalten ruft dann verschlossenes Verhalten hervor, sodass erst gar keine Gruppendynamik entstehen kann.

Auch unter den Teilnehmern können aggressive, distanzierte und verschlossene Verhaltensweisen eine enorme Störvariable für die Gruppenatmosphäre darstellen. Spontan geäußerte Rückmeldungen können mitunter bewertende Aussagen enthalten, die das Gegenüber verletzen oder zu einer Wiederholung prägender Beziehungserfahrungen bis hin zu einer Retraumatisierung führen können. Andererseits ist gerade Feedback, z. B. nach Rollenspielen, in Gruppen mit interpersonellen Problemen von besonderer Bedeutung, da die Teilnehmer auf diese Weise gezielt an ihrem Verhalten arbeiten können. Von den Therapeuten erfordern solche Momente daher höchste Präsenz. Es gilt, die Gruppe zusammenzuhalten, sie an die gemeinsam formulierten Regeln und Ziele zu erinnern und Rückmeldungen stark zu moderieren, notfalls sogar zu unterbinden. Aggressives und verletzendes Verhalten sollte in jedem Fall und sofort unterbrochen werden. In der zweiten Sitzung werden außerdem Feedbackregeln eingeführt, auf die die Therapeuten die Teilnehmer während des gesamten KKT und auch bei jeder spontan geäußerten Rückmeldung verweisen sollten.

! Voraussetzung für ein Feedback, egal ob von den Therapeuten oder von den anderen Gruppenteilnehmern, ist stets das Einverständnis des Betreffenden.

Bei Zustimmung des Feedback*empfängers* leiten die Therapeuten behutsam die Feedbackrunde und unterstützen den Feedback*sender* beim Formulieren der Rückmeldung. Sehr wichtig erscheint dabei, dass der Feedbackempfänger durch den Therapeuten unterstützt wird, das Feedback auch annehmen zu können. Dies kann schwierig sein, beispielsweise wenn der betreffende Teilnehmer auf Basis seiner Prägungen und Übertragungshypothesen eine Verletzung befürchtet und eine Verteidigungshaltung einnimmt. Wenn es der Patient mit Unterstützung der Therapeuten jedoch schafft, auch eine kritische Rückmeldung anzunehmen und dies aus Sicht der Therapeuten für ihn eine wichtige Beziehungserfahrung darstellt, kann es günstig sein, diese neue Beziehungserfahrung zu markieren (»Wie war es für Sie, diese Rückmeldung zu bekommen? Hatten Sie damit gerechnet? Ist diese Art der Rückmeldung eine neue Erfahrung? Was bedeutet das für Sie?«). Es handelt sich dabei bereits um eine Vorstufe der sogenannten interpersonellen Diskriminationsübung (IDÜ), die in den Kapiteln 4 und 5 thematisiert wird. Neue Erfahrungen mit der Gruppe oder den Therapeuten werden hierbei mit dem Verhalten prägender Bezugspersonen verglichen, um neue korrigierende Beziehungserfahrungen zu festigen.

Feedback birgt zusammenfassend also einerseits die Gefahr, dass Patienten verletzt (schlimmstenfalls retraumatisiert) werden, auf der anderen Seite beinhaltet Feedback die Chance, neue Beziehungserfahrungen zu machen, um die alten Prägungen und Übertragungshypothesen zu korrigieren. Beides bedarf daher der klinischen Expertise und sicheren Begleitung durch die Therapeuten. Zum Vorbeugen von bzw. Umgang mit Verletzungen resultierend aus ungünstigem Feedback der Mitpatienten stellen das Manual in Kapitel 4 und 6 diverse hilfreiche Strategien zur Verfügung.

Zusammenfassung

Das KKT ist ein Fertigkeitentraining zur Überwindung interpersoneller Probleme. Es besteht aus den fünf Modulen:
(1) Kennenlernen des Kiesler-Kreises
(2) nonverbale Kommunikation
(3) verbale Kommunikation
(4) Konflikttraining
(5) Empathie und korrigierende Beziehungserfahrungen

Die Durchführung des KKT ist an offene und geschlossene Gruppen adaptierbar und sollte möglichst von zwei Therapeuten geleitet werden. Als Voraussetzung der Teilnahme am KKT empfiehlt sich die Durchführung von mindestens zwei Vorgesprächen, in denen Prägungen auf Basis der Lebensgeschichte erarbeitet werden, deren Implikationen für die Gruppe (Übertragungshypothesen) formuliert sowie ein bis zwei individuelle Therapieziele identifiziert werden. Allgemein formuliert zielt das KKT auf die Überwindung von rigiden und extremen zwischenmenschlichen Verhaltensweisen ab. Dabei soll eine interpersonelle Flexibilität erzielt werden, die es unter Berücksichtigung der jeweiligen Erfordernisse der Situation ermöglicht, alle acht Kiesler-Kreis-Positionen einnehmen zu können.

4 Durchführung des Kiesler-Kreis-Trainings in der Gruppe

4.1 Modul I – Kennenlernen des Kiesler-Kreises (Sitzungen 1–3)

Hintergrund für die Therapeuten. In diesem ersten Modul des Kiesler-Kreis-Trainings (KKT) sollen die Patienten mit dem Herzstück der Gruppentherapie – dem sogenannten Kiesler-Kreis (vgl. Kap. 2 zum wissenschaftlichen Hintergrund) – vertraut werden. Hierzu lernen sie die zwei Achsen (Kontrolle: *dominant/offen – unterwürfig/verschlossen*, Affiliation: *freundlich/nah – feindselig/distanziert*) des Kiesler-Kreises kennen, ordnen verschiedene Adjektive den acht Positionen des Kiesler-Kreises zu und erhalten einen ersten Einblick in die komplementären Reaktionstendenzen (Zugkräfte) der einzelnen Positionen.

Neben diesen inhaltlichen Aspekten stehen in geschlossenen Gruppen zudem gruppendynamische Prozesse im Vordergrund. Nach dem Phasenmodell der Teambildung von Tuckman und Jensen (1977) treten die Patienten hier in die *Forming* Phase (deutsch Orientierung) ein. Sie lernen sich kennen, suchen ihre Rollen in der Gruppe und machen bereits erste Erfahrungen damit, sich nach bestimmten Regeln zu formieren, z. B. sich Feedback zu geben. Umso wichtiger erscheint es, dass die Therapeuten in dieser Phase einerseits eine vertrauensvolle Atmosphäre schaffen, in der niemand zu etwas gezwungen wird, und andererseits durch eine aktive (bzw. *freundlich-dominante*) Steuerung der Gruppe Ziele und Aufgaben vorgeben. Für Gruppen, denen die Orientierungsphase gelingt, bietet dieses Modul den Patienten die Möglichkeit, ihre persönlichen Prägungen und Übertragungshypothesen bezogen auf die Gruppe preiszugeben. Sie können ihr eigenes Kiesler-Kreis-Profil erstellen und hieran individuelle Ziele für das Gruppentraining ausrichten.

Die folgenden Darstellungen beinhalten einen Vorschlag, wie die Modulinhalte auf drei Sitzungen verteilt werden können. Lernziel für das erste Modul ist das Kennenlernen des Kiesler-Kreises. Hierzu sollten die Übungen zur

- Einführung des Kiesler-Kreises (siehe Sitzung 1)
- Vertiefung des Kiesler-Kreises (siehe Sitzung 2 und 3)

durchgeführt werden. Inwieweit darüber hinaus auf die individuellen Lerngeschichten und Kiesler-Kreis-Profile, z. B. das Erarbeiten eigener Übertragungshypothesen für die Gruppe (siehe Sitzung 3), eingegangen wird, ist frei wählbar und zudem vom Setting der Gruppe (offen versus geschlossen) abhängig. Weiterhin ist die Durchführung der Warm-up Übungen an das Setting der Gruppe anzupassen.

1. Sitzung

Übersicht Sitzung 1

AB 1

Ziele	Übungen	Zeitaufwand	Materialien
Warm-up	Kennenlernen	20 min	
Einführung in den Kiesler-Kreis	Demonstration durch die Therapeuten	30 min	Flipchart + Stifte AB 1
Abschlussrunde		10 min	

Warm-up: Kennenlernen (20 min). Nach einer kurzen Begrüßung und Vorstellung der Gruppentherapeuten lernen sich die Patienten kennen. Um in einer möglichst entspannten und lockeren Arbeitsatmosphäre erste Informationen auszutauschen und Gemeinsamkeiten zu finden, können hierzu verschiedene Aufstellungen im Raum erfolgen. Die Patienten können sich beispielsweise alphabetisch geordnet nach ihren Vornamen positionieren. Sie können sich nach ihrer Körpergröße, dem Alter (dies kann für einige Patienten möglicherweise aversiv sein) oder der Anzahl an Geschwistern entlang einer gedachten Linie im Raum stellen. Sie können sich ebenfalls in Gruppen zusammenfinden, z. B. anhand der Augenfarbe. Aus unserer Erfahrung erweist sich die Übung, den Raum als Ortskarte mit den vier Himmelsrichtungen zu nutzen, um den Geburtsort und den aktuellen Wohnort oder -bezirk darzustellen, als ein besonders hilfreicher Opener. Auf diese Weise kommen die Patienten bereits kurz in einen Austausch, ohne jedoch zu viele persönliche Dinge preisgeben zu müssen. Gleichzeitig entstehen Anknüpfungspunkte für das weitere Kennenlernen, da sich z. B. durch den gemeinsamen Geburtsort oder Wohnbezirk bzw. eine ähnliche Anzahl an Geschwistern weitere Gesprächsthemen ergeben können.

Einführung in den Kiesler-Kreis (30 min). Anschließend beginnen die Therapeuten, den Kiesler-Kreis mit seinen zwei Achsen (*Kontrolle: dominant vs. unterwürfig* und *Affiliation / Beziehung: freundlich vs. feindselig*) und acht KK-Positionen vorzustellen. Zur leichteren Verständlichkeit sollte dieser am Flipchart angezeichnet werden.

Der Gruppenleiter kann folgendermaßen einführen:

»Wir möchten Ihnen nun das Kernmodell unserer Gruppentherapie vorstellen, an dem wir uns sehr gut verdeutlichen können, wie wir auf andere Menschen wirken bzw. wie und warum andere Menschen auf uns reagieren. Dies ist der sogenannte Kiesler-Kreis, der so heißt, weil der amerikanische Psychologe Donald Kiesler dieses Modell für zwischenmenschliche Beziehungen entwickelt hat. Der Kreis wurde also nicht primär für die Psychotherapie entwickelt. Beim Kiesler-Kreis gibt es zwei Hauptachsen. Auf der waagerechten Achse ist abgebildet, wie viel Nähe der betreffende Mensch ausstrahlt. Auf der rechten Seite der Pol Freundlichkeit, auf der linken Seite der Pol Feindseligkeit. Statt Feindseligkeit können wir auch von Distanz sprechen, statt Freundlichkeit auch von Nähe. Diese Achse wird auch als die Achse der Zugehörigkeit bezeichnet. Die zweite senkrechte Hauptachse spiegelt wider, wie sehr eine Person die Beziehung kontrolliert bzw. wie offen und aktiv sie sich zeigt. Hier steht oben dominant, was im Sinne Kieslers viel mit Offenheit zu tun hat. Entgegengesetzt finden Sie auf der unteren Seite das Wort submissiv. Diese Position kann auch als verschlossen bzw. passiv bezeichnet werden. Neben diesen vier Hauptdimensionen sehen Sie vier weitere Positionen, welche jeweils Mischformen der vier Hauptdimensionen darstellen.«

Es hat sich gezeigt, dass Patienten den Kiesler-Kreis besser annehmen, wenn die vier Oberbegriffe *Nähe vs. Distanz* (zusätzlich zu *freundlich vs. feindselig*) und *Offenheit vs. Verschlossenheit* (zusätzlich zu *dominant vs. unterwürfig*) verwendet werden. Vor allem der Begriff *feindselig* wird von Patienten oft missverständlich als rein negative Dimension im Sinne von streitsüchtig und ablehnend interpretiert. Ebenso ist der Begriff *dominant* im deutschsprachigen Raum mit einer eher negativen Konnotation behaftet, obwohl er im Sinne des Kiesler-Kreises als neutral bewertet werden sollte. Erfahrungsgemäß fällt es Patienten leichter, beispielsweise feindselige Reaktionsmuster bei sich zu identifizieren, wenn sie verstehen, dass damit Distanzsignale gemeint sind.

Jedem Patienten wird anschließend eine Kopie des Kiesler-Kreises ausgehändigt (Arbeitsblatt 1). An dieser Stelle können kurze Verständnisfragen beantwortet werden. Da die Patienten erfahrungsgemäß jedoch schnell über die Terminologie der Achsen in Diskussionen geraten, sollte direkt mit einer praktischen Demonstration der acht Kiesler-Kreis (KK)-Positionen fortgefahren werden. Hierbei stellt einer der Therapeuten jeweils im Rollenspiel eine KK-Position dar, während die Patienten sich darüber austauschen sollen, um welche Position es sich handelt. Die Patienten sollen sich vorstellen, dass die heutige Sitzung in 10 min endet und der Therapeut nun in unterschiedlichen KK-Positionen den Abschluss der Gruppe einleitet (Anleitung hierzu in der Tab. 4.1). Der zweite Gruppentherapeut moderiert und leitet die Diskussion, z. B. unter Nutzung folgender Fragen:

AB 1

- Was haben Sie gerade beobachtet?
- Wie sind Sie zu Ihrer Einschätzung auf dem Kiesler-Kreis gekommen?
- Woran machen Sie fest, dass das Verhalten dominant war?
- Welche Unterschiede zu der vorherigen Position haben Sie gesehen?
- Welche Reaktionstendenz haben Sie gefühlt? Wollten Sie Abstand oder Nähe? Haben Sie sich eher zurückgenommen oder wollten Sie am liebsten aktiv eingreifen?

Tabelle 4.1 Vorschläge zur Demonstration der KK-Positionen durch den Therapeuten

KK-Position	Formulierung, um das Ende der Gruppentherapie einzuleiten
dominant	»Unsere heutige Gruppentherapie ist in 10 Minuten vorbei. Daher sollten wir jetzt zur Abschlussrunde übergehen.«
freundlich-dominant	»Ach, unsere Gruppensitzung ist wieder so schnell verflogen. Ich hab' es selbst gar nicht mitbekommen, da Sie alle heute so intensiv und gut gearbeitet haben. Wir müssen daher jetzt leider zur Abschlussrunde kommen, weil die Sitzung in 10 Minuten endet. Wer möchte mit seinem Feedback zur heutigen Gruppe starten?«

Tabelle 4.1 (Fortsetzung)

KK-Position	Formulierung, um das Ende der Gruppentherapie einzuleiten
freundlich	»Ich arbeite so gerne mit Ihnen. Sie machen alle so toll mit und bringen sich super ein *[Gruppenmitglieder lächelnd alle anschauen]*.«
freundlich-unterwürfig	»Oh, es tut mir wirklich sehr leid. Ich bedauere es sehr *[unsicherer Blick auf die Uhr]*.«
unterwürfig	*[sitzt einfach nur da und schaut neutral auf den Boden – möglichst so lange aushalten, bis einer von den Patienten etwas sagt]*
feindselig-unterwürfig	*[sitzt genervt und abgewandt da, schaut auf die Uhr und seufzt, steht nach einer gewissen Zeit einfach auf und geht raus]*
feindselig	»Mit Ihnen zu arbeiten, macht überhaupt keinen Spaß. Zum Glück ist die Stunde gleich vorbei."
feindselig-dominant	»Ich stoppe hier jetzt alles. Sie nerven mich wirklich wahnsinnig. Ab jetzt sofort Abschlussrunde – in 10 Minuten hab' ich Feierabend.« *[mit sehr lauter Stimme]*

Mithilfe dieser Übung werden die Patienten auch auf die komplementären Reaktionstendenzen aufmerksam gemacht, die Menschen typischerweise auf ein bestimmtes Verhalten zeigen. Sie werden als Pfeile im Kreis eingezeichnet und der Einfachheit halber als »Zugkräfte« bezeichnet. Die Erarbeitung der Zugkräfte erfolgt am besten in der Interaktion mit der Gruppe. Die folgende Erläuterung dient lediglich als Zusammenfassung und zum Verständnis der Therapeuten:

Der Gruppenleiter erklärt:

»Wie Sie gerade spüren konnten, macht der Kiesler-Kreis Vorhersagen darüber, welche Reaktion eine Position im Kiesler-Kreis beim Gegenüber hervorruft. Dies soll durch die Pfeile verdeutlicht werden. Wir nennen diese wahrscheinlichen Reaktionstendenzen Zugkräfte. Beginnen wir erneut bei der Dominanzachse: Die Pfeile hier zeigen in die entgegengesetzte Richtung, das bedeutet, je dominanter jemand auftritt, desto unterwürfiger oder verschlossener wird sein Gegenüber reagieren. Denken Sie beispielsweise an einen Chef, der seinen Angestellten auffordert, ein Projekt bis zu einem bestimmten Termin fertigzustellen. Wie wird der Angestellte wohl reagieren? *[Raum geben für Antworten der Patienten]* Genau, der Angestellte wird sich sehr wahrscheinlich der Aufforderung fügen, er will ja seine Arbeit behalten. Ähnlich war es gerade eben bei mir, als ich so dominant die Abschlussrunde eingeleitet habe: Welche Tendenz haben Sie da bei sich beobachtet oder gespürt? *[Raum geben für Antworten der Patienten und entsprechend validieren oder diskutieren]* Die Zugkräfte funktionieren aber auch in die andere Richtung, das heißt, je unterwürfiger oder verschlossener sich jemand verhält, desto wahrscheinlicher wird sein Gegenüber mit Dominanz reagieren. Je weniger der Angestellte seinem Chef also signalisiert, dass er mit seinen bisherigen Aufgaben beschäftigt oder gar überlastet ist, desto mehr Aufgaben wird sein Chef vermutlich an ihn delegieren. Welche Verhaltenstendenz haben Sie eben bei sich beobachtet, als ich so unterwürfig dasaß und nichts gesagt habe? *[Raum geben für Antworten der Patienten und entsprechend validieren oder diskutieren]* Machen wir weiter mit der Achse der Zugehörigkeit, die horizontale Achse. Hier sagt der Kiesler-Kreis vorher, dass freundliches Verhalten mit hoher Wahrscheinlichkeit auch zu einer freundlichen Reaktion des Gegenübers führt. Wenn ich Sie *[Therapeut richtet sich an einen Patienten der Gruppe]* beispielsweise freundlich anlächle, werden Sie mich vermutlich ebenfalls anlächeln. Sehen Sie, es funktioniert! Der Pfeil führt also zurück. Auf der anderen Seite ist es genauso: feindseliges oder distanziertes Verhalten wird wahrscheinlich am ehesten bewirken, dass das Gegenüber mit Distanz und Ablehnung reagiert. *[Erneut auf das Rollenspiel zuvor eingehen]* Für die Mischpositionen ergeben sich folgende Zugkräfte: Freundlich-dominantes Verhalten erzeugt gewöhnlich freundlich-unterwürfiges Verhalten, auf der anderen Seite des Kreises führt feindselig-dominantes Verhalten zu feindselig-unterwürfigem Verhalten beim Gegenüber. Letzteres kann man zum Beispiel bei einem Streit beobachten. Aggressives oder vorwürfliches Verhalten führt schnell dazu, dass der andere sich zurückzieht, sich ärgert oder passiv-aggressiv reagiert. Wichtig ist, dass mit den Zugkräften wahrscheinliche Reaktionstendenzen aufgezeigt werden. Das heißt nicht, dass das Gegenüber auf freundliches Verhalten nicht auch anders reagieren kann, z. B. mit feindseligem also ablehnendem Verhalten. Der Kiesler-Kreis postuliert vielmehr, dass es am wahrscheinlichsten ist, freundliches Verhalten zu bekommen, wenn man selbst freundlich agiert. Genauso ist die Wahrscheinlichkeit, ein erwünschtes Ergebnis zu erreichen, am höchsten, wenn ich meinen Wunsch oder mein Bedürfnis in einer freundlich-dominanten Kiesler-Kreis-Position zum Ausdruck bringe.«

Anschließend wird in einer Nachbesprechung explizit darauf hingewiesen, dass es nicht per se eine Idealposition im Kiesler-Kreis gibt, sondern jede der acht Positionen in bestimmten Situationen zielführend ist. In diesem Zusammenhang bietet es sich an, gemeinsam mit den Patienten nach Beispielen aus dem Alltag zu suchen, in denen der Einsatz von jeder der acht Dimensionen des Kiesler-Kreises zielführend sein kann. Die untenstehende Tabelle (Tab. 4.2) enthält Beispiele, auf die die Patienten notfalls hingeleitet werden können. Aus dieser Sammlung von Beispielen sollte abschließend hervorgehen, dass das Ziel des Kiesler-Kreis-Trainings darin besteht, interpersonelle Flexibilität im Kiesler-Kreis zu gewinnen, nicht etwa ausschließlich eine Position einzuüben.

Tabelle 4.2 Alltagsbeispiele zum zielführenden Einsatz der acht Kiesler-Kreis-Dimensionen

	Alltagsbeispiel
dominant	Herr P. möchte seinen Handyvertrag wechseln. Dabei versucht der Händler, Herrn P. ein teureres Produkt zu verkaufen. Herr P. ist dominant und beharrt auf seinem ursprünglichen Wunsch und lässt sich keinen unnötig teureren Vertrag verkaufen.
freundlich-dominant	Frau S. ist Leiterin einer Abteilung für Marketing. Im Rahmen eines neuen Auftrags müssen einige ihrer Mitarbeiter neue und herausfordernde Aufgaben übernehmen. Frau S. bespricht mit jedem Mitarbeiter freundlich-dominant ihre Erwartungen und Wünsche, ist dabei sowohl selbstbewusst als auch unterstützend.

Tabelle 4.2 (Fortsetzung)

	Alltagsbeispiel
freundlich	Herr M. hat für seine Ehefrau und sich nach anstrengenden Wochen einen gemeinsamen Wellness-Ausflug organisiert und überrascht sie damit. Frau M. sagt ihrem Mann daraufhin freundlich und nah, wie sehr sie sich darüber freut und dass sie ihn auch für seine Fürsorglichkeit nach all den Jahren gemeinsamer Ehe immer noch liebt.
freundlich-unterwürfig	Herr K. hat erneut eine Verabredung mit seiner Freundin vergessen, was ihm sehr unangenehm ist. Im Gespräch mit seiner Freundin vermittelt Herr K. freundlich-unterwürfig, dass es ihm sehr leidtue und er versuchen wolle, dass es nicht wieder vorkomme.
unterwürfig	Frau K. hat ein Gespräch mit einem wichtigen Kunden, der ihr Vorwürfe macht, dass die Umsetzung des aktuellen Projekts zu viel Zeit in Anspruch nehme. Frau K. ist auf den Kunden angewiesen und darf diesen nicht verlieren. Sie reagiert daher zunächst verschlossen und unterwürfig auf die Vorwürfe.
feindselig-unterwürfig	Herr B. hat auf der Arbeit einen Fehler gemacht, welcher zu einem großen finanziellen Verlust geführt hat. Sein Chef formuliert feindselig-dominant schwere Vorwürfe gegen ihn. Herr B. reagiert darauf zunächst feindselig-unterwürfig, um die Situation nicht noch weiter zu eskalieren.
feindselig	Frau T. hat herausgefunden, dass ihr Partner sie seit längerem betrügt. Er versucht, ihr seine Affäre zu erklären. Sie reagiert feindselig und distanziert und möchte weder Details erfahren noch ein Gespräch mit ihrem Freund führen.
feindselig-dominant	Nach mehreren anzüglichen Bemerkungen durch ihren Chef, wendet sich Frau N. an die Frauenbeauftragte und ist dabei zunächst dominant. Bei einem gemeinsamen Gespräch streitet ihr Chef alles ab. Frau N. beschreibt daraufhin erneut und feindselig-dominant gegenüber den Anwesenden sein Fehlverhalten.

Abschlussrunde (10 min). Die Abschlussrunde kann unter dem Motto stehen »Was gefällt mir am Kiesler-Kreis? Und was möchte ich mir bis zum nächsten Mal vom Kiesler-Kreis merken?«. Sofern die Zeit bereits fortgeschritten ist, bietet es sich an, einen Satzanfang am Flipchart vorzugeben und diesen von jedem Patienten vervollständigen zu lassen (»Mir gefällt am Kiesler-Kreis, dass ...« usw.).

Stolpersteine: Einführung in den Kiesler-Kreis

Problem	Lösungsvorschläge für die Therapeuten
Die Patienten geraten in Diskussion über das Zutreffen des Kiesler-Kreises und führen Beispiele an, in denen z. B. eigenes freundliches Verhalten nicht zu komplementär freundlichem Ver-	► Betonen Sie, dass es sich um ein (gut beforschtes) *Modell* für interpersonelles Verhalten handelt. Auf die meisten Situationen – übrigens auch im Tierreich (vgl. z. B. Rudel- bzw. Schwarmbildung, Paarungsverhalten etc.) – lässt sich der Kiesler-Kreis anwenden, auf einige wenige Situationen jedoch nicht. Daher wird

Problem	Lösungsvorschläge für die Therapeuten
halten des Gegenübers geführt hat.	auch betont, dass die Pfeile dafür stehen, dass mit einer hohen Wahrscheinlichkeit die entsprechende Reaktion eintritt, wobei die Wahrscheinlichkeit nicht 100 % ist. Wenn die komplementäre Reaktion nicht eintritt, deutet dies auch auf eine konflikthafte Beziehung hin. Darauf wird in den nächsten Stunden näher eingegangen. Zudem wechseln KK-Positionen innerhalb einer Situation, da jede Aktion zu einer Reaktion führt, die wieder eine neue Reaktion hervorruft usw. Der Kiesler-Kreis ist demnach kein statisches Modell, er verdeutlicht vielmehr die zwischenmenschliche Dynamik, die innerhalb einer Situation stattfindet. Die Einordnung auf dem Kiesler-Kreis ist hilfreich, um sich über sein eigenes Verhalten und auch sein eigentliches Ziel bewusst zu werden und auf dieser Grundlage abzuleiten, wie man dieses Ziel bestmöglich erreichen kann.
Die Patienten stören sich an den Begriffen feindselig und dominant.	► Benennen Sie die Dimensionen stattdessen mit den äquivalenten Adjektiven *distanziert* und *offen*.

2. Sitzung

Übersicht Sitzung 2

Ziele	Übungen	Zeitaufwand	Materialien
Warm-up	Namen-Choreographie	10 min	2 bis 3 kleine Bälle in unterschiedlichen Farben
Feedbackregeln		15 min	Flipchart + Stifte
Vertiefung des Kiesler-Kreises	Adjektive zuordnen	25 min	M 1 Kiesler-Kreis Positionskärtchen M 2 Kiesler-Kreis Adjektive
Abschlussrunde		10 min	

M 1 + 2

Warm-up: Namen-Choreographie (10 min). Diese Übung eignet sich besonders, um die Namen aller Patienten und Therapeuten zu trainieren bzw. zu erlernen. Dazu positionieren sich alle Gruppenmitglieder einschließlich der Therapeuten in einem Kreis. Ein Ball wird nun zunächst sehr langsam in einer festen Reihenfolge / Choreographie durch die Gruppe geworfen (z. B. beginnt Herr Unruh [1] den roten Ball zu Frau Instabil [2] zu werfen, die den Ball wiederum an Frau Panzer [3] weiterreicht usw.). Dabei kündigt der Patient, der den Ball hat, durch lautes Sagen den Namen desjenigen an, dem er den Ball zuwerfen wird, usw. Die Reihenfolge bleibt dabei immer dieselbe, bis sich alle die jeweilige Choreographie eingeprägt haben. Dann werden ein zweiter und dritter Ball (in unterschiedlichen Farben!) mit jeweils anderen Choreographien eingeführt und kurz trainiert (z. B. beginnt nun Frau Panzer [1] den grünen Ball zu Frau Instabil [2] zu werfen, die ihn dann weiter zu Herrn Unruh [3] gibt, usw.). Wenn auch diese Choreographien gelernt wurden, können zuletzt alle Choreographien (roter, grüner, blauer Ball) gleichzeitig abgerufen werden. Die Patienten müssen sich also jeweils darauf konzentrieren, welchen Ball sie an wen weiterwerfen und von wem sie einen Ball bekommen. Um den Schwierigkeitsgrad zu erhöhen, kann das Tempo gesteigert werden, mit dem die Bälle hin und her geworfen werden. Neben dem Erlernen der Namen und damit dem weiteren Kennenlernen, ist dies eine aktive und auflockernde Übung, die den meisten Freude bereitet.

Feedbackregeln (15 min). Um die Patienten gezielt zu fördern, sich konstruktive Rückmeldungen über ihre interpersonellen Verhaltensweisen zu geben, sollen explizit Feedbackregeln eingeführt werden, die über den gesamten Gruppenverlauf trainiert und beibehalten werden.

Eine Einführung hierzu könnte in etwa lauten:

»Unser Kiesler-Kreis-Training ist eine interaktionelle Gruppe. Es geht darum, herauszufinden, wie wir auf andere wirken und was andere in uns auslösen. Unsere Wahrnehmung und Interpretationen sind dabei sehr verschieden und basieren größtenteils auf unseren Prägungen, also auf den Erfahrungen, die wir mit Menschen in unserer Vergangenheit gemacht haben. Ein Ziel des Kiesler-Kreis-Trainings ist es, den Austausch untereinander zu fördern. Wir wollen jedoch sicherstellen, dass dabei niemand verletzt wird – gerade auf Basis der Befürchtungen, die Sie (vermutlich) alle über die Gruppe haben (denken Sie an Ihre Vorgespräche). Daher möchten wir Sie nun dabei unterstützen, wie Sie auch kritisches Feedback so formulieren können, dass es niemanden verletzt und von Ihrem Gegenüber gut angenommen werden kann. Hierzu möchten wir sowohl Regeln auf Seiten des Senders von Feedback als auch auf Seiten des Empfängers beleuchten. Voraussetzung für Feedback ist immer erstmal die Bereitschaft, dieses auch bekommen zu wollen.«

Gerade auf die Verwendung von Ich- anstelle von Du-Botschaften sollte explizit hingewiesen werden. Hierzu kann auf die komplementären Reaktionstendenzen des Kiesler-Kreises Bezug genommen werden, indem die Patienten folgendes fiktives Feedback auf sich wirken lassen sollen: »Du bist immer sehr laut. Du hast dann diesen Befehlston drauf und wirkst wie ein Oberfeldwebel.« Im Gegensatz dazu wird dasselbe Feedback dann durch eine Ich-Botschaft formuliert: »Ich empfinde dich heute als sehr

Sender ⟷ **Empfänger**

Sender	Empfänger
1. Gelungene Aspekte ► direkt und persönlich zurückmelden	**1. Zuhören**
2. Ich-Botschaften senden: ► konkretes Verhalten beschreiben ► Gefühl beschreiben ► keine Interpretationen	**2. Bei Unklarheiten nachfragen** **3. Rechtfertigungen vermeiden**
3. Verbesserungsvorschläge äußern	

Abbildung 4.1 Vorgehensweise beim Feedback

laut. Ich habe dann das Gefühl, ganz klein zu werden und alles befolgen zu müssen, was du sagst, so als müsste ich Angst vor dir haben.« Die Patienten werden anschließend angeregt, Unterschiede zwischen den beiden Varianten herauszuarbeiten. Du-Botschaften werden generell der linken feindseligen Seite des Kiesler-Kreises zugeordnet, wohingegen Ich-Botschaften meist auf der rechten freundlichen Seite wahrgenommen werden. Im Sinne eines Gruppenzusammenhalts sollen alle Patienten darauf achten, auf der freundlichen Seite des Kiesler-Kreises zu bleiben und demnach Feedback immer aus der eigenen Wahrnehmung heraus zu formulieren (Ich-Botschaft), anstatt einem anderen Gruppenmitglied Vorwürfe zu machen (Du-Botschaft).

Zur Anwendung der Feedbackregeln hat es sich als hilfreich erwiesen, dass die Patienten trainieren, ihre Erfahrungen nach dem Schema mitzuteilen, z. B. mit folgender Übung:

»Stellen Sie sich vor, Sie machen mit einem anderen Patienten aus der Gruppe eine Übung, in der Sie sich gegenseitig blind durch den Raum führen müssen. Er läuft jedoch zu schnell, sodass Sie Angst haben, die Augen geschlossen zu halten. Wie könnten Sie ihm ein Feedback geben, aus dem Ihr Partner lernen könnte, anstatt es persönlich zu nehmen?«

Dabei achten die Therapeuten auf die Einhaltung der Regeln und korrigieren im Bedarfsfall. Ein Beispiel für gutes und schlechtes Feedback findet sich in der nachfolgenden Tabelle 4.3.

Tabelle 4.3 Beispiel zur Anwendung der Feedbackregeln

Schlechtes Feedback	Gutes Feedback
Frau Panzer richtet sich an die Therapeuten und sagt: »Also, ich war mit Herrn Unruh in einem Team. Erst hat er ganz zaghaft geführt, so als ob er Angst hatte, das Kommando zu übernehmen. Nachher wurde es etwas besser. Aber weil er so abrupt gegangen ist, hatte ich immer noch Angst, meine Augen geschlossen zu halten.«	Frau Panzer richtet sich direkt an ihren Teampartner, Herrn Unruh, und sagt: »Ich habe erlebt, dass du zunächst ganz vorsichtig und langsam gelaufen bist. Das hat sich einerseits gut angefühlt, weil du auf mich geachtet hast. Andererseits war ich auch verunsichert ob ich Dir im wahrsten Sinne des Wortes ›blind‹ vertrauen kann. Ich glaube, es würde mich sicherer machen, wenn Du etwas schneller laufen würdest und mir mit Deiner Körpersprache eindeutig zu verstehen gibst, wann wir abbiegen.«

Vertiefung des Kiesler-Kreises (25 min). Der Kiesler-Kreis soll in dieser Sitzung selbständig von den Patienten erarbeitet werden. Mithilfe der Kiesler-Kreis-Positionskärtchen (Anleitung M 1) werden alle Positionen noch einmal benannt. Es bietet sich an, diese Kärtchen auf einem großen runden Tisch auszulegen und die Patienten so um den Tisch zu verteilen, dass sich jeder für eine Position verantwortlich fühlt.

M 1

M 2

Aufgabe 1: Auf einem separaten Tisch sind die Adjektivkärtchen (Anleitung M 2) ausgelegt. Aufgabe ist es nun, all jene Adjektive herauszusuchen, die eine Umschreibung der jeweiligen Kiesler-Kreis (KK)-Position beinhalten und diese um die (eigene) KK-Position auf dem großen Tisch zu platzieren. Wenn mehrere Patienten der Meinung sind, dass ein Kärtchen für ihre Position passend ist, kann dieses auch zwischen die KK-Positionen gelegt werden. Wenn alle fertig sind, erfolgt eine durch die Therapeuten angeleitete Auswertung. Hierbei kann es durchaus vorkommen, dass Adjektive KK-Positionen zugeordnet wurden, die eigentlich einer anderen Position entsprechen. Es bietet sich in diesem Fall an, im gemeinsamen Gespräch Verständnisschwierigkeiten auszuräumen. Insbesondere im Zusammenhang mit Beschreibungen der *dominanten* Position haben Patienten oft Schwierigkeiten, neutrale oder gar positiv konnotierte Adjektive wie »aktiv« oder »sicher« zuzuordnen. Oftmals bleiben Adjektive, die nicht klar zugeordnet werden können, liegen. Diese sollten zum Abschluss in der Gesamtgruppe diskutiert und zugeordnet werden. Adjektive, die zwei oder sogar drei Positionen zugeordnet werden können, sollten entsprechend im Kiesler-Kreis positioniert werden. In der Abbildung 4.2 werden Adjektive den am besten passenden KK-Positionen zugeordnet.

Abschlussrunde (10 min). Die Abschlussrunde kann unter dem Motto stehen »Was habe ich heute gelernt?«. Sie kann aber auch nur aus der Beantwortung der Frage bestehen, ob die heutigen Übungen zum Verständnis des Kiesler-Kreises beigetragen haben. Die ersten beiden Sitzungen bilden die Grundlage für alle weiteren Sitzungen.

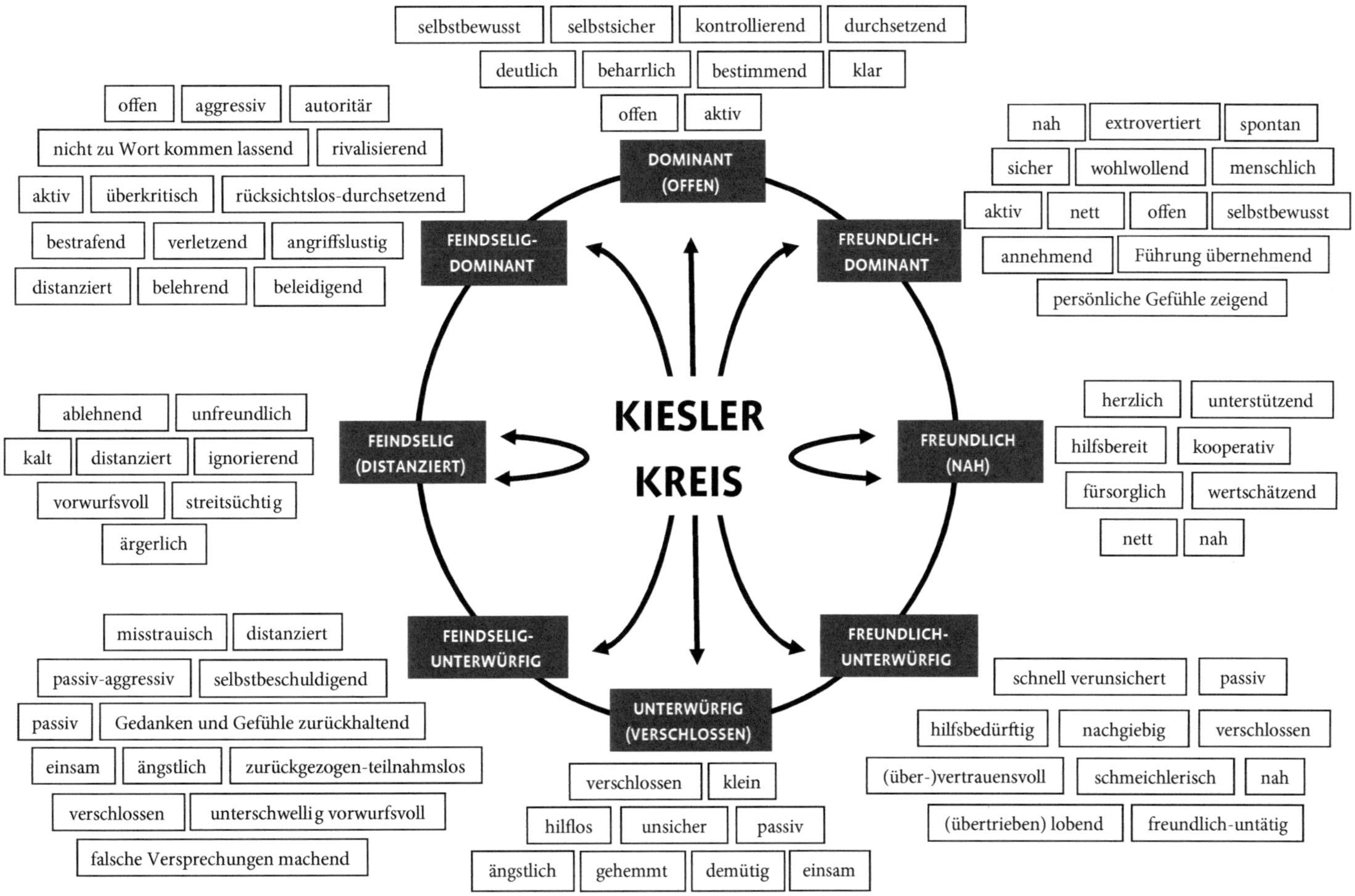

Abbildung 4.2 Adjektive der Kiesler-Kreis-Positionen

Stolpersteine: Vertiefung des Kiesler-Kreises

Problem	Lösungsvorschläge für die Therapeuten
Die Patienten lassen sich in der Diskussion der Adjektive schlecht begrenzen.	▶ Arbeiten Sie konsequent mit den Oberbegriffen *offen vs. verschlossen* und *nah vs. distanziert.* Sie werden meist besser angenommen. ▶ Betonen Sie zwei Fragen zur Identifikation der Kiesler-Kreis-Position: – Sage ich was ich denke? (*offen vs. verschlossen*) – Möchte ich Nähe herstellen oder brauche ich Abstand? (*nah vs. distanziert*)
Abschlussrunde Die Patienten zeigen sich skeptisch gegenüber dem Kiesler-Kreis.	▶ Validieren Sie eine skeptische Haltung gegenüber dem Kiesler-Kreis und laden Sie die Patienten ein, im Gruppenverlauf für sich zu einer Einschätzung zu gelangen, ob sie dem Kiesler-Kreis etwas Positives abgewinnen oder nicht. Es geht also darum, sich auf etwas Neues einzulassen. Wer dafür mehr Zeit benötigt, ist dennoch herzlich willkommen in der Gruppe.

3. Sitzung (individuelle Sitzung)

Übersicht Sitzung 3

M 3

AB 2

Ziele	Übungen	Zeitaufwand	Materialien
Warm-up	Durchzählen	5 min	
Vertiefung des Kiesler-Kreises:	Bilder diskriminieren	15 min	M 3 Vertiefung des KK
Identifizieren des eigenen Kiesler-Kreis-Profils	Wie nehme ich mich wahr? Wie nehmen andere mich wahr?	30 min	AB 2 Verweis auf AB 0 IMI (Therapieaufgabe)
Abschlussrunde		10 min	Flipchart + Stifte

Es obliegt den Gruppenleitern, ob diese Sitzung dazu genutzt wird, die Patienten ihr individuelles Kiesler-Kreis-Profil identifizieren zu lassen. Dieser Sitzungsvorschlag ist optional und gehört nicht zu den für dieses Modul aufgestellten Lernzielen. Alternativ kann die Übung zur weiteren Vertiefung des Kiesler-Kreises genutzt werden, um eigene Beispiele der Patienten zu ergänzen oder anhand von Alltagsbeispielen die Notwendigkeit zu verdeutlichen, alle acht Kiesler-Kreis-Positionen einnehmen zu können, sodass die dritte Sitzung in diesem Modul noch einmal die bisher erreichten Kenntnisse zum Kiesler-Kreis festigt. Die Identifikation des eigenen Kiesler-Kreis-Profils sollte nur durchgeführt werden, wenn die Patienten bereits in den Vorgesprächen für die Konstrukte Prägungen und Übertragungshypothesen sensibilisiert wurden und bietet sich auch eher in geschlossenen als offenen Gruppen an.

Warm-up: Durchzählen (5 min). Die Patienten bilden einen Kreis. Sie stehen jedoch mit dem Rücken zueinander, sodass Sie sich nicht sehen können. Aufgabe ist es nun, sich ohne weitere Absprache von Eins beginnend durchzuzählen. Dabei darf jeder Patient nur eine Zahl nennen und niemals dürfen zwei Patienten gleichzeitig sprechen. Sofern Letzteres passiert, beginnt das Durchzählen von vorn. Das Spiel endet, wenn die Gruppe sich einmal komplett durchgezählt hat ohne gegen die Regeln zu verstoßen. Begonnen werden kann mit den Worten: »Bitte sprechen Sie ab jetzt nicht mehr. Lediglich die Zahlen von 1 bis x (abhängig von der Gruppengröße) sind erlaubt. Es geht los, wann immer Sie soweit sind.«

Das Warm-up bietet eine gute Möglichkeit, sich auf die Gruppe einzustimmen und die Achtsamkeit von innen nach außen zu lenken. Schon das Atmen des Nachbarn kann ein wichtiges Signal sein, sich selbst zurückzunehmen oder schnell laut eine Zahl zu sagen. Das Bewältigen der Aufgabe, erst recht wenn dieser ein paar Fehlversuche vorausgegangen sind, festigt zudem das Gruppengefühl.

Vertiefung des Kiesler-Kreises: Bilder diskriminieren (15 min, ggf. länger). Im Material 3 sind eine Reihe von Situationen zusammengestellt, auf denen sich zumeist zwei Personen in einer sozialen Interaktion befinden. Die Bilder können als Kopien ausgeteilt oder über einen Beamer an die Wand projiziert werden, sodass alle Patienten auf Basis ihrer Kiesler-Kreis-Erfahrungen einschätzen können, wie die dargestellten Personen auf dem Kiesler-Kreis eingeordnet werden können. Hilfreiche Fragen lauten:

- Wie könnte man mithilfe der Begriffe aus dem Kiesler-Kreis beschreiben, was hier passiert?
- Woran machen Sie eine Kiesler-Kreis-Position fest?
- Wer ist der offen-aktive Part?
- Wie wirkt die Zugkraft in dieser Interaktion?
- Wie würde die Situation vermutlich ausgehen?

Identifizieren des eigenen Kiesler-Kreis-Profils (30 min). Um die Patienten dazu anzuregen, sich im Gruppenverlauf vermehrt persönliches Feedback zu geben, sollen Sie sich mit ihren eigenen zwischenmenschlichen »Baustellen« kennenlernen. Daher hat es sich als hilfreich erwiesen, sie anzuregen, über ihre bisherigen Gruppenerfahrungen, egal ob aus der Schulzeit oder auch aus anderen therapeutischen Gruppen, zu reflektieren und zu antizipieren, welche Schwierigkeiten vermutlich auch innerhalb der Gruppe auftreten könnten. Bevor jeder für sich sein eigenes Kiesler-Kreis-Profil identifiziert, erarbeiten die Therapeuten mit den Patienten zunächst exemplarisch am Flipchart ein Beispiel:

»Stellen Sie sich vor, jemand – nennen wir ihn Fritz Müller – hat bereits in seiner Schulzeit Mobbingerfahrungen erlebt. Er wurde richtig ausgegrenzt und ihm wurde übel mitgespielt. Fritz war immer außen vor, wurde nicht auf Geburtstagsfeiern eingeladen, im Sport nicht in eine Mannschaft gewählt usw. Fritz hatte allerdings während seiner Kindheit abgesehen von der Schule ganz andere Aufgaben zu bewältigen, weil es viele Probleme in seiner Familie gab, so musste er z. B. Verantwortung für seine Geschwister übernehmen. Was glauben Sie, zu welchem Kiesler-Kreis-Profil werden diese Erlebnisse wohl am ehesten bei Fritz Müller führen? Was wird Fritz von anderen erwarten *[Übertragungshypothese]*? Und dann: Welches komplementäre Verhalten werden wohl andere Interaktionspartner auch heute Fritz Müller gegenüber zeigen, wenn derjenige sich in dieser KK-Position verhält?«

Den Patienten sollte auf diese Weise verdeutlicht werden, dass die Erwartung von Ausgrenzung dazu führen kann, ein feindseliges oder feindselig-submissives Kiesler-Kreis-Profil einzunehmen, um sich vor vermeintlichen Angriffen zu schützen. Ein solches Verhalten ruft wiederum in der Regel auch feindseliges Verhalten hervor. Dieser Teufelskreis beschreibt also eine selbsterfüllende Prophezeiung: Wenn ich mich so verhalte, als erwarte ich Distanz von anderen, dann wird mein Verhalten auch Distanz hervorrufen. Auf diese Weise können erst gar keine korrigierenden Erfahrungen ermöglicht werden. Auch hier wird also die Komplementarität des Verhaltens sichtbar und betont.

AB 2

Wenn alle das Beispiel verstanden haben, werden die Patienten eingeladen, mithilfe des Arbeitsblattes 2 eigene Teufelskreise zu identifizieren. Arbeitsblatt 2 enthält sowohl eine Anleitung für die Identifikation von Stärken und Schwächen als auch einen leeren Kiesler-Kreis, auf dem die Selbstwahrnehmung jedes Gruppenmitglieds eingezeichnet werden kann. An dieser Stelle ist es ratsam, bereits in den Vorgesprächen zur Gruppe auf aktuelle zwischenmenschliche Probleme zu fokussieren, damit den Patienten der Transfer auf das Arbeitsblatt gelingt (vgl. Abschn. 3.3). Die Patienten können auch angeregt werden, mit einer zweiten Farbe im Kiesler-Kreis einzuzeichnen, in welche Richtung sie sich im Verlauf der Gruppe entwickeln wollen. Das Ausmaß bzw. die Intensität einer KK-Position lässt sich dabei ebenfalls auf dem Kiesler-Kreis darstellen, nämlich auf einer Dimension von 0 bis 4. Abbildung 4.3 enthält exemplarisch auf der rechten Seite ein Beispiel für ein schwach ausgeprägtes freundliches Verhalten der Intensität 1.5. Das Beispiel auf der linken Seite zeigt ein stark ausgeprägtes feindselig-dominantes Verhalten der Intensität 4 an. Manche Patienten verwirrt die Hinzunahme dieser Dimension auf dem Kiesler-Kreis, andere Gruppen empfinden die Nutzung dieser zusätzlichen Dimension als Bereicherung, um Verhalten noch detaillierter auf dem Kiesler-Kreis abbilden zu können. Es liegt demnach im Ermessen der Therapeuten, die Dimension »Intensität« einzuführen oder nicht.

AB 0

Wieviel jeder Patient in der anschließenden Gruppendiskussion von seinen eigenen Erfahrungen preisgibt, bleibt ihm überlassen und ist abhängig von der Zeit. Hierzu können die Patienten auf Arbeitsblatt 0 verwiesen werden, das Sie im Idealfall bereits während der Vorgespräche zum KKT bearbeitet haben. Aus unserer Erfahrung lässt sich berichten, dass die intimsten und schönsten Gruppenmomente entstehen, wenn die Patienten sich gegenseitig öffnen, über eigene Schwierigkeiten sprechen und (schmerzliche) Erfahrungen aus ihrer Vergangenheit berichten. Erst an dieser Stelle

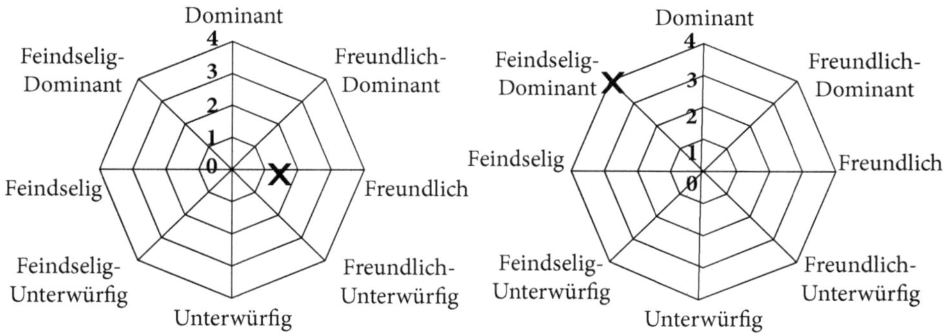

Abbildung 4.3 Die Intensität eines Verhaltens auf dem Kiesler-Kreis dargestellt auf einer Skala von 0 bis 4

begreifen die Patienten meist, dass sie die »Universalität des Leidens« (Yalom, 1995) miteinander verbindet und sie durch den gemeinsamen Austausch darüber profitieren können. Gruppentherapeuten können demnach nur ermutigt werden, diesem Austausch Zeit und Raum zu geben.

Exemplarisch seien die KK-Profile unserer bekannten drei Beispiele (vgl. vorherige Kapitel) aufgezeigt. In schwarz ist dabei jeweils das momentane KK-Profil dargestellt. Grau stellt das persönliche Ziel, also die Richtung der gewünschten Veränderung im Verlauf der Gruppe, dar.

Nachdem einzelne (alle) Patienten ihre Kiesler-Kreise vorgestellt haben, kann jeder einen oder mehrere IMIs (Interpersonal Message Inventory, Caspar et al., 2016) ausgehändigt bekommen. Mithilfe dieses Fragebogens kann eine Person jemand anderen, z. B. der / die Partner / in, ein / e Freund / in oder auch einen anderen Patienten aus der Gruppe auf dem Kiesler-Kreis einschätzen (s. Abschn. 2.3). So wird ebenfalls ein Kiesler-Kreis-Profil als Fremdbeurteilung kreiert. Es handelt sich dabei um eine freiwillige Therapieaufgabe. Zudem sollte darauf verwiesen werden, dass die Einschätzung subjektiv ist und sich von Person zu Person unterscheidet, je nachdem, in welcher Rolle wir dem anderen gegenüber auftreten. Hier kann auch eine Diskussion angeregt werden, inwiefern wir uns je nach Kontext und Rollen im Kiesler-Kreis unterscheiden (z. B. beruflicher Kontext, Freizeit, Beisammensein mit der Familie oder Freunde). Wenn noch nicht geschehen, können an dieser Stelle Beispiele der Patienten aus dem Alltag gesammelt werden, die zeigen, dass der Einsatz von jeder der acht Dimensionen des Kiesler-Kreises zielführend sein kann.

Als Ausblick für die bevorstehenden Sitzungen sollte zuletzt noch einmal das Ziel des KKT formuliert werden: Es geht um interpersonelle Flexibilität auf dem Kiesler-Kreis! Das heißt, eine Bewusstheit dafür zu erlangen, welche Verhaltensweisen wir zeigen und je nach Situation zeigen wollen.

Abschlussrunde (10 min). Die Abschlussrunde kann auf verschiedene Weise gestaltet werden. Sofern noch etwas Zeit bleibt, kann auch über das folgende Zitat von William Glasser (1925–2013) diskutiert werden, das am Flipchart visualisiert werden sollte:

Wenn wir etwas für unsere Beziehungen tun, tun wir etwas für unsere psychische Gesundheit.

Beispiel

Herr Unruh

Übertragungshypothese: Wenn ich in der Gruppe zu sehr auffalle, werde ich mich blamieren und ausgelacht werden. *Deswegen* sage ich nur etwas, wenn ich absolut sicher bin, richtig zu liegen.

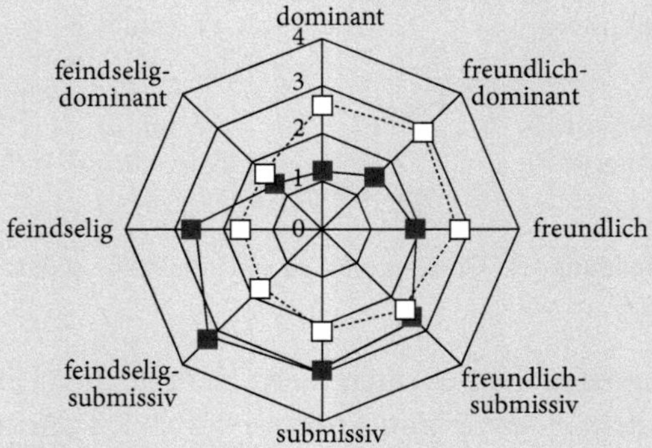

Abbildung 4.4 IMI Herr Unruh

Frau Instabil

Übertragungshypothese: Wenn ich in der Gruppe eine andere Meinung habe, dann werden die anderen gegen mich sein. *Deswegen* schütze ich mich, indem ich entweder zurückschlage oder den Kontakt abbreche.

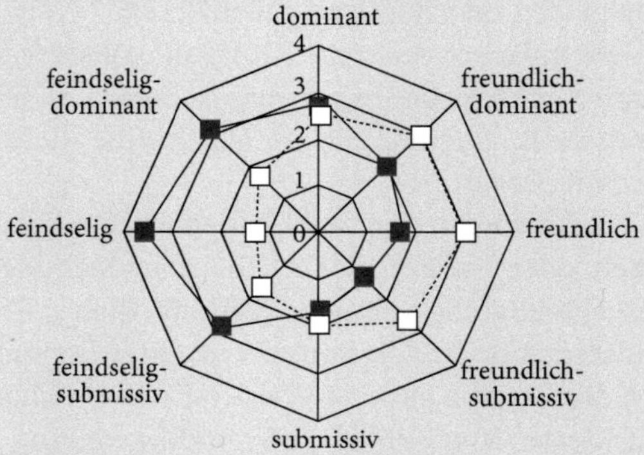

Abbildung 4.5 IMI Frau Instabil

Frau Panzer

Übertragungshypothese: Wenn ich in der Gruppe etwas Falsches sage, werden die anderen mich für eine totale Versagerin halten und mich ausschließen. *Deswegen* stelle ich meine Bedürfnisse in den Hintergrund und versuche stets den Erwartungen der anderen zu entsprechen.

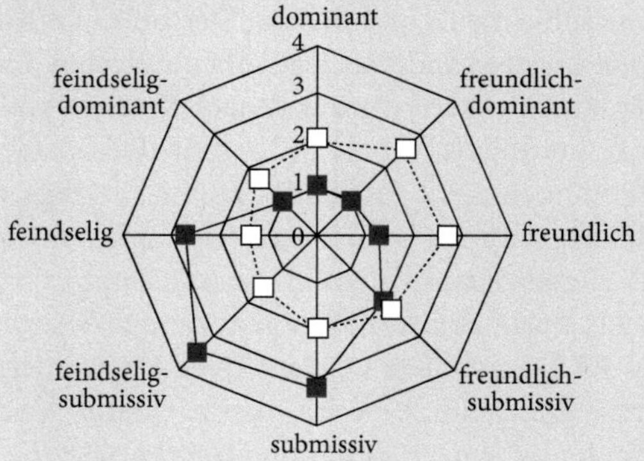

Abbildung 4.6 IMI Frau Panzer

Anschließend oder aber, sofern die Zeit bereits fortgeschritten ist, kann auf die Frage »Was nehmen Sie sich ganz konkret persönlich bzgl. Ihres Kiesler-Kreis-Profils für die Gruppe vor? Was möchten Sie in diesem Zusammenhang lernen oder üben?« eingegangen werden.

Stolpersteine: Individuelle Vertiefung

Probleme	Lösungsvorschläge für die Therapeuten
Es traut sich niemand, seine Übertragungshypothese für die Gruppe vorzustellen.	► Bringen Sie sich wenn möglich mit einer persönlichen Übertragungshypothese (ÜH) bezogen auf Ihre Rolle als Therapeut der Gruppe ein, z. B. »Wenn ich die Gruppe nicht interessant gestalte, dann werden Sie nicht mehr kommen.« ► Vermuten Sie empathisch, dass viele Patienten dieselbe oder zumindest eine ähnliche ÜH miteinander teilen, weil Sie aus ihrer Erfahrung wissen, dass viele Menschen in Gruppen befürchten, sich zu blamieren oder sich lächerlich zu machen. Lassen Sie dann durch Handheben anzeigen, bei wem dies der Fall ist.
Die Einschätzung des Kiesler-Kreis-Profils ist sehr sozial erwünscht getönt.	► Sprechen Sie an, dass wir als Erwachsene selten Feedback darüber bekommen, wie wir uns verhalten und dass es deshalb ein Ziel sein kann, im geschützten Rahmen der Gruppe aber auch von ausgewählten Personen im persönlichen Bekanntenkreis Feedback zu bekommen. Hier kann auf die Therapieaufgabe, das Einholen von Feedback mittels des IMI, hingewiesen werden. ► Betonen Sie weiterhin, dass soziale Isolation oder wiederkehrende Streitigkeiten oft in eigenen Verhaltensweisen begründet liegen, und dass es ein weiteres Ziel der Gruppe sein kann, Bewusstheit über eigene kritische Verhaltensweisen zu erlangen, um zwischenmenschliche Probleme zu überwinden.

4.2 Modul II – Nonverbale Kommunikation (Sitzungen 4–8)

Hintergrund für die Therapeuten. In diesem Modul geht es um nonverbale Kommunikation, also jenen Teil sozialer Interaktionen, bei der Kommunikation nicht sprachlich, sondern über den Einsatz von Körpersprache, Mimik und Gestik erfolgt. Die Patienten sollen zunächst herausarbeiten, wie sich die acht Kiesler-Kreis-Positionen darin voneinander unterscheiden. Sie sollen anschließend lernen, die eigene Körpersprache gezielt einzusetzen, um miteinander zu kommunizieren. In geschlossenen Gruppen, die nach der hier vorgeschlagenen Sitzungsabfolge durchgeführt wurden, haben sich die Patienten nun bereits kennengelernt. Sie treten damit in einen neuen Prozess der Gruppenbildung ein, die sog. Storming Phase (deutsch Kampfphase, Tuckman & Jensen, 1977). Hier können erste Konflikte auftreten, die Patienten entwickeln ein Gespür dafür, mit wem sie auf einer Wellenlänge schwimmen und mit wem eher nicht. Zudem kann die Euphorie des Gruppenanfangs allmählich verpufft sein. Den Patienten wird durch die gezielte Selbstbeobachtung möglicherweise sogar noch deutlicher bewusst, wie viele zwischenmenschliche Konflikte in ihrer Umwelt bestehen und wie unzufrieden sie aus den meisten sozialen Situationen herausgehen. Die Gruppentherapeuten übernehmen daher vielfältige und wichtige Aufgaben. Sie sorgen dafür, dass interpersonelle Konflikte nicht unter den Teppich gekehrt werden, sondern diese gezielt für die Gruppe genutzt werden, z. B. indem sie auf die Einhaltung der Feedbackregeln wertlegen oder den Kiesler-Kreis für eine kritische Selbstreflektion nutzen (»Wo sind Sie gerade auf dem Kiesler-Kreis?«, siehe hierzu auch Kapitel 6 zum Umgang mit schwierigen Therapiesituationen). Zum anderen motivieren sie die Patienten, die Gruppe als Chance zu begreifen, ihre realen sozialen Beziehungen zu verbessern. Hierzu schaffen sie ein offenes und konstruktives Arbeitsklima und verweisen auf die gemeinsamen bzw. individuellen Ziele des Kiesler-Kreis-Trainings. Gelingt diese Phase der Gruppenbildung, wird es den Patienten im nächsten Modul leichter fallen, konstruktiv miteinander an der realen Umsetzung eigener Problemsituationen zu arbeiten.

Zu den Lernzielen dieses Moduls gehören folgende Sitzungsinhalte:

- Das Diskriminationstraining zur nonverbalen Kommunikation verstehen und anwenden lernen
- Die Kontrollachse vertiefen (Führen und Folgen)
- Die Beziehungsachse vertiefen (Nähe und Distanz)

Darüber hinaus finden sich weitere Inhalte in diesem Modul, wie z. B. das Kiesler-Kreis-Zirkeltraining sowie Übungen zum gezielten Einsatz der Mimik.

4. Sitzung

Übersicht Sitzung 4

Ziele	Übungen	Zeitaufwand	Materialien
Warm-up	Verschlossene vs. offene Kommunikation	5 min	
Diskriminationstraining nonverbale Kommunikation		45 min	M 4 Kärtchen zur nonverbalen Kommunikation AB 3 – 5 Stifte
Abschlussrunde		10 min	

M 4

AB 3-5

Warm-up: Verschlossene vs. offene Kommunikation (5 min). Die Patienten werden gebeten, sich im Raum zu verteilen und langsam umher zu laufen ohne zu sprechen. Sie werden zunächst instruiert, nur auf sich zu achten und auf den Boden vor sich zu schauen. Nach einigen Momenten wird die Instruktion dahingehend verändert, dass die Patienten einmal tief einatmen, sich aufrichten, die Schultern zurückziehen und während des Weitergehens den freundlichen Blickkontakt zu den anderen Gruppenmitgliedern suchen (bewusste Begrüßung aller Patienten mit einem freundlichen Blick und lächeln). Üblicherweise kommt beim letzten Teil eine lockere Atmosphäre auf. Wieder angekommen im Stuhlkreis kann ein Austausch darüber erfolgen, welche Erfahrungen die Patienten gemacht haben. Normalerweise entstehen während des ersten Teils der Übung Gefühle von Einsamkeit und ein bedrückendes Gefühl, während im zweiten Teil eine heitere und gelöste Stimmung aufkommt. Die Patienten werden gebeten, zu überlegen, wo sie die beiden Verhaltensweisen im Kiesler-Kreis einordnen. Diese Erfahrungen lassen sich nämlich sehr gut auf die feindselig-unterwürfige und die freundlich-dominante Kiesler-Kreis-Position übertragen, sodass mit dieser Warm-up Übung gut auf den Einfluss von nonverbaler Kommunikation auf das Befinden hingeleitet werden kann.

Diskriminationstraining (45 min). In dieser Übung geht es um die Unterscheidung der acht Kiesler-Kreis-Positionen hinsichtlich wesentlicher Attribute der nonverbalen Kommunikation: Gang, Körperhaltung, Gestik und Mimik. Hierzu sollen die Patienten, verteilt auf zwei Gruppen, zunächst selbst erarbeiten, wie sich die Positionen unterscheiden. Im Anschluss werden die Positionen gegenseitig vorgestellt. Eine Gruppe wird für die Positionen, welche im rechten Teil des Kiesler-Kreises angeordnet sind (*dominant, freundlich-dominant, freundlich und freundlich-unterwürfig*) zuständig sein, die andere für die Positionen im linken Halbkreis (*unterwürfig, feindselig-unterwürfig, feindselig und feindselig-dominant*, s. Abb. 4.7). Der Kiesler-Kreis sollte bewusst in zwei Hälften aufgeteilt werden, damit sich die Gruppen mit den z.T. feinen Unterschieden von nebeneinander liegenden Kiesler-Kreis-Positionen, z.B. der Diskrimination zwischen *feindselig* und *feindselig-dominant*, beschäftigen.

Als Hilfestellung können die Kärtchen zur nonverbalen Kommunikation (Anleitung M 4) ausgelegt werden, um die Tabellen (AB 3 und 4) zu vervollständigen. Die Kärtchen sollen jedoch lediglich als Basis für die Vervollständigung der Tabellen dienen. Es empfiehlt sich daher, nicht alle der in M 4 zur Verfügung gestellten Kärtchen auszulegen, damit die Patienten noch eigene Ideen austauschen und zusammentragen können. M 4 AB 3+4

Nach etwa 20 Minuten sollen die Ergebnisse beider Teams gegenseitig vorgestellt werden. Hierzu kann jeweils ein Teammitglied die gefundenen Adjektive pantomimisch demonstrieren, während ein anderes Teammitglied diese moderiert (z.B. »Hier seht ihr, wie Frau Panzer die unterwürfige Kiesler-Kreis-Position darstellt. Sie läuft sehr langsam, ihr Kopf hängt herunter, sie nimmt keinen Blickkontakt auf«). So können alle Patienten ihr Wissen um die KK-Positionen vertiefen, auch wenn die Teams nur mit jeweils 4 KK-Positionen beschäftigt waren. Wir empfehlen, die Darstellungen zwischen den Teams abzuwechseln und zunächst die Hauptachsen und im Anschluss die Zwischenpositionen darzustellen. Die Zahlen in Abbildung 4.7

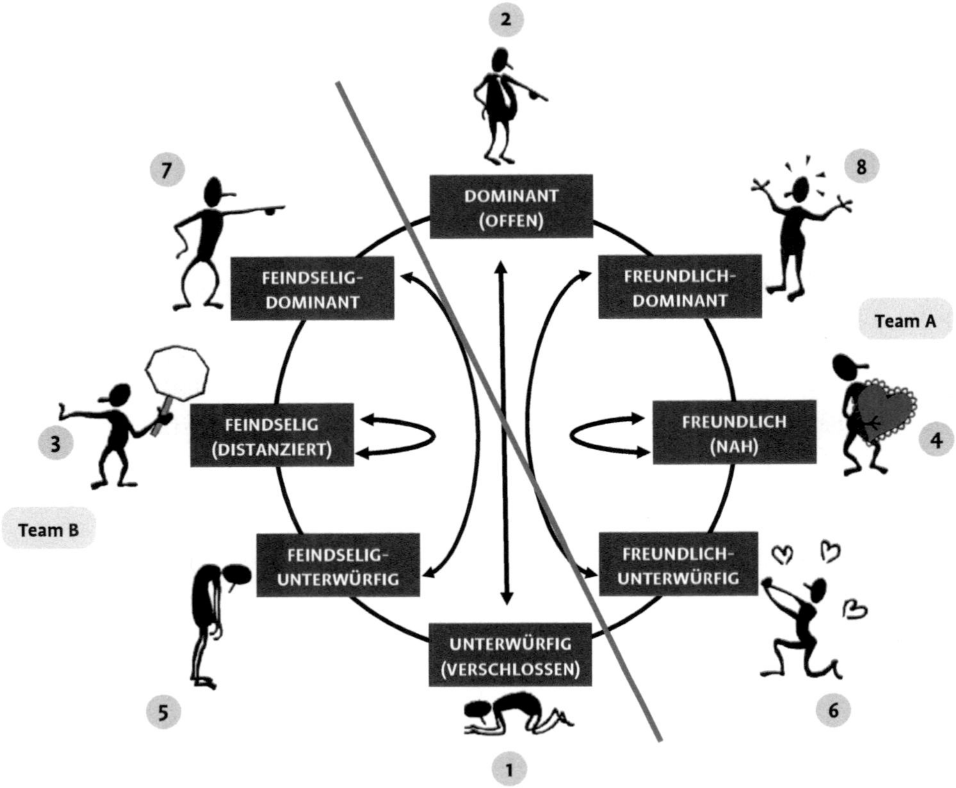

Abbildung 4.7 Aufteilung der Kiesler-Kreis-Positionen auf zwei Gruppen. Für die anschließende gegenseitige Vorstellung der Positionen empfiehlt es sich, mit den zwei Hauptachsen zu beginnen und mit der freundlich-dominanten Position zu enden (s. Reihenfolge der Zahlen)

beinhalten einen Vorschlag, wie die Reihenfolge der Vorstellungen gestaltet werden kann, sodass mit der freundlich-dominanten Position geendet wird. Es hat sich als sehr hilfreich erwiesen, dass die Gruppentherapeuten während der Vorstellungen auf die Zugkräfte verweisen (»Was löst die Darstellung der feindselig-dominanten Position bei Ihnen aus?«) und andere Patienten direkt motivieren, auf die Demonstration entsprechend zu reagieren. Zudem können Unterschiede markiert werden (»Worin unterscheidet sich die gerade gesehene feindselig-unterwürfige von der hier vorgestellten freundlich-unterwürfigen Position?«).

AB 5

Im Anschluss kann Arbeitsblatt 5 verteilt werden. Es enthält eine Auflösung, wie alle acht KK-Positionen hinsichtlich des Gangs, der Körperhaltung, der Gestik und Mimik beschrieben werden können (s. Abb. 4.8).

Abschlussrunde (10 min). Die Abschlussrunde kann unter das Motto »Für die nächste Woche nehme ich mir vor, meine Körpersprache genau zu beobachten. Welche Kiesler-Kreis-Position will ich gezielt üben?« gestellt werden. Außerdem können die Patienten angeregt werden, bis zur nächsten Sitzung auch andere Menschen aus dem

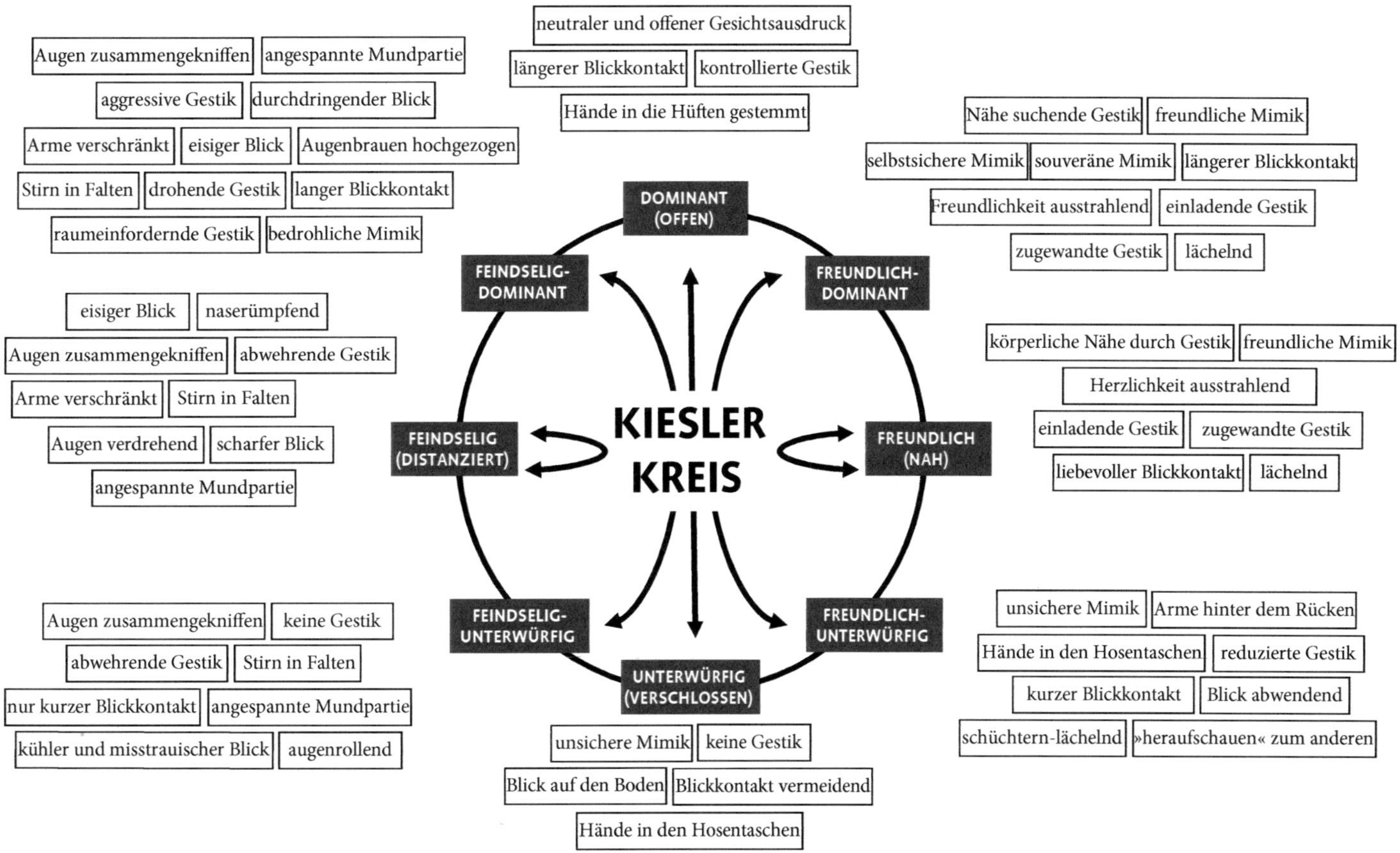

Abbildung 4.8 Nonverbale Kommunikation der Kiesler-Kreis-Positionen

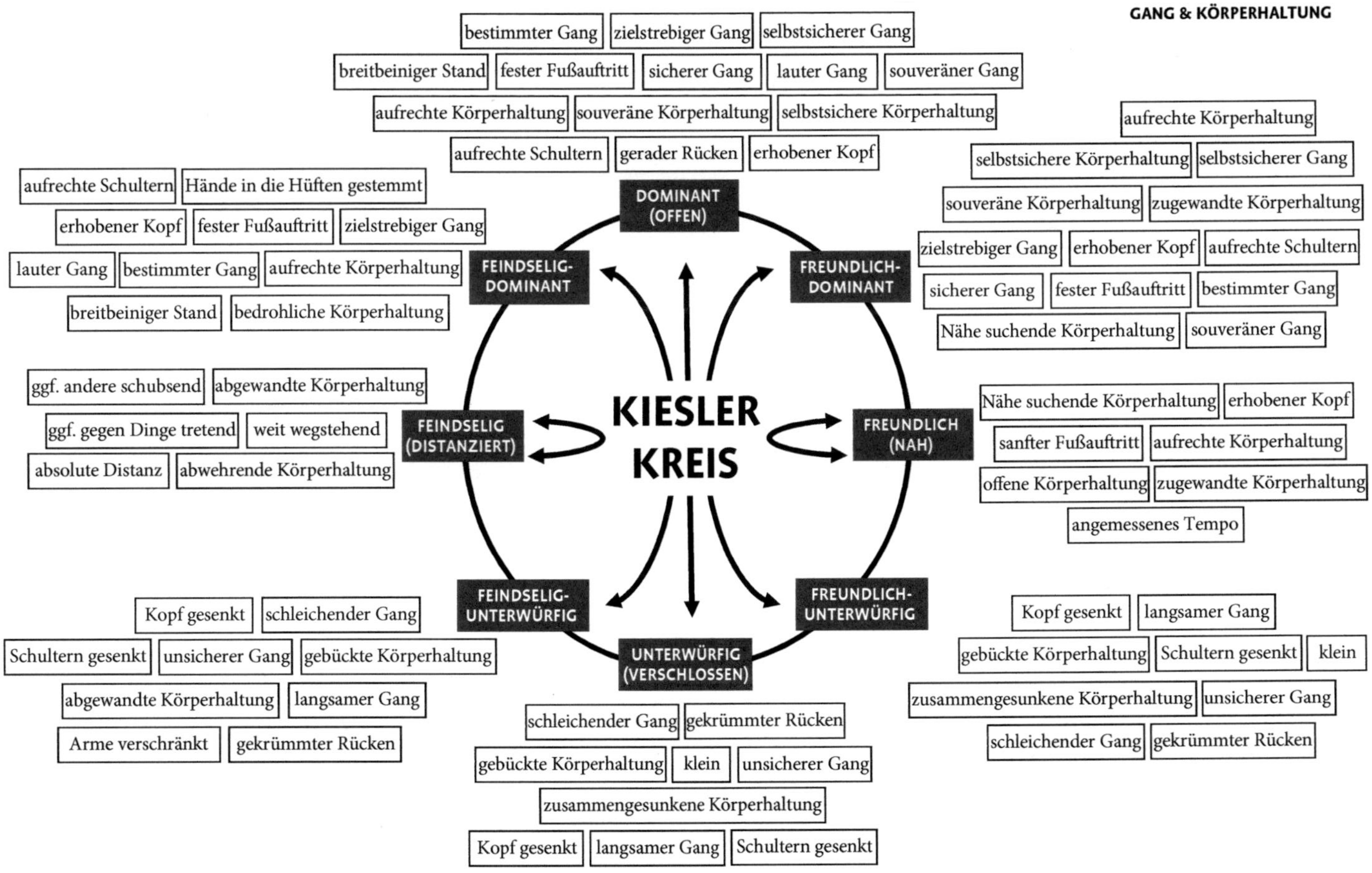

Abbildung 4.8 Fortsetzung

Freundes- und Bekanntenkreis oder auch berühmte Persönlichkeiten/VIPs zu beobachten und diese auf dem Kiesler-Kreis einzuschätzen. Die Patienten sollten zunehmend angeregt werden, diese Therapieaufgaben durchzuführen, sie sich ggf. sogar zu notieren, um in der nächsten Sitzung darauf Bezug zu nehmen. Anstelle der Warm-up Übungen kann dann ein Anfangsblitzlicht durchgeführt werden, in dem jeder Patient über seine Therapieaufgabe berichtet.

Stolpersteine: Diskriminationstraining nonverbale Kommunikation

Problem	**Lösungsvorschläge für die Therapeuten**
Die Patienten wollen sich nicht in zwei Teams wählen lassen, weil dies Prägungen aus der Schulzeit aktiviert.	▶ Validieren Sie diese Entscheidung! Sie demonstriert, dass die Patienten bereits gut für sich sorgen können. Legen Sie stattdessen die Teamzuteilung selbst oder per Zufall (z. B. durchzählen 1–2) fest oder erarbeiten Sie gemeinsam als Großgruppe die Positionen des Kiesler-Kreises. Beachten Sie jedoch, dass dies erheblich mehr Zeit in Anspruch nimmt.
Die Patienten haben Schwierigkeiten, die KK-Positionen nach Gang, Körperhaltung, Gestik und Mimik zu unterscheiden.	▶ Sofern die Gruppe durch zwei Therapeuten geleitet wird, teilen Sie sich auf die zwei Teams auf und unterstützen Sie die Gruppenarbeiten.

5. Sitzung

Übersicht Sitzung 5

Ziele	Übungen	Zeitaufwand	Materialien
Warm-up	Pantomime	10 min	Flipchart + Stifte
Anwendung des Diskriminationstrainings	Kiesler-Kreis-Post	20 min	
Vertiefung der Kontrollachse	Führen & Folgen	20 min	
Abschlussrunde		10 min	

Warm-up (10 min): Pantomime. Alle Patienten stellen sich im Raum auf. Die Therapeuten geben anhand einer Kiesler-Kreis Abbildung (z. B. Kreismodell auf dem Flipchart) das Vorgehen vor: Alle beginnen mit derselben Dimension im Kiesler-Kreis, z. B. unterwürfig / verschlossen, und stellen diese Position überspitzt nonverbal dar, ohne sich im Kreis zu bewegen. Anschließend gibt einer der Gruppentherapeuten ein Zeichen, z. B. indem er »Wechsel« sagt, und die nächste Position im Kiesler-Kreis dargestellt wird (im Uhrzeigersinn z.B. feindselig-unterwürfig). So werden alle Positionen gemeinsam durchlaufen. Damit diese Übung möglichst spielerisch ist und den Patienten Spaß macht, sollen die Positionen möglichst aktiv übertrieben dargestellt werden. Als Variation der Übung kann auch eine La-Ola-Welle geformt werden. Auf das »Wechsel-Kommando« beginnt der erste Patient des Kreises eine neue Kiesler-Kreis-Position zu präsentieren, dann der rechts daneben usw. bis alle Patienten die gleiche Dimension zeigen. Dann stellt der zweite Patient die nächste Position dar und startet erneut eine La-Ola-Welle usw.

Diese Übung dient einerseits zur Aktivierung der Patienten, andererseits werden die Positionen des Kiesler-Kreises in therapeutischer Begleitung eingeübt, sodass die Inhalte der letzten Sitzungen wiederholt und vertieft sowie gleichzeitig Hemmungen für die anschließende Anwendung des Diskriminationstrainings abgebaut werden.

Anwendung des Diskriminationstrainings: Kiesler-Kreis-Post (20 min). Zur praktischen und zeitgleich spielerischen Vertiefung des Diskriminationstrainings kann die Übung »Kiesler-Kreis-Post« (analog dem Spiel »stille Post«) durchgeführt werden. Die Teams A und B aus der letzten Sitzung können dabei erhalten bleiben, es können natürlich auch neue Teams gebildet werden – je nach Gruppendynamik. Immer ein Patient von Team A spielt gemeinsam mit Team B und umgekehrt. Die Patienten sind hintereinander aufgestellt (s. Abb. 4.9). Ein Mitglied des Teams A stellt eine KK-Position für das Team B pantomimisch dar. Die Gruppenmitglieder des Teams B geben die dargestellte Position so wie sie sie sehen, also ebenfalls pantomimisch, bis an das Ende ihrer Kette weiter. Damit jeweils nur ein Mitspieler von Team B die Darstellung von Team A sehen kann, stehen die anderen Mitglieder mit dem Rücken zu A und werden erst durch ein Klopfen auf die Schulter angewiesen, sich umzudrehen. Der letzte Spieler von Team B gibt dann die Auflösung, um welche KK-Position es sich handelt. Ist diese richtig, bekommt Team B einen Punkt. Dann wird gewechselt. Das Spiel endet, wenn alle Patienten jeweils eine Position vorgegeben haben, bei einer Gruppengröße von acht Patienten ergeben sich so vier Spielrunden. Damit es nicht zu leicht wird, sind alle acht KK-Positionen erlaubt, nicht nur die vier, die von den jeweiligen Teams bearbeitet wurden. Ebenso kann eine KK-Position mehrmals dargestellt werden.

Bei dieser spielerischen Übung geht es darum, Körperhaltung, Mimik und Gestik so genau wie möglich darzustellen und weiterzugeben. Nur dann kann es dem letzten Spieler gelingen, die richtige Position zu erkennen. Für Gruppen, denen die Anwendung des Diskriminationstrainings leicht fällt, kann auf die Übung »Kiesler-Kreis-Post« zugunsten einer ausführlicheren Führen und Folgen Übung (s. u.) verzichtet werden.

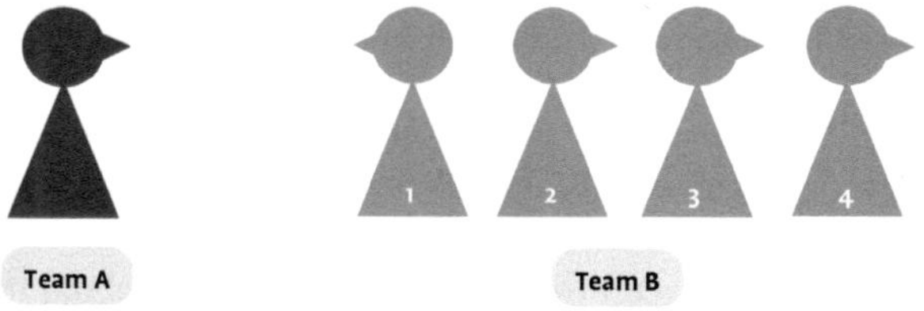

Abbildung 4.9 Aufstellung der Patient für das Spiel »Kiesler-Kreis-Post«

Führen und Folgen (20 min). Die Übung »Führen und Folgen« basiert in erster Linie auf der Achse »Kontrolle« des Kiesler-Kreises: Es geht darum, Erfahrungen mit Dominanz und Unterwürfigkeit direkt zu erleben. Wie ist es, die Führung zu übernehmen? Wie ist es, jemandem die Führung zu überlassen? Dazu werden die Patienten gebeten, sich in Paaren zusammenzufinden. Patient A führt zunächst Patient B durch den Raum. Nach einem Austausch über die Erfahrungen wechseln beide ihre Positionen, sodass Patient B die Führung von Patient A übernimmt.

Übung

Anweisung durch die Therapeuten. Bitte führen Sie Ihren Partner jetzt durch den Raum. Achten Sie dabei auf die Sicherheit Ihres Folgenden und vermeiden Sie Zusammenstöße mit anderen Paaren. Reden Sie bitte ab jetzt nicht mehr.

[Nach 3 Minuten wird die Übung durch die Therapeuten beendet.]

Bitte suchen Sie sich jetzt einen Platz im Raum aus, an dem Sie Ihre Folgenden sicher »parken« können. Befragen Sie sie zunächst darüber, wo die / der Folgende glaubt, sich im Raum zu befinden. Dann tauschen Sie sich gegenseitig über Ihre Erfahrungen aus:

- Wie hat es sich angefühlt, den anderen zu führen?
- Wie hat es sich angefühlt, geführt zu werden?
- Kann ich für jemand anders Verantwortung übernehmen?
- Kann ich mich jemandem anvertrauen?
- Wie vertraut ist mir die Position, Führung zu übernehmen oder mich führen zu lassen? Wie schwer bzw. leicht ist mir meine Rolle gefallen?

Nachdem sich beide Partner kurz über die Erfahrungen miteinander ausgetauscht haben, werden die Positionen gewechselt. Nach Ablauf von 3 Minuten erfolgt erneut ein kurzer Austausch bevor sich die Gruppe wieder im Kreis zusammenfindet.

Zur Anwendung der Feedbackregeln sollen die Patienten trainieren, ihre Erfahrungen nach dem Schema mitzuteilen. Dabei achten die Therapeuten auf die Einhaltung der Regeln und korrigieren im Bedarfsfall (s. Modul I, Sitzung 2).

Abschlussrunde (10 min). Zum Abschluss wird die Übung noch einmal auf den Kiesler-Kreis zurückgeführt. Dabei werden die Pole »Dominanz«, also Führung und Kontrolle übernehmen, und »Submissivität«, also sich anpassen, Kontrolle abgeben und sich führen lassen, gegenübergestellt. Die Patienten werden angeleitet, darüber zu reflektieren, was sich für sie vertrauter anfühlt und welche Position für sie eher ungewohnt ist. Hier können auch kurz konkrete eigene Situationen benannt werden, z. B. im Umgang mit Kollegen oder dem Partner. Im Anschluss kann eine Generalisierung erfolgen, in welchen zwischenmenschlichen Situationen es sich anbieten könnte, neue Verhaltensweisen im Sinne dominanter oder submissiver KK-Positionen auszuprobieren (»Was nehmen Sie sich vor? Worauf wollen Sie in Ihrem Alltag achten?«).

Stolpersteine: Führen und Folgen

Problem	Lösungsvorschläge für die Therapeuten
Es lässt sich beobachten, dass ein Patient seinen Folgenden in Gefahr bringt.	► Stoppen Sie die Zweierübung des jeweiligen Paares! ► Geben Sie empathisch Feedback zu dem, was Sie beobachten, und bieten Sie an, die Rolle des Führenden einmal vorzuführen.
Ein Patient verweigert aus Angst die Übung.	► Validieren Sie, dass der Patient für sich sorgt. ► Während die anderen Patienten die Übung weiterführen, hinterfragen Sie die Ängste des Betreffenden. ► Regen Sie den Patienten an, die Übung mit einem der Therapeuten durchzuführen. Wenn dies gelingt, geben Sie die Übung wieder an beide Patienten zurück.
Die Patienten geben sich trotz des Hinweises auf die Feedbackregeln verletzendes Feedback.	► Feedback sofort unterbinden! Es ist die Aufgabe der Therapeuten dafür zu sorgen, dass niemand in der Gruppe verletzt wird! ► Stellen Sie den Gruppenprozess auf dem Kiesler-Kreis dar und hinterfragen Sie die Beziehungsbotschaft, die ausgelöst wird (z. B. mit »Ist es das was Sie wollen? Dass Sie auf Distanz gehen, Angst voreinander haben und sich gegenseitig attackieren?«). ► Betonen Sie, dass die Gruppe ein geschützter und sicherer Ort sein muss, in dem neue Verhaltensweisen ausprobiert werden können. Für diesen Schutz und die Sicherheit muss jeder einzelne Patient sorgen: Dann kann die Gruppe ihre Wirksamkeit und ihr Potenzial frei entfalten.

6. Sitzung

Übersicht Sitzung 6

Ziele	Übungen	Zeitaufwand	Materialien
Warm-up	Zollstock	10 min	Zollstock oder ähnliches
Vertiefung der Beziehungsachse	Nähe & Distanz	40 min	Seile oder Stöcke (50 cm Länge)
Abschlussrunde		10 min	

Warm-up: Zollstock (10 min). Die Patienten stellen sich in zwei Reihen gegenüber. Sie stehen so weit voneinander entfernt, dass sich die Zeigefinger jedes Paares bei angewinkelten Armen berühren können. Auf dieses Spalier wird nun ein Zollstock (oder Besenstiel) gelegt. Die Aufgabe besteht darin, den Zollstock sanft auf den Boden abzulegen, ohne dass ein einziger Patient dabei den Kontakt zwischen Zeigefinger und Zollstock verliert. Kommandos und Absprachen sind erlaubt. Das Gelingen der Übung hängt von der Zusammenarbeit in der Gruppe ab. Schuldzuweisungen eines Einzelnen, z. B. in der Form von »Der Stock geht auf meiner Seite nach oben statt nach unten, was macht ihr denn da?« bringen ihn dem Boden keinen Millimeter näher.

Zur Förderung der Gruppendynamik sollte im Anschluss ein Austausch über die Erfahrungen während der Übung erfolgen. Dabei sollte Konsens darüber herrschen, dass der Erfolg der Übung von der Gruppenleistung und dem achtsamen Miteinander abhängt. Eine Patientin von uns fasste das einmal sehr treffend zusammen: »Zuerst habe ich nur auf die anderen geachtet und mich völlig aus den Augen verloren. Bis ich auf einmal bemerkte, dass ich an der Aufwärtsbewegung des Stockes schuld war, weil ich vergessen hatte mit dem Tempo der Gruppe mitzugehen. Ich habe das Gefühl, erst als es mir gelang meine Aufmerksamkeit sowohl auf die Gruppe als auch auf mich zu verteilen, konnten wir den Stock nach unten bringen.«

Vertiefung der Beziehungsachse: Nähe & Distanz (40 min). Nachdem in der letzten Gruppensitzung die Kontrolldimension des Kiesler-Kreises (Dominanz vs. Unterwürfigkeit) trainiert wurde, geht es heute um die Achse der Zugehörigkeit, der Einfachheit halber Beziehungsachse genannt. Die Patienten sollen eine Bewusstheit darüber erlangen, wieviel Nähe sie im zwischenmenschlichen Kontakt zulassen wollen und wie sie auf der anderen Seite Distanzsignale setzen können, wenn es notwendig erscheint, eigene Grenzen zu verteidigen. Hierzu werden Zweier-Teams gebildet. Die Teams stellen sich jeweils in einem Abstand von 3 Metern gegenüber, sodass sich zwei Reihen im Raum bilden. Es gibt mehrere Variationen mit Nähe und Distanz zu experimentieren. Nachfolgend sind diese mit steigendem Schwierigkeitsgrad vorgestellt. Bei allen Übungen bietet sich immer zunächst eine Demonstration durch die Therapeuten an. Die meisten Patienten haben in der Vergangenheit schwierige Erfahrungen mit Grenzverletzungen gemacht. Wie im Theorieteil dieses Buches eingeführt, waren Verhaltensweisen, die heute interpersonelle Probleme verursachen, einst eine Schutzreaktion. Sie waren demzufolge einmal funktional, in manchen Fällen sogar überlebensnotwendig. Schwierigkeiten bei der Durchführung der Übungen sollten demnach mit großem Verständnis begegnet und entsprechend validiert werden. Die Schwierigkeit bzw. das Tempo der Übungen sollte stets den Bedürfnissen der Patienten angepasst sein.

Übungen, um Nähe zuzulassen

- Die Personen auf der einen Seite (A) werden instruiert, mithilfe eines Seils oder eines Stocks vor sich auf dem Boden eine Grenze zu markieren, die ihrem persönlichen Raum, ihrer Privatsphäre, entspricht. Dann werden die Teampartner (B) gebeten, sich in möglichst neutraler Haltung und Mimik und in langsamem

Tempo auf diese Grenze zu bewegen und dort stehen zu bleiben. Beide sollen sich zunächst darüber austauschen, wie sich dieser Abstand anfühlt. Dann kann mit dem Abstand experimentiert werden. Wie fühlt es sich an, mehr Nähe zuzulassen bzw. auf mehr Distanz zu gehen? Was nehme ich jeweils in meinem Körper wahr? Anschließend werden die Rollen getauscht.

- Eine Variation dieser Übung besteht darin, die Personen auf der Seite B zu instruieren, sich in bestimmten Kiesler-Kreis-Positionen auf ihre Teammitglieder (A) zu zubewegen. Es sollte mit einer freundlichen Position begonnen werden. Dann können auch submissive und dominante Positionen hinzugenommen werden. Diese können durch die Therapeuten vorgegeben werden. Es erfolgen an der Stelle jedoch noch keine feindseligen Positionen! Auf der erlebenden Seite geht es ausschließlich darum, wahrzunehmen, wieviel Nähe sich gut anfühlt und inwiefern das Gegenüber Einfluss darauf nehmen kann. Auch hier werden die Rollen getauscht.

Übungen, um Grenzen zu markieren und zu verteidigen

- In dieser Variation betonen die Therapeuten die Wichtigkeit, Grenzüberschreitungen frühzeitig wahrzunehmen. In dem Fall kann Person A korrigierend einwirken und durch eine Rückwärtsbewegung den als (noch) angenehm empfundenen persönlichen Abstand wiederherstellen. Hierzu wird Person B instruiert, bewusst die markierte Grenze von A zu überschreiten. Dies sollte zunächst in langsamem Tempo und mit neutralem Gesichtsausdruck erfolgen. Es geht nicht zwangsläufig darum, der erlebenden Person (A) durch ein feindselig-dominant auftretendes Gegenüber Angst zu machen. Stattdessen sollen die Körpersignale und Empfindungen, die mit Grenzverletzungen einhergehen, frühzeitig registriert und in der Folge bewusst korrigiert werden. Traumatisierte Patienten erleben als Reaktion auf Grenzüberschreitungen oft ein Erstarren und können sich aus diesem nur langsam wieder lösen. Hier ist behutsames Vorgehen gefragt und immer wieder die Betonung des Rechts auf Selbstschutz: »Gehen Sie nur so weit, dass Sie die Situation unter Kontrolle haben. Gehen Sie raus aus der Situation, wenn es Ihnen zu viel wird.«
- Eine weitere Variation, um auf Grenzverletzungen zu reagieren, besteht darin, seine Grenzen zu verteidigen und Eindringlinge abzuwehren. Die erlebenden Personen (A) werden dabei zum gezielten Einsatz einer dominanten und abwehrenden Körpersprache instruiert. Dabei kann eine aufrechte Haltung, ein fester Blick oder das Ausstrecken einer Hand als Abwehrbewegung, auch in Kombination mit einem Stopp-Signal (»Halt!«), ausprobiert werden. Hier sollten mehrere Durchgänge angeleitet werden, da die meisten Patienten berichten, dass es ihnen mit der Anzahl an Wiederholungen immer leichter fällt, ihren persönlichen Raum zu verteidigen.

Im Anschluss an die Übungen sollte eine Reflektion über die gesammelten Erfahrungen in der Großgruppe erfolgen. Dabei sollen sowohl Empfindungen auf Seiten der

Personen exploriert werden, die ihre Grenze verteidigt haben, als auch die »grenzüberschreitenden« Personen dahingehend befragt werden, wie sie die Verteidigung/ Abwehr erlebt haben und welche Reaktionstendenzen bei ihnen ausgelöst wurden. Die Therapeuten moderieren die Diskussion unter Berücksichtigung der Feedbackregeln und leiten außerdem auf die Zugkräfte des Kiesler-Kreises über. Je nach Vertrautheit und Sicherheitserleben in der Gruppe, können die Patienten zudem motiviert werden, die Erfahrungen in den Übungen auch vor dem Hintergrund ihrer Prägungen zu reflektieren.

Reflexion der Erfahrungen

Auf Seiten von A: »Als Sie in der Rolle des Erlebenden waren, ...

- ... welche Erfahrungen haben Sie da gemacht?«
- ... welche Empfindungen haben Sie da gespürt?«
- ... was fiel Ihnen besonders schwer, was eher leicht?«
- ... wie erging es Ihnen damit, dass Ihr Partner auf Sie zugelaufen ist?«
- ... haben Sie es geschafft, ihm in die Augen zu sehen?«
- ... wofür könnte es wichtig sein, dem anderen in die Augen zu schauen?« (Intentionen erkennen, wahrnehmen wie der andere sich fühlt, was er denkt, worauf ich mich vorbereiten muss, z. B. auch Rückzug oder Angriff)
- ... kennen Sie derartige Erfahrungen aus Ihrer Kindheit? Gibt es einen Zusammenhang zu Ihren Prägungen?«

Auf Seiten von B: »Als Sie in der Rolle des Grenzüberschreitenden waren, ...

- ... was hat Sie dazu bewegt, die Grenzverletzung rückgängig zu machen und sich der Grenzziehung Ihres Spielpartners zu fügen?«
- ... was haben Sie bemerkt, wie sich die Körpersprache Ihrer Spielpartner verändert hat?«
- ... wie lassen sich Ihre Erfahrungen auf den Kiesler-Kreis übertragen? Welche Positionen haben miteinander interagiert? Welche Zugkräfte haben Sie gespürt?«
- ... kennen Sie derartige Erfahrungen aus Ihrer Kindheit? Gibt es einen Zusammenhang zu Ihren Prägungen?«

Abschlussrunde (10 min). Um diese sehr konstruierten und artifiziell wirkenden Interaktionsübungen auch auf reale zwischenmenschliche Beziehungen übertragen zu können, sollten die Patienten in der Abschlussrunde angeregt werden, Beispiele aus ihrem Umfeld zu sammeln, die stellvertretend für die heute durchgeführten Übungen zu »Nähe und Distanz« stehen (»Was für Erfahrungen haben Sie heute gemacht? Kennen Sie solche Erfahrungen aus Ihrem früheren und aktuellen Leben? Wie können Sie diese Erfahrungen auf Ihr Leben und Ihre zwischenmenschlichen Beziehungen übertragen?«).

Stolpersteine: Nähe und Distanz

Problem	Lösungsvorschläge für die Therapeuten
▶ Patienten gelingt die Grenzsetzung nicht; sie trauen sich beispielsweise nicht, beginnen zu weinen oder gar zu dissoziieren.	▶ Gehen Sie behutsam vor und instruieren Sie genau, was geschehen wird (»Frau Instabil wird jetzt erstmal ganz langsam auf Sie zugehen. Sie können sie zu jeder Zeit stoppen. Wollen Sie das einmal versuchen?«). ▶ Begleiten Sie (»Ich bleibe neben Ihnen stehen und unterstütze Sie dabei, sich abzugrenzen, in Ordnung? Als Stärkung kann ich Ihnen eine Hand auf die Schulter legen. Wie wäre das?«). ▶ Seien Sie Modell (»Ich mache es Ihnen einmal vor«). ▶ Validieren Sie, wenn Patienten die Übung nicht machen wollen (»Es ist völlig in Ordnung, dass Sie für sich sorgen, wenn die Übung zu viele Erinnerungen aktiviert. Vielleicht können Sie den anderen Patienten nachher kurz erklären, dass diese Übung zu viel für Sie war, damit sie einordnen können, warum Sie am Rand gesessen haben«).
▶ Der Angreifende tritt zu forsch auf.	▶ Eilen Sie umgehend dem sich verteidigenden Patienten zu Hilfe und unterbrechen Sie die Übung, um die Instruktion zu wiederholen. ▶ Sollte dies misslingen, übernehmen Sie selbst den Part des Angreifers. ▶ Wenn es sich anbietet und therapeutisch indiziert ist (z. B., weil Frau Instabil zu grenzverletzendem Verhalten neigt), regen Sie den angreifenden Patienten zu einem Perspektivwechsel an (»Wie glauben Sie, fühlt sich Herr Unruh, wenn Sie so auf ihn zu stürmen? Wie wahrscheinlich ist es, dass er sich verteidigen kann unter Berücksichtigung der Tatsache, dass er gerade offenbart hat, wie schwer ihm diese Übung fällt? Können Sie versuchen, ihn dabei zu unterstützen, sich mehr und mehr abzugrenzen und zu verteidigen? Wie müssten Sie sich dafür verhalten?«)

7. Sitzung

Übersicht Sitzung 7

Ziele	Übungen	Zeitaufwand	Materialien
Warm-up	Grimassen-Post	5 min	
Mimik	Psychoedukation	25 min	Handspiegel M 5 Mimik
	Spiegel-Übung (Einzel und / oder Gruppe)	25 min	
Abschlussrunde		5 min	

M 5

Warm-up: Grimassen-Post (5 min). Die Gruppe steht hintereinander in einer Reihe. Der Patient am Anfang der Reihe dreht sich zu seinem Hintermann / seiner Hinterfrau um, und stellt allein mit mimischem Ausdruck eine Position auf dem Kiesler-Kreis dar. Diese Position wird bis an das Ende der Reihe »durchgegeben«, bis der letzte in der Reihe die Auflösung, natürlich ebenfalls mimisch, vormacht und gemeinschaftlich die entsprechende Position auf dem Kiesler-Kreis benannt wird (Aufstellung vgl. Abb. 4.9).

Diese Übung ist bereits eine Hinführung auf das heutige Thema und dient zur Auflockerung der Patienten. Es sollte nicht mehr als 5 min Zeit in Anspruch nehmen, ggf. reichen daher ein oder zwei Durchgänge. Damit die Patienten sich nicht unter Druck gesetzt fühlen, sollte das Vormachen der Kiesler-Kreis-Position von freiwilligen Patienten oder den Gruppentherapeuten übernommen werden.

Mimik: Psychoedukation. Warum der Mimik eine ganze Sitzung widmen? Ganz einfach: Immer wieder bekommen Menschen mit interpersonellen Problemen die Rückmeldung, über eine »starre«, »flache« oder »verschlossene« Mimik zu verfügen, auch wenn sie selbst von ganz anderen inneren Zuständen berichten. Das ist auch nicht verwunderlich, wissen wir doch, dass unter lernpsychologischer Betrachtung bei Menschen mit interpersonellen Problemen selten eine adäquate Rückkopplung innerer Zustände durch die Außenwelt stattgefunden hat. Gerade deshalb erscheint es wichtig, die Mimik in den Fokus des KKTs zu rücken. In diesem Modul sollen Übungen dazu durchgeführt werden, allein über die Mimik Stimmung, Gedanken oder Intentionen auszudrücken und über diese mit dem Gegenüber zu kommunizieren. Auch hierbei dient der Kiesler-Kreis als Orientierung.

Jeder Patient wird mit einem kleinen Handspiegel ausgestattet. Zunächst geht es darum, über das eigene Spiegelbild herzuleiten, welche Gesichtszüge für die acht Kiesler-Kreis-Positionen charakteristisch sind. Der Einfachheit halber wird das Gesicht in drei Abschnitte unterteilt: Stirn / Augen, Mundpartie und Kopfposition (s. Tab. 4.4). Die Erarbeitung der Charakteristiken kann in der Gruppe erfolgen. Über die Handspiegel kann jeder zunächst an sich selbst beobachten, wie Stirn / Augen, Mundpartie und Kopfposition in jeder Kiesler-Kreis-Position sind. Auf dieser Basis erfolgt dann der Austausch in der Großgruppe. Nicht jede Position hat eine jeweilige, ausschließlich für sie geltende Charakteristik. Es geht vielmehr um das Zusammenspiel aller Gesichtsmuskeln, um einen bestimmten Ausdruck zu erreichen.

Tabelle 4.4 Kiesler-Kreis Mimik

Kiesler-Kreis-Position	Stirn / Augen	Mund	Kopfposition
dominant	Heben der Augenlider, Blickkontakt	entspannte Mundwinkel	gehoben
freundlich-dominant	Heben der Augenlider, freundlicher Blick, glatte Stirn	entspannte Mundwinkel	leicht gehoben
freundlich	Heben der Augenlider, freundlicher Blick, glatte Stirn	hochgezogene Mundwinkel (lächeln)	auf Augenhöhe des Gegenübers
freundlich-unterwürfig	Blickkontakt, von unten nach oben schauend, angehobene Brauen, blinzeln	Dauerlächeln, übertriebenes Lächeln	gesenkt
unterwürfig	kein Blickkontakt	zusammengepresste Lippen	gesenkt
feindselig-unterwürfig	kein Blickkontakt, demonstratives Wegsehen	zusammengepresste Lippen	gesenkt, leicht abgewendet
feindselig	Stirnrunzeln, zusammengekniffene Augen, demonstratives Wegsehen, schräger Blick	Anheben nur eines Mundwinkels	abgewendet, aber auf Augenhöhe
feindselig-dominant	Stirnrunzeln, zusammengekniffene Augen, abschätziger oder starrer Blick	nach unten gezogene Mundwinkel	gehoben

Bei Interesse können die Basisemotionen nach Paul Ekman vorgestellt werden. Ekman unterscheidet evolutionspsychologisch sieben Emotionen, die kulturunabhängig erkannt werden: Freude, Überraschung, Furcht, Trauer, Wut, Ekel und Verachtung. Hierzu können die beiden Therapeuten durch Demonstration der Basisemotionen jeweils raten lassen, um welche Emotion es sich vermutlich handelt, und nachfolgend erarbeiten lassen, was die jeweilige Basisemotion charakteristisch macht. Material 5 enthält Bilder von Personen mit verschiedenen emotionalen Gesichtsausdrücken, die mit den Patienten diskutiert und auf dem Kiesler-Kreis eingeordnet werden können. Auch eine Zusammenstellung aus Zeitschriftenbildern bietet sich an, verschiedene Gesichtsausdrücke und deren individuelle Wirkung gemeinsam zu diskutieren.

M 5

Mimik: Spiegelübungen. Die Spiegelübungen können sowohl paarweise als auch in Teams durchgeführt werden.

Basisübung. Für die Paarübung sitzen oder stehen sich zwei Personen gegenüber. Während Person A eine selbst ausgesuchte und transparent mitgeteilte Kiesler-Kreis-Position mimisch darstellt, spiegelt Person B – ebenfalls mimisch – was er auf dem Gesicht von Person A beobachtet, Person B fungiert also als ein Spiegel für Person A. Anschließend erfolgt ein kurzer Austausch unter Berücksichtigung der Feedbackregeln. Danach tauschen Person A und B die Rollen, sodass Person A spiegelt, welche Kiesler-Kreis-Position sie im Gesicht von B ablesen kann.

Aufbauübung. Für Gruppen mit einer wohlwollenden Gruppenatmosphäre bietet es sich an, anstelle der Kiesler-Kreis-Positionen »nur« das spiegeln zu lassen, was auf dem Gesicht des Gegenübers in dem Moment abzulesen ist, z. B. die momentane Stimmung. Diese Übung ähnelt der Laufstegübung (s. Modul V, Sitzung 21), muss aber therapeutisch gut begleitet sein, da Patienten über die Wirkung ihrer Mimik nach außen irritiert oder verletzt sein können. In diesem Fall bietet es sich an, auf das Ziel der Übung bzw. des KKT zu verweisen, nämlich sich seiner Wirkung nach außen bewusst(er) zu werden, sich flexibel im Kiesler-Kreis bewegen zu können, und zu lernen, die gewünschte Wirkung gezielt zu steuern.

Gruppenübung. Die Gruppenübung ähnelt der Kiesler-Kreis-Post aus der ersten Sitzung dieses Moduls (Sitzung 4). Sie eignet sich am besten für jeweils drei Personen. So könnte Person A durch eine weitere, dritte Person C, die sich im Rücken von Person B befindet, eine Kiesler-Kreis-Position angezeigt bekommen, die sie mimisch darstellen soll. Wenn man zwei Teams bilden möchte, gehören Person A und B jeweils zu einem Team. Die dritte Person kommt aus dem gegnerischen Team. Errät Person B, um welche KK-Position es sich handelt, bekommt das Team bestehend aus Person A und B einen Punkt usw. Damit es im Spielverlauf nicht zu leicht wird, kann eine Kiesler-Kreis-Position auch mehrmals vorkommen.

Kurze Rollenspiele. Die erworbene Bewusstheit über die mimische Wirkung kann auch mit kurzen Sätzen gekoppelt werden, um Alltagsnähe herzustellen. Hier bietet es sich erneut an, in Zweier-Teams zu arbeiten. Person A hat die Aufgabe, eine der unten gelisteten Aussagen in einer dazu passenden Kiesler-Kreis-Position auszusprechen, natürlich mit entsprechender Mimik. Person B kann dann ein Feedback geben und spüren, ob die entsprechende Zugkraft im Kiesler-Kreis gewirkt hat. Die Gruppentherapeuten achten darauf, dass das Feedback entsprechend der Feedbackregeln gestaltet wird und der Feedbackfokus weiter auf der Mimik bleibt.

Mögliche Aussagen:

- »Ich freue mich sehr, dass du zu meinem Geburtstag gekommen bist.«
- »Mir ist es wichtig, dass du mich zu dem Termin begleitest.«
- »Hör auf, so mit mir zu sprechen.«
- »Wenn du nicht aufhörst, werde ich gehen.«
- »Dein T-Shirt gefällt mir wirklich ausgesprochen gut. Wäre es für dich ok, wenn ich mir das gleiche kaufe?«
- »Wie schön, dass ich mit dir diese Übung machen kann.«
- …

Abschlussrunde. In der Abschlussrunde wird von den Patienten gelegentlich darauf verwiesen, wie künstlich es erscheint, sich allein auf mimische bzw. pantomimische

Signale zu beschränken. In der Tat entspricht unsere Realität eher einer Vielzahl von nonverbalen und verbalen Eindrücken, aus denen wir die Absichten unseres Gegenübers ableiten müssen. In Modul III wird es daher um die verbale Kommunikation gehen. Erst die Bewusstheit über unsere nonverbalen *und* verbalen Signale als auch das Wissen um die nonverbalen und verbalen Signale unseres Gegenübers kann uns helfen, interpersonellen Schwierigkeiten zu begegnen, um zwischenmenschlich das zu erreichen, was wir wollen. Instruieren Sie die Patienten, sich als Therapieaufgabe zuhause selbst noch einmal mit ihrem Spiegelbild zu beschäftigen und alle Kiesler-Kreis-Positionen einnehmen zu lernen.

Stolpersteine: Mimik

Problem	Lösungsvorschläge für die Therapeuten
Patienten empfinden das eigene Spiegelbild als zu aversiv, weil es selbstabwertende Prägungen aktiviert.	▶ Behutsam vorgehen! ▶ Die Patienten werden instruiert, bewusst nur einen Teil des Gesichts im Spiegel zu betrachten, also z. B. Stirn / Augen oder Mund, und nicht das gesamte Gesicht im Spiegel. ▶ Die Bilder aus M 5 fungieren als Grundlage für die Erarbeitung der Diskriminationstabelle zu Stirn / Augen, Mund, Kopfposition in den acht KK-Positionen. ▶ Es wird sofort mit den Partner-Spiegelübungen begonnen, sodass die Handspiegel nicht nötig sind.

8. Sitzung

Übersicht Sitzung 8

Ziele	Übungen	Zeitaufwand	Materialien
Warm-up	Eingangsblitzlicht	5 min	
Zirkeltraining	Gesellschaftsexperiment	45 min	
Abschlussrunde		10 min	

Warm-up: Eingangsblitzlicht (5 min). Da das Zirkeltraining in dieser Sitzung bereits eine körperlich aktive Übung darstellt, kann als Einstieg in die Sitzung ein kurzes Eingangsblitzlicht durchgeführt werden. Hierbei kann Bezug auf die Therapieaufgabe aus der zurückliegenden Sitzung genommen werden (»Wie ist es Ihnen mit Ihren Spiegelübungen ergangen? Ist es Ihnen gelungen, alle acht Positionen des Kiesler-Kreises mimisch darzustellen?«). Alternativ kann als kurze Wiederholung aller bisherigen Sitzungen in diesem Modul nach der individuell bedeutsamsten

Erkenntnis gefragt werden (»Wir haben uns in den letzten Sitzungen gezielt mit der nonverbalen Kommunikation beschäftigt? Was war dabei für Sie das persönlich Bedeutsamste, das Ihnen über Ihre eigene Körpersprache bewusst geworden ist?«). Es sollte jedoch darauf geachtet werden, dass es sich lediglich um ein »Blitzlicht« handelt, den Patienten also noch genügend Zeit für das Zirkeltraining bleibt.

Zirkeltraining: Gesellschaftsexperiment(e) (45 min). Abschluss des Moduls II zur nonverbalen Kommunikation stellt ein Zirkeltraining dar. Hierbei werden zeitgleich alle Inhalte wiederholt, zusammengefügt und erlebbar gemacht.

Die Patienten bilden einen Kreis im Raum, analog zu den Kiesler-Kreis-Positionen. Alle acht Dimensionen sollen vergeben werden (sollte es nur sechs Patient geben, spielen die Therapeuten mit, sodass alle acht Dimensionen vertreten sind; bei mehr als acht Patienten können Dimensionen auch doppelt vergeben werden). Die Zuteilung der Positionen erfolgt in fortgeschrittenen Gruppen per Zufall (»Bitte stellen Sie sich in einem Kreis auf – hier ist Norden, also sagen wir, dass hier die dominante Position steht«). In Gruppen mit noch sehr unsicheren oder traumatisierten Patienten können diese sich ihre Positionen auch selbst aussuchen.

Nun soll sich jeder Patient eine Haltung oder pantomimische Darstellung überlegen, die mit seiner Kiesler-Kreis-Position korrespondiert. Jeder Patient teilt der Gruppe seine ausgesuchte Position mit und nimmt dann die Position mimisch und pantomimisch ein. Bei Bedarf können Hilfestellungen durch die Therapeuten, im besten Fall durch andere Patienten der Gruppe gegeben werden. Die Gruppentherapeuten instruieren anschließend, dass alle gemeinsam in der jeweiligen Position durch den Raum gehen (ca. 4–5 min). Dies kann wie folgt eingeleitet werden:

»Wie in unserer Gesellschaft haben wir nun alle Positionen vergeben. Bitte bewegen Sie sich jetzt in Ihrer Position durch den Raum ... *[Diese Exploration soll dazu dienen, mit den Erlebensweisen, die der jeweiligen KK-Position entsprechen, in Kontakt zu kommen. Hierbei ist folgende Instruktion wichtig:]* Alles ist bei dieser Übung erlaubt, Sie sollten nur nicht sprechen und – wenn Sie eine Position des linken Halbkreises demonstrieren – die anderen nicht (körperlich berühren oder) verletzen. Bitte reflektieren Sie bei der Übung folgende drei Fragen: Wie ergeht es mir in meiner Position? Komme ich in Kontakt mit anderen Personen oder nicht? Wenn ja, bekomme ich mit, mit wem ich in Kontakt trete?«

Wenn es für alle Patienten der Gruppe in Ordnung ist, dann kann Körperkontakt (in leichter Form) erlaubt sein, z. B. leichtes Schubsen. Dies sollte bereits aus den individuellen Vorgesprächen bekannt sein bzw. kann vor Beginn des Zirkeltrainings auch direkt noch einmal angesprochen werden.

Tabelle 4.5 Konkrete Beispiele aus der Praxis

KK-Position	Verhalten während des Zirkeltrainings
dominant (offen)	▶ zielstrebiges Schreiten durch den Raum ▶ keine Angst, durch die Mitte des Kreises zu laufen ▶ keine Scheu vor Blickkontakt ▶ dabei jedoch kein wahrgenommener Kontakt zur Gesellschaft
freundlich-dominant (nah-offen)	▶ aktive Kontaktversuche ▶ häufige Interaktionen mit den ebenfalls dominanten Positionen ▶ meist finden sich im Verlauf »folgsame« Personen in Gestalt freundlich-unterwürfiger Positionen ▶ diese werden in der Regel zunächst als angenehm erlebt, erst wenn das Experiment länger andauert, werden die Kosten dieser Paarung bewusst (Verantwortung für jemanden übernehmen zu müssen, bis hin zu einem Gefühl des Genervt-Seins von der Unselbständigkeit des Gegenübers)
freundlich (nah)	▶ angenehmer Kontakt wird nur mit ebenfalls freundlichen (einschließlich freundlich-dominanten und freundlich-unterwürfigen) Personen erlebt ▶ Angst und Unverständnis gegenüber feindseligen Personen ▶ es wird eine deutliche Abschreckung durch die Distanzsignale der feindseligen Positionen erlebt ▶ wenn zwei oder mehr Personen dieser KK-Position mitspielen, treten diese meist gemeinsam auf (umarmen, Hand in Hand gehen)
freundlich-unterwürfig (nah-verschlossen)	▶ zunächst freundlich erkundend ▶ Suche nach Anschluss ▶ oftmals Opfer der feindselig-dominanten Personen, die in der Regel Freude daran haben, Personen in dieser KK-Position zu »gängeln« ▶ verängstigt und dankbar für Zuwendung der ebenfalls freundlichen Positionen, insbesondere für den Schutz durch die freundlich-dominanten Personen ▶ das Gefühl, die Verantwortung an andere (dominante) Personen abgeben zu können, kann als erleichternd erlebt werden
unterwürfig (verschlossen)	▶ finden sich meist abseits der Gruppe wieder ▶ verharren dann in einer Position im Raum ▶ kommen mit Niemanden im Kontakt, können am ehesten die Schuhe der anderen erinnern, nicht aber ihre Gesichter
feindselig-unterwürfig (distanziert-verschlossen)	▶ ambivalentes Verhalten ▶ einerseits Abwenden wollen, andererseits ständige Konfrontation mit den Kontaktangeboten, z. B. der freundlichen Personen ▶ daraus entsteht ein Gefühl von Unfähigkeit mit anderen in Kontakt zu kommen (sich nicht zugehörig fühlen) ▶ Rückzugstendenz wird stärker, je länger das Experiment andauert
feindselig (distanziert)	▶ Einzelgängertum ▶ abseits der Gruppe, meist auch Umkreisen der Gruppe ▶ Gefühl des Genervt-Seins von der Gesellschaft ▶ Interaktionen mit feindselig-dominanten Personen, denen sich hin und wieder auch ebenbürtig in den Weg gestellt wird

Tabelle 4.5 (Fortsetzung)

KK-Position	Verhalten während des Zirkeltrainings
feindselig-dominant (distanziert-offen)	▶ oft zunächst Erleben eines als positiv bewerteten Machtgefühls ▶ niemand stellt sich in den Weg, jeder scheut den Blickkontakt ▶ die reaktive Vermeidung führt (zumindest nach geraumer Zeit) bei einigen Patienten jedoch zum Erleben von Einsamkeit, zu einer scheinbar unüberwindbaren Isolation

Nachdem alle ihre Ausgangsposition wieder eingenommen haben, sollen genau diese oder ähnliche Erfahrungen ausgetauscht werden. In der Regel lassen sich hierbei auch die Zugkräfte des Kiesler-Kreises abbilden. In jedem Fall kann jedoch auf die Bedeutung von Körpersprache, Mimik und Gestik verwiesen werden, die sowohl ausschlaggebend für das eigene Erleben ist, als auch unsere Wahrnehmung nach außen bestimmt. Explorationsfragen für die Therapeuten können lauten:

- Wie haben Sie sich in dieser Position gefühlt?
- Kamen Sie überhaupt mit jemandem in Kontakt und wenn ja, mit wem?
- Wem haben Sie versucht aus dem Weg zu gehen?
- Hat sich Ihr Empfinden über die Zeit der Übung verändert?
- Kennen Sie diese Gefühle und das Erleben aus Ihrem heutigen Leben – oder aus Ihrer Kindheit?

Das Zirkeltraining kann dann in verschiedenen Varianten weitergeführt werden. So können die Patienten beispielsweise in einem zweiten Durchgang angeregt werden, eine Position im Kiesler-Kreis einzunehmen, die sie gern einmal ausprobieren wollen. Dabei kann dafür Sorge getragen werden, dass erneut alle Positionen des Kiesler-Kreises verteilt sind, es ist allerdings nicht zwingend notwendig.

- Wo haben Sie sich am wohlsten gefühlt?
- Vergleichen Sie die Position, die Sie im ersten Durchgang eingenommen hatten, mit der im 2. Durchgang. Welche Unterschiede haben Sie bemerkt?

Weiterhin bietet es sich an, dass jeder Patient verdeckt eine Position einnimmt und diese spielt, ohne bereits zu Beginn anzuzeigen, von welcher KK-Position heraus gestartet wird. Nach der gemeinsamen Exploration im Raum wird dann reihum auf Basis der Erfahrungen der anderen Patienten für jeden die wahrscheinliche KK-Position hergeleitet und mit der intendierten Position abgeglichen:

- Wer hat Herrn Unruh beobachtet? Wer kam mit ihm in Kontakt?
- Was hat das in Ihnen ausgelöst?
- Welche Position, meinen Sie, hat Herr Unruh übernommen?

Abschlussrunde (10 min). Zum Abschluss kann jeder Patient angeregt werden, eine persönliche Take-Home-Message zu formulieren (»Was habe ich heute mitgenommen?«). Zudem kann als Therapieaufgabe vorgeschlagen werden, bis zur nächsten Sitzung andere Personen hinsichtlich ihrer nonverbalen Kommunikation auf dem Kiesler-Kreis einzuordnen oder selbst eine bestimmte Position (z. B. freundlich-dominant oder freundlich) auszuprobieren und gezielt die Reaktionen der anderen wahrzunehmen.

Stolpersteine. Zu dieser Sitzung lassen sich nur schwer Stolpersteine finden. Unserer Erfahrung nach werden die Übungen zum Zirkeltraining von fast allen Patienten als Bereicherung erlebt, da sie auf diese Art und Weise intensiv die Zugkräfte des Kiesler-Kreises zu spüren bekommen. Je mehr die Therapeuten diese Freude am Ausprobieren von verschiedenen Kiesler-Kreis-Positionen vorleben, desto mehr werden auch Patienten angeregt, sich selbst auszuprobieren und ihre eigenen »bevorzugten« Positionen auf dem Kiesler-Kreis zu hinterfragen.

4.3 Modul III – Verbale Kommunikation (Sitzungen 9–12)

Hintergrund für die Therapeuten. In diesem Modul geht es um verbale Kommunikation. Abgesehen von den nonverbalen Grundlagen, die im vorangegangenen Modul gelegt wurden, kommen nun sprachliche Aspekte der Kommunikation hinzu. Die Trennung in nonverbale und verbale Kommunikation ist in diesem Sinne künstlich, da soziale Kommunikation stets aus dem Zusammenspiel verbaler und nonverbaler Signale besteht. Dabei reagieren Kommunikationspartner nicht nur auf sprachliche Inhalte, sondern auch auf Mimik und Gestik, Körperhaltung und Dynamik des Gegenübers. Kommunikation ist damit auf Wechselseitigkeit angelegt. Mit dem Ziel, möglichst eindeutig, also unmissverständlich zu kommunizieren und eigene Ziele zu erreichen, wird der Fokus in diesem Modul nun jedoch explizit auf die verbale Kommunikation gelegt. Wie formuliere ich ein Bedürfnis? Wie spreche ich über Gefühle? Wie setze ich Lautstärke und Tonfall ein, um zu erreichen, was ich möchte?

Zur Beschreibung sozialer Kommunikationsprozesse lassen sich insbesondere zwei wichtige Vertreter der Kommunikationstheorie benennen und zwar Paul Watzlawick und Friedemann Schulz von Thun. Beide haben grundlegende Regeln formuliert, nach denen Kommunikation gelingen bzw. Kommunikationsstörungen erklärt werden können. Watzlawick (2011) formulierte hierfür die fünf Grundsätze von Kommunikation. Diese sogenannten Axiome (hier in verkürzter Form dargestellt) können auf jede soziale Situation angewendet werden. Sie lauten:

(1) Man kann nicht nicht kommunizieren!
(2) Jede Kommunikation hat einen Inhalts- und einen Beziehungsaspekt.
(3) Kommunikation beruht auf einem Wechselspiel aus Aktion und Reaktion.
(4) Menschliche Kommunikation bedient sich analoger (nicht sprachlicher) und digitaler (objektiver) Modalitäten.
(5) Kommunikation kann symmetrisch (Gleichheit der Partner) oder komplementär (Unterschiedlichkeit der Partner) sein.

Schulz von Thun (2004) differenzierte insbesondere das zweite Axiom von Watzlawick weiter aus, nach dem jede Kommunikation neben einem Inhalt- auch einen Beziehungsaspekt offenlegt. Sein Kommunikationsquadrat, auch Vier-Seiten-Modell genannt, basiert auf der Annahme, dass jedes Signal nach vier Aspekten hin interpretiert werden kann:

- Sachebene: Was sagt der Sender? (Inhalte, Daten und Fakten)
- Selbstoffenbarung: Was gibt der Sender über sich preis?
- Beziehungsebene: Wie steht der Sender zum Empfänger?
- Appellebene: Was möchte der Sender beim Empfänger erreichen?

Es hat in dem Sinne Ähnlichkeit zu den evoking und impact messages, die auch Kiesler postulierte (s. Kap. 2).

Neben dem Sender einer Nachricht besteht soziale Kommunikation gleichzeitig aus einem Empfänger. Es gibt demnach nicht nur die »vier Schnäbel« (Schulz von Thun, 2004) des Senders, sondern auch die »vier Ohren« des Empfängers zu betrachten. Hierbei können vielfältige Kommunikationsstörungen entstehen, auf Seiten des Senders einer Nachricht, weil dieser unter Umständen nicht eindeutig kommuniziert, auf Seiten des Empfängers, weil dieser eine Nachricht fehlinterpretiert, möglicherweise, weil er falsche Annahmen über den Sender aus vorherigen Beziehungen ableitet (vgl. Konzepte, Prägungen und Übertragungshypothesen, Kapitel 1).

Auf der Grundlage dieser Kommunikationstheorien werden mit dem Modul III zur verbalen Kommunikation zwei Ziele verfolgt: Die Patienten sollen lernen, eindeutig verbal zu kommunizieren und sie sollen lernen, ihre Interpretationen kritisch zu hinterfragen. Hierzu nutzen wir erneut den Kiesler-Kreis, den die Patienten nun schon verinnerlicht haben. Zu den Lernzielen dieses Moduls gehören:

- das Diskriminationstraining zur verbalen Kommunikation verstehen und anwenden lernen
- das SEW-Schema zur Äußerung von Bedürfnissen kennenlernen und in ausgewählten Situationen praktisch einüben

In welcher Reihenfolge die Inhalte vermittelt und wie viele Sitzungen hierfür benötigt werden, kann dem Setting der Gruppe und den Zielen der Patienten angepasst werden. Wir schlagen vier Sitzungen vor, insbesondere um genügend Zeit zum Einüben des »Sag-endlich-was«(SEW)-Schemas bereit zu stellen, bevor in Modul IV Konfliktsituationen trainiert und gelöst werden sollen.

Gruppendynamisch betrachtet befinden sich die Patienten im 3. Modul nun bereits in der sog. Norming Phase (deutsch Organisationsphase, Tuckman & Jensen, 1977). Die Konflikte des Kennenlernens sind weitgehend gelöst, nun werden Rollen ausprobiert und gefunden. Die Patienten beginnen, mehr die Gruppe als sich selbst in den Fokus zu stellen. Geschlossenheit, Gruppenzusammenhalt und Gemeinschaft stehen im Vordergrund. Es entsteht ein Miteinander, sodass die Gruppe als Team in der Lage ist, die Zusammenarbeit lösungsorientiert zu organisieren. Komplementär hierzu beginnen die Gruppenleiter die Führung allmählich abzugeben. Sie instruieren zwar noch und geben die Inhalte der Sitzungen vor, die Patienten werden aber zunehmend angeregt, Problemstellungen eigenständig miteinander zu lösen und selbst auf die Einhaltung der Gruppenregeln zu achten, d. h. ihnen wird Raum gegeben, dominanter zu werden. Dabei helfen die Therapeuten weiter, die Stärken und Bedürfnisse des

Einzelnen mit der Gruppe abzustimmen. Auf dem Kiesler-Kreis verlassen die Gruppenleiter damit allmählich ihre (freundlich-)dominante Position, sodass die Patienten die Erfahrung machen können, selbst Verantwortung für das Funktionieren der Gruppe zu übernehmen – und somit (freundlich-)dominanter auftreten können. Den Gruppenleitern kommt stattdessen zunehmend die Rolle von Moderatoren zu, sie sind jedoch weiter aufmerksam, auf die Einhaltung der Gruppen- und Feedbackregeln zu achten und nicht-förderliche Gruppenprozesse schnellstmöglich zu unterbinden.

9. Sitzung

Übersicht Sitzung 9

AB 6

M 6+7

Ziele	Übungen	Zeitaufwand	Materialien
Warm-up	Seilübung	10 min	langes Seil (oder Schnur)
Diskriminationstraining verbale Kommunikation	Erstellen der Diskriminationstabelle	30 min	Tabelle mit Beispielsätzen M 6 Kiesler-Kreis (für jeden Patienten), Flipchart + Stifte
Anwendung des Diskriminationstrainings	Kommunikationslose	15 min	AB 6 M 7 Kommunikationslose
Abschlussrunde		5 min	

Warm-up: Seilübung (5 min). Das Warm-up für die Sitzung ist eine Einleitung des neuen Moduls »Verbale Kommunikation«, denn diese Aufgabe kann nur gelöst werden, wenn sich die Gruppe miteinander austauscht. Bei der Seilübung stellen sich alle Patienten zunächst nebeneinander in einer Reihe auf. Ein langes Seil wird in die Hände der Patienten gelegt. Das Seil darf bis zum Ende der Übung nicht losgelassen werden. Aufgabe ist es, mit geschlossenen Augen ein gleichschenkliges Dreieck oder ein Quadrat zu bilden, je nach Gruppengröße. Bei der schnellsten Lösung muss sich die Gruppe einmal durchzählen und dann durch 3 oder 4 teilen um die gleichlangen Seiten des Drei- oder Vierecks zu ermitteln. Doch wie immer ist auch hier der Weg das Ziel: Die Patienten sollen gemeinsam Problemlösestrategien entwickeln und miteinander kommunizieren.

Einführung »Verbale Kommunikation« (30 min). Zur Einführung des Moduls III – Verbale Kommunikation beginnen die Therapeuten Sätze vorzusprechen (s. Tab. 4.6), die von den Patienten einer Kiesler-Kreis-Position zugeordnet werden sollen. Hierfür stehen verschiedene Beurteilungsdimensionen zur Verfügung. Neben dem *Inhalt des Gesagten,* der prinzipiell auf jeder der acht Kiesler-Kreis-Positionen dargestellt werden kann, entscheiden maßgeblich *Lautstärke* und *Tonfall* des Senders darüber, wie eine Botschaft vom Empfänger aufgenommen wird. Zusätzlich können über die Art und Weise der verbalen Botschaft Erinnerungen und Prägungen aktiviert werden, die unsere Bewertung beeinflussen. Die Wahrnehmungen können also interindividuell verschieden ausfallen, sodass es keine richtige oder falsche

Lösung gibt. Die unterschiedlichen Wahrnehmungen sollten dementsprechend in der Gruppendiskussion Berücksichtigung finden: Was spricht für die eine, was für die andere Kiesler-Kreis-Position? Um sicher zu stellen, dass sich alle Gruppenmitglieder beteiligen, können auch Kiesler-Kreise verteilt werden (Anleitung M 6: Kiesler-Kreis). Durch den beweglichen Zeiger kann jeder Patient angeben, welche KK-Position er herausgehört hat.

M 6

Ausschlaggebend für die Zuordnung auf dem Kiesler-Kreis sind immer zwei Fragen:

(1) Sagt eine Person offen und deutlich, was sie denkt und fühlt oder verschließt sie sich (Dimension: offen versus verschlossen)?
(2) Wird durch den Inhalt und die Art und Weise des Gesagten Nähe oder Distanz hervorgerufen (Dimension: freundlich versus feindselig)?

Sobald die Patienten sicherer in der Zuordnung werden, können die Ergebnisse der Diskussion in Form der Diskriminationstabelle festgehalten werden (AB 6). Selbstverständlich können die Patienten auch angeregt werden, weitere Beispielsätze für die acht Dimensionen zu formulieren.

AB 6

Tabelle 4.6 Beispielformulierungen. Diese müssen entsprechend der Kiesler-Kreis-Positionen hinsichtlich Gestik, Mimik, Tonfall und Stimme angepasst werden

Beispielsätze	Kiesler-Kreis-Position
▶ Heute haben wir einiges zu besprechen. Ich möchte gleich zum Punkt kommen. Bitte Ruhe! ▶ Lassen Sie mich durch. Das ist ein Notfall. ▶ Ich fühle mich gerade sehr unwohl. Ich möchte jetzt gehen. (M) ▶ Bitte stellen Sie sich hinten an. Ich warte hier auch schon lange. (M) ▶ Ich möchte hier durch. (M)	dominant
▶ Entschuldigen Sie? Könnten Sie bitte Ihre Tasche von dem Sitz nehmen, damit ich mich setzen kann? ▶ Schön, dass wir uns endlich wieder treffen. Ich möchte dir allerdings zuerst sagen, dass es mich ziemlich getroffen hat, was du beim letzten Mal über meinen Freund gesagt hast. Deswegen habe ich mich so lange nicht gemeldet. ▶ Danke, dass Sie mir dieses Medikament anbieten. Ich möchte es jedoch nicht nehmen, weil ich davon schon mal Nebenwirkungen hatte. (M) ▶ Für mich ist es wichtig, dass du mir sagst, wenn dir etwas nicht passt. (M) ▶ Könnten Sie mir bitte beschreiben, wie ich von hier zum Bahnhof komme? (M)	freundlich-dominant
▶ Ich freue mich sehr über die Einladung zu deinem Geburtstag und komme gern. ▶ Wie schön, dich nach all den Jahren wiederzusehen! ▶ Ich finde es schön, wenn wir einen Spaziergang zusammen machen. Was für eine gute Idee! (M) ▶ Ich würde jetzt gern mit dir sprechen, aber nur, wenn du auch möchtest. (M) ▶ Wir beide passen einfach gut zusammen. (M)	freundlich

Tabelle 4.6 (Fortsetzung)

Beispielsätze	Kiesler-Kreis-Position
▶ Es ist überhaupt kein Problem, dass Sie unsere Therapiestunde vergessen haben. Sie müssen ja so viel arbeiten. Da richte ich mich völlig nach Ihnen. ▶ Natürlich kann ich den Tisch für dich abräumen. ▶ Ich habe da eigentlich keine feste Meinung zu. (M) ▶ Ich glaube, dass wäre mir nicht so recht. Aber wenn du gerne willst, dann machen wir es so. (M) ▶ Das hast du sehr gut gemacht. Ich wünschte, ich würde das auch können, aber ich kann so vieles nicht. (M)	freundlich-unterwürfig
▶ Mir ist es völlig egal, was ich mache. Sagen Sie mir einfach, was Sie für richtig halten. ▶ Also vielleicht könnte man ... oder lieber doch nicht, ... ach, ich weiß es nicht. ▶ Ist eigentlich auch egal. (M) ▶ Mit mir wird das nie was. Es hat keinen Sinn, dass Sie sich bemühen. (M) ▶ Es wird ja eh nicht gehen, dass ich heute früher aus der Sitzung gehe. (M)	unterwürfig
▶ Ich kann ja nie was richtigmachen, ich sag am besten gar nichts mehr. ▶ Es hat doch eh alles keinen Sinn mehr. Mit mir verschwenden Sie nur Ihre Zeit. ▶ Ich bin ja eh nur eine dumme Patientin. Mit mir können Sie es ja machen. (M) ▶ Das ist doch überall das gleiche. Man wird ständig über den Tisch gezogen. (M) ▶ Ich habe ja eh keinen Einfluss darauf, was Sie von mir halten. (M)	feindselig-unterwürfig
▶ Das ist mal wieder typisch, dass mein Essen kalt ist. ▶ Wie's mir geht, spielt keine Rolle, das bin ich ja gewöhnt. ▶ Davon halte ich überhaupt nichts. ▶ Ich soll schon wieder die Blumen gießen? Bin ich hier die Putztante? (M) ▶ Es soll ja Personen geben, die sowas gut finden. (M) ▶ Lass mich damit in Ruhe! (M)	feindselig
▶ Ich habe es satt, dir immer wieder dasselbe zu erklären. Ich habe Besseres zu tun! ▶ Wer sind Sie überhaupt? Mit Ihnen will ich nichts zu tun haben. ▶ Mach das jetzt und zwar sofort! Sonst bekommen wir beide ziemlich Stress. (M) ▶ Wie kannst du es wagen, mich so blöd von der Seite anzumachen. (M) ▶ Ich will, dass Sie mich jetzt sofort in den Garten lassen. Ihre Übergabe ist mir egal! (M)	feindselig-dominant

Anmerkung: Die mit (M) gekennzeichneten Beispiele sind in den »Kommunikationslosen« (Material 7) enthalten, die von den Patienten gesprochen werden können.

Diskriminationstraining verbale Kommunikation. Anhand der Gruppendiskussion sollen die Dimensionen *Stimme & Lautstärke* und *(typische) Wortwahl* beschrieben werden. In Anlehnung an das Kommunikationsquadrat von Friedemann Schulz von Thun (1981) soll an dieser Stelle auch die Dimension der *Beziehung* eingeführt werden. Eine Nachricht kann danach beurteilt werden, wie Sender und Empfänger zueinanderstehen bzw. danach, was der Sender einer Nachricht über seine Beziehung zum Empfänger aussagt. Gibt es eine Kommunikation auf Augenhöhe (ich = du)? Werden die Bedürfnisse des Senders über die des Empfängers gestellt (ICH > du)? Oder werden die Bedürfnisse des Senders zugunsten des Empfängers hintenangestellt (ich < DU)? Eine Bewusstheit über die Beziehungsdimension hilft dabei, eigene Bedürfnisse und Wünsche klar zu kommunizieren. Die Zuordnung zu typischen Satzanfängen (Dimension *Wortwahl*) ist zudem eine Hinführung auf die Rollenspiele, die in diesem Modul eine große Rolle spielen.

Die Erarbeitung der Diskriminationstabelle (Tab. 4.7) kann entweder in Teams oder auch gemeinsam in der Gruppe erfolgen. Sie kann den Patienten im Anschluss ausgehändigt werden (Arbeitsblatt 6, S. 2). AB 6

Übung: Kommunikationslose. Die Patienten können dann Lose ziehen (Material 7: Kommunikationslose). Sie enthalten jeweils eine Instruktion, in welcher Kiesler-Kreis-Position ein typischer Satz vorgelesen werden soll. Auch hier sollen die anderen Patienten zuordnen können, um welche Position es sich handelt. Hin und wieder kommt es vor, dass Patienten argumentieren, dass ein einziger Satz ohne weitere Informationen zum Kontext nicht auf dem Kiesler-Kreis eingeschätzt werden kann. Diese Diskussion sollte relativ schnell von den Gruppentherapeuten begrenzt werden. Natürlich ist es schwerer, einen Satz zuzuordnen, ohne den Beziehungskontext zwischen Sender und Empfänger zu kennen. Allerdings geben allein die Stimme, deren Tonfall und Lautstärke sowie die Wortwahl wichtige Hinweise. Das Ziel des Kiesler-Kreis-Trainings ist es, möglichst eindeutig zu kommunizieren. Dies kann nur bei einer möglichst eindeutigen Formulierung unter Berücksichtigung der Dimensionen gelingen. M 7

Tabelle 4.7 Diskriminationstabelle: Verbale Kommunikation

Kiesler-Kreis-Position	Stimme & Lautstärke	Wortwahl (typische Formulierungen)	Beziehung
dominant	klar, neutral, deutlich, laut	»Ich werde jetzt ...« »Ich möchte, dass ...«	eigene Wünsche und Bedürfnisse einfordern (ICH > du)
freundlich-dominant	klar, deutlich, freundlich aber bestimmt, angemessene Lautstärke	»Ich schlage vor, dass wir jetzt ...« »Ich möchte, ... Wie ist das für dich?«	eigene Wünsche und Bedürfnisse in Einklang mit dem anderen abstimmen (ich = du)
freundlich	warm und herzlich, angemessene Lautstärke	»Ich freue mich, dass WIR ...«	die Beziehung steht im Vordergrund (ich & du = WIR)

Tabelle 4.7 (Fortsetzung)

Kiesler-Kreis-Position	Stimme & Lautstärke	Wortwahl (typische Formulierungen)	Beziehung
freundlich-unter-würfig	zaghaft, unsicher, hilfe-suchend, leise	»Was meinst du …?« »So wie es für dich am besten ist …«	eigene Wünsche und Bedürfnisse werden denen des Empfängers untergeordnet (ich < DU)
unter-würfig	zaghaft, unsicher, leise	»Ich weiß nicht …«	eigene Wünsche und Bedürfnisse werden nicht kommuniziert (ich < DU)
feindselig--unter-würfig	passiv-aggressiv, beleidigt, leise, undeutlich		eigene Wünsche und Bedürfnisse werden nicht kommuniziert (weder ICH noch DU)
feindselig	desinteressiert, kalt, abweisend	»Mir doch egal …«	Wünsche und Bedürfnisse des Empfängers sind nicht von Interesse (ICH!)
feindselig-dominant	aggressiv, herausfordernd, vorwurfsvoll, befehlend, autoritär, anklagend, laut	»Mach das jetzt und zwar sofort, sonst …«	den anderen verletzen (ICH! > du)

Sofern es aus Zeitgründen schwierig ist, alle drei Spalten der Diskriminationstabelle zu erarbeiten, bietet es sich an, die Spalte *Beziehung* in der Nachbesprechung des »Partyspiels« durchzuführen (siehe Modul III, Sitzung 10).

Abschlussrunde (5 min). In der Abschlussrunde können die Patienten angeregt werden, ihre Kommunikation mit Partnern / Freunden / Familienangehörigen genau zu beobachten, um zu identifizieren, was ihnen schwerfällt oder warum es möglicherweise zu Missverständnissen kommt. Die Abschlussrunde läuft also unter der Fragestellung: »Worauf möchte ich in meiner Kommunikation in der kommenden Woche achten?«

Stolpersteine: Diskriminationstraining verbale Kommunikation

Problem	Lösungsvorschläge für die Therapeuten
Die Patienten geraten in Diskussionen über die »Richtigkeit« der Zuordnung auf dem Kiesler-Kreis.	▶ Das ist hervorragend, denn die Patienten sollen miteinander diskutieren! Wichtig ist, dass es meist keine einzig und allein richtige Antwort gibt, weil unsere Einschätzung ja auch durch unsere eigenen Erfahrungen (vgl. Prägungen) beeinflusst wird. Schließlich wird jeder Patient den Satz in einem anderen Kontext betrachten. Mitunter kann es jedoch ratsam sein, eine

Problem	Lösungsvorschläge für die Therapeuten
	Aussage zumindest auf einer Seite des KK zu verorten, also zu formulieren, dass durch die Aussage »am ehesten Nähe« hergestellt oder »am ehesten offenes Verhalten« gezeigt wird (»Die meisten Menschen würden diese Art und Weise der Kommunikation vermutlich am ehesten als ... einschätzen«).
Die Patienten beklagen, dass erneut allein die freundlich-dominante KK-Position die erstrebenswerte Position zu sein scheint.	► In der Tat ist die Wahrscheinlichkeit, ein erwünschtes Ergebnis zu erzielen, am höchsten, wenn man offen und nah kommuniziert. Es gibt jedoch auch Situationen, in denen man nicht freundlich-dominant auftreten will, sondern Abgrenzung oder Rückzug gefragt sind. Lassen Sie die Patienten Beispiele für diese Situationen sammeln (z. B. angegriffen und beleidigt werden, vgl. Sitzung 1). Validieren Sie die Notwendigkeit, in diesen Situationen auch über eine feindselige Kommunikation verfügen zu können und bieten Sie an, in den nächsten Sitzungen im Rollenspiel auszuprobieren, wie es sich anfühlt, in verschiedenen KK-Positionen zu kommunizieren.

10. Sitzung

Übersicht Sitzung 10

Ziele	Übungen	Zeitaufwand	Materialien
Anwendung der Diskrimination: verbale Kommunikation	Partyspiel	50 min	M 8 Partyspielkarten
Abschlussrunde		10 min	

M 8

Partyspiel (50 min). Diese Gruppensitzung benötigt kein Warm-up, da die Patienten durch das »Partyspiel« zu Beginn bereits spielerisch aufgelockert und miteinander in Kontakt kommen. Die Patienten sitzen entweder im Kreis oder um einen Tisch verteilt. Die Gruppenleiter stellen die Aufgabe vor:

»Wir wollen heute an die Inhalte der letzten Gruppenstunde anknüpfen. Darin haben wir uns mit der verbalen Kommunikation beschäftigt und die Kiesler-Kreis-Positionen anhand von Stimmqualität, Wortwahl und Beziehungsbotschaft analysiert. Heute wollen wir dieses Wissen praktisch anwenden. Stellen Sie sich vor, wir wollen für unsere letzte Gruppenstunde eine kleine Party organisieren: Wie könnte diese aussehen? Wo sollen wir die Party feiern? Was benötigen wir dafür? Wer könnte etwas mitbringen? Jeder von Ihnen soll sich an der Planung dieser Party entsprechend der Kiesler-Kreis-Position beteiligen, die er gleich ziehen wird. Überlegen Sie sich also kurz, wie Ihre Haltung zu der Party und den Überlegungen, die mit der Party in Zusammenhang stehen, sein wird. Diesen Aspekt haben wir beim letzten Mal als Beziehungsdimension benannt. Überlegen Sie sich außerdem, welche Wortwahl für Sie in der jeweiligen Kiesler-Kreis-Position typisch ist? Wie ist Ihre Stimme, Ihr Tonfall, Ihre Lautstärke? Machen Sie sich gern auch Notizen. Wir lassen diese Übung eine Zeit lang laufen. Im Anschluss wollen wir uns in der Gruppe über Ihre Erfahrungen austauschen. Deswegen möchten wir Sie bitten, dass Sie möglichst so lange in der Kiesler-Kreis-Position verbleiben, bis wir das Partyspiel beenden. Haben Sie dazu Fragen?«

M 8

Jeder zieht eine Karte, auf dem eine Kiesler-Kreis-Position vermerkt ist (siehe Material 8). Alle Patienten bekommen nun Zeit, sich die Umsetzung der Kiesler-Kreis-Position zu überlegen (ca. 2 Minuten). Bei Fragen bzw. Diskussionsbedarf kann der entsprechende Patient gerne auf die Therapeuten zugehen, wobei beide diese dann so besprechen sollten, dass die anderen Patienten möglichst nicht mitbekommen, welche Position der Patient gezogen hat. Der Spieler, der die freundlich-dominante Kiesler-Kreis Karte gezogen hat, beginnt. Dies ist auf seiner Karte vermerkt, muss also nicht offen angekündigt werden.

Das Partyspiel wird durch die Gruppenleiter eröffnet und nach ca. 10 Minuten beendet. Je nachdem wie spielfreudig die Patienten sind und wie viel Zeit noch zur Verfügung steht, können die Positionen noch einmal getauscht werden, bevor der Erfahrungsaustausch in der Gruppe erfolgt. Dafür legen alle ihre Karten verdeckt auf den Tisch, werden durchmischt und dann wieder aufgenommen. Bei einer Gruppengröße von acht Patienten sind die Gruppenleiter die Beobachter des Spiels. Andernfalls spielen sie mit. Sie können im Anschluss an die Übung individuelles Feedback geben und dabei zudem auf die Dimensionen der verbalen Kommunikation sowie auf die Zugkräfte des Kiesler-Kreises verweisen. Sollte es mehr als acht Patienten geben, können Positionen auch doppelt vergeben werden (z. B. die freundliche und dominante).

Im Anschluss erfolgt ein offener Austausch darüber, welche Erfahrungen die Gruppe miteinander gesammelt hat. Dabei ist es zunächst kein vorrangiges Ziel, zu erraten, wer welche Kiesler-Kreis-Position vertreten hat. Es geht vielmehr darum, anhand der einzelnen Erfahrungen den Gruppenprozess und die Dynamik zu analysieren:

- Wer hat die Gruppe vorangetrieben?
- Wer hat die Gruppe »gestört«?
- Gab es Sympathieträger bzw. Antipathieträger in der Gruppe? Haben sich bestimmte Personen besonders gut bzw. schlecht verstanden?
- Wie war das Gruppengefühl jedes Einzelnen?
- Gab es eine Dynamik, die sich über die Zeit verändert hat?
- Wodurch kam diese Dynamik zustande?

Danach kann damit begonnen werden, jeden Patienten auf dem Kiesler-Kreis einschätzen zu lassen. Dabei sollten die Attribute Stimme, Tonfall, Wortwahl etc. berücksichtig werden. Es bietet sich an, für die Einordnungen die Kiesler-Kreise mit den beweglichen Zeigern zu nutzen (M 6). Uneinigkeiten in der Zuordnung können gemeinsam erarbeitet werden, indem Unterschiede zwischen den auf dem Kiesler-Kreis nebeneinanderliegenden Positionen identifiziert werden. M 6

- Was hat Ihren Eindruck ausgelöst, dass Herr X. die unterwürfige Position auf dem KK gespielt hat?
- Worin haben sich Herr X. und Frau Y. unterschieden? (Diskriminationstraining)
- Welche Zugkraft haben Sie in Ihrer Position gespürt?

Die Ergebnisse aus der Nachbesprechung können zudem dafür genutzt werden, die Diskriminationstabelle, die in der letzten Sitzung gemeinsam erarbeitet wurde (s. Diskriminationstabelle 4.7 aus der Sitzung 9), auf Korrektheit zu überprüfen. Insbesondere die Beziehungsdimension lässt sich meist eindrücklich anhand der gemachten Erfahrungen während des Partyspiels erarbeiten.

Das »Partyspiel« ist eine nicht zu unterschätzende Intervention, für die auch mühelos eine gesamte Sitzung eingeplant werden kann. Sie aktiviert Gefühle von Hilflosigkeit und Ausgrenzung, die oftmals Prägungsbezug besitzen und damit als sehr schmerzhaft erlebt werden können. Gerade die Spieler auf der verschlossenen und feindseligen Seite des Kiesler-Kreises werden, je länger das Spiel andauert, aus dem Spiel verdrängt. Auch der Patient, der die rein freundliche Position vertritt, hat es meist schwer, gegen die Vehemenz der dominanten Positionen anzukommen. In der Folge geschieht, was der Kiesler-Kreis vorhersagt: Die »Verschlossenen« verschließen sich noch mehr und die »Dominanten« werden noch dominanter (Dominanzfalle). Das Gefühl, »nicht mitspielen zu dürfen«, endet letztlich in Distanz. Es entsteht Hilflosigkeit, ein Gefühl, das die Mehrzahl der Patienten aus ihren realen Beziehungen kennt. Darum ist es umso wichtiger, diesen Erfahrungen Raum zu geben und gemeinsam Generalisierungen auf reale zwischenmenschliche Beziehungen zu fördern. Dabei muss insbesondere auf die zeitliche Dynamik verwiesen werden: Je länger jemand in einer verschlossenen oder feindseligen Kiesler-Kreis-Position verharrt, umso höher ist die Wahrscheinlichkeit, sich dieser Position »zu ergeben«. Was kann man also tun? – Man kann lernen, wahrzunehmen, wann diese Gefahr besteht und dann sprichwörtlich den Kreis durchbrechen!

Abschlussrunde (10 min). In der Abschlussrunde sollte jeder Patient die Möglichkeit haben, eine Take-Home-Message für sich zu formulieren. Was nehme ich aus der Gruppenerfahrung heute mit?

Stolpersteine: Partyspiel

Problem	Lösungsvorschläge für die Therapeuten
Sie befürchten, dass die Patienten nicht oder nicht adäquat in ihren Rollen (re-)agieren, sodass kein gemeinsames Spiel zustande kommt.	► Überlegen Sie im Vorfeld, welche Patienten am besten welche Rolle übernehmen können, damit ein gemeinsames Spiel zustande kommt. Teilen Sie die Positionskarten dennoch verdeckt, d. h. ohne dass die Patienten untereinander ihre Rollen kennen, zu. ► Geben Sie den Patienten einen Moment Zeit, bevor das Spiel beginnt, um sich geeignete Sätze zu notieren. Stellen Sie sich für Fragen zur Verfügung, die Sie dann leise besprechen. Betonen Sie, dass es nicht um eine Fülle von Argumenten oder Vorschlägen geht, sondern auch Wiederholungen geeignet sind, seine Position entsprechend der Instruktion zu vertreten. ► Kündigen Sie an, dass Sie das Spiel beobachten werden und bei Bedarf helfen, die jeweiligen Rollen zu spielen. Setzen oder stellen Sie sich während des Spiels neben den entsprechenden Patienten und unterstützen Sie ihn in seiner Rolle bis er selbst in der Lage ist, weiterzumachen (Lernen am Modell). ► Übernehmen Sie selbst eine Rolle im Spiel, z. B. eine zweite freundlich-dominante Position. ► Machen Sie in bestimmten zeitlichen Abständen Pausen, z. B. alle drei Minuten, und erfragen Sie das Kopfkino jedes einzelnen Spielers: »Was geht Ihnen gerade durch den Kopf? Welche innere Haltung haben Sie momentan zu den anderen?«. Nutzen Sie diese Information, um auf die Übereinstimmung mit der zu spielenden KK-Position zu verweisen: »Lesen Sie sich alle noch einmal Ihre Instruktionen durch und prüfen Sie, welcher Gedanke für Sie aktuell zentral ist.« Lassen Sie anschließend die Patienten weiterspielen ohne zu kommentieren. Bei Bedarf kann auf die Äußerungen in der Nachbesprechung zurückgekommen werden, wenn es um die zeitliche Dynamik des Spiels geht.
Ein Patient steigt vorzeitig aus dem Spiel aus. Er wirft seine Karte auf den Tisch, verschränkt die Arme und	► Sofern möglich wird das Partyspiel für die anderen nicht unterbrochen. Instruieren Sie die übrigen Patienten, wenn nötig, bis zum Ablauf der Zeit fortzufahren, und signalisieren Sie dem entsprechenden Patienten, dass es in Ordnung ist, vorzeitig auszusteigen.

Problem	Lösungsvorschläge für die Therapeuten
sagt: »Ich mach nicht mehr mit!«	▶ Explorieren Sie in der Nachbesprechung empathisch, aus welchen Gründen der Patient das Spiel vorzeitig abgebrochen hat. Verweisen Sie vorsichtig auf Prägungen (»Kann es sein, dass das Spiel eigene ähnliche Erfahrungen in Ihnen aktiviert hat und Sie es deshalb nicht mehr ausgehalten haben, weiter im Spiel zu bleiben?«). Loben Sie den Mut, es so lange versucht zu haben und besonders, dass der Patient durch das Abbrechen des Spiels gut für sich gesorgt hat. ▶ Nutzen Sie auch den Kiesler-Kreis, um den Verlauf seiner Spielposition nachzuzeichnen. ▶ Laden Sie die anderen Patienten ein, ähnliche Erfahrungen zu teilen. Enden Sie aber auf jeden Fall damit, das Ziel der Übung offenzulegen.

11. Sitzung

Übersicht Sitzung 11

Ziele	Übungen	Zeitaufwand	Materialien
Warm-up	Klatschkonzert	10 min	
Bedürfnisse äußern	SEW-Schema (»Sag endlich was!«)	40 min	AB 7 Flipchart + Stifte
Abschlussrunde		10 min	

AB 7

Warm-up: Klatschkonzert (10 min). Die Gruppe steht im Kreis. Nonverbal wird ein Klatschen weitergeben, entweder in die eine oder die andere Richtung. Das Klatschen soll ohne Unterbrechung im Kreis weitergegeben werden und kann durch folgende Regeln ergänzt werden:

(1) Hände hoch: Blockt ein Mitspieler durch das Hochhalten der Hände das Weitergeben des Klatschsignals, erfolgt ein Richtungswechsel des Klatschens.
(2) Doppelklatsch: Klatscht ein Spieler statt einem zweimal in die Hände, erfolgt ebenfalls ein Richtungswechsel.
(3) Duck dich: Geht ein Mitspieler in die Knie, überspringt ihn das Klatschsignal und wird automatisch an den nächsten Spieler in der Reihe weitergeleitet.

Diese Übung dient zur Aktivierung der Patienten und dazu, die Gruppenkohäsion durch gemeinsames Spiel zu fördern.

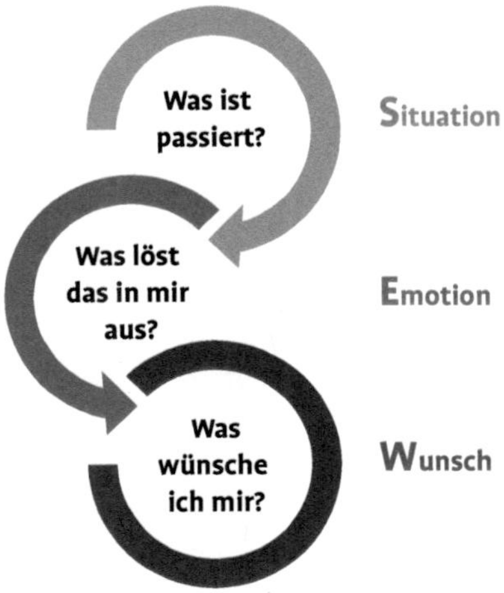

Abbildung 4.10 Das SEW-Schema

Bedürfnisse äußern (40 min). Um zu lernen, Bedürfnisse zu äußern, soll den Patienten ein Schema vorgestellt werden: Das sogenannte SEW-Schema (Abb. 4.10), ein Akronym, das auch als Schlachtruf »Sag endlich was!« erinnert werden kann. Das Offenbaren eigener Bedürfnisse und das Formulieren von Wünschen an unser Gegenüber entspricht einem freundlich-dominanten Profil auf dem Kiesler-Kreis.

Zur praktischen Demonstration geben die Gruppenleiter ein Beispiel. Die Gruppe spielt unangekündigt passiv mit.

[Beide Therapeuten verlassen kurz den Raum. Therapeut 1 betritt den Gruppenraum und sagt (mehr zu sich selbst):]

Therapeut 1: Oh je, Sie sind aber heute zahlreich erschienen. Sie warten bestimmt, dass die Gruppe losgeht. Was mache ich denn jetzt?

[In diesem Moment läuft Therapeut 2 am Gruppenraum vorbei. Therapeut 1 ruft nach ihm, sodass beide kurz an der Tür eine Demonstration des SEW-Schemas geben:]

Therapeut 1: Warte mal bitte! Wie gut, dass ich dich treffe. Gerade hat der Kindergarten angerufen. Ich soll meinen Sohn so schnell wie möglich abholen, weil er ganz plötzlich Fieber bekommen hat. Es ist mir sehr unangenehm, dich zu bitten, weil ich weiß, wieviel du zu tun hast. Aber ich bin ratlos, wie ich das mit der Gruppe machen soll. Schau mal, hier warten schon alle. Wärst du vielleicht so nett, die Gruppe zu vertreten?

Therapeut 2: Äh ... das ist ja ganz schön spontan. Aber gut. Ich habe gerade Zeit. *[an die Gruppe gewendet]* Geben Sie mir 2 Minuten. Dann bin ich sofort bei Ihnen!

Therapeut 1: Danke! Das ist wirklich sehr nett von dir! Heute kommt die Sitzung 4 dran, hier sind die Materialien. Nochmals vielen Dank! Gerne kann ich auch mal deine Gruppe in nächster Zeit vertreten, wenn es bei dir stressig ist. *[geht]*

Nach dem kleinen Rollenspiel erfolgt ein Austausch darüber, was den Patienten aufgefallen ist und in welcher Kiesler-Kreis-Position beide Therapeuten wahrgenommen wurden (Therapeut 1: v. a. freundlich-dominant, am Ende freundlich-unterwürfig; Therapeut 2: Wechsel zwischen freundlich-unterwürfig und freundlich-dominant).

Es bietet sich auch an, eine zweite, ungünstigere Version vorzuspielen. Diese könnte z. B. folgendermaßen formuliert werden:

Therapeut 1: Na endlich. Du musst heute die Gruppe vertreten. Die Materialien kannst du dir aus dem Ordner kopieren. Sitzung 4. Bis dann! *[Therapeut 1 verlässt die Gruppe, ohne auf eine Reaktion von Therapeut 2 zu warten.]*

Therapeut 2: *[sagt nichts, verschränkt die Arme und verdreht die Augen, wendet sich von der Gruppe ab]*

Auch nach diesem Rollenspiel wird ein Austausch darüber angeregt, was den Patienten aufgefallen ist und in welcher Kiesler-Kreis-Position beide Therapeuten wahrgenommen wurden (Therapeut 1: v. a. feindselig-dominant; Therapeut 2: feindselig-unterwürfig).

Der Fokus sollte auf dem SEW-Schema und einer freundlich-dominanten Kommunikation liegen. *Wie* und *Was* muss hierfür kommuniziert werden? Die Patienten sollen unter Hilfestellung der Therapeuten nachfolgende Kriterien für S, E und W erarbeiten.

Kriterien des SEW-Schemas

Situation
- neutrale Beschreibung
- Ziel: dafür sorgen, dass der andere weiß, wovon ich rede

Emotion
- das durch die Situation ausgelöste Gefühl beschreiben
- Verwendung von ICH-Sätzen
- keine Unterstellungen oder Mutmaßungen äußern

Wunsch
- Wünsche und Bedürfnisse äußern durch die Verwendung von ICH-Sätzen
- Bei Unsicherheiten nachfragen (»Ist das in Ordnung für dich?«, »Kannst du mich verstehen?«, »Was denkst du darüber?«)

Wenn alle das Schema verstanden haben, sollen Lösungsmöglichkeiten für verschiedene Situationen nach dem SEW-Schema erarbeitet werden. Auf dem Arbeitsblatt 7 sind das SEW-Schema und die folgenden fünf Szenarien abgedruckt, die gemeinschaftlich mit den Patienten bearbeitet werden können. Falls die Zeit nicht ausreicht, alle Szenarien gemeinsam zu bearbeiten, können die verbleibenden Szenarien als Therapieaufgabe für Zuhause angekündigt werden. AB 7

Szenario 1. Ihr Chef kommt zum wiederholten Mal kurz vor Feierabend zu Ihnen, um Sie zu bitten, noch eine »dringende« Aufgabe zu erledigen. Sie merken, wie erschöpft Sie mittlerweile durch die ständigen Überstunden sind. Wie könnten Sie das Thema ansprechen?

Lösungsvorschlag:

»Es ist in letzter Zeit öfter vorgekommen, dass Sie mich kurz vor Feierabend um eine Aufgabe gebeten haben, sodass ich länger im Büro geblieben bin (= Situation). Ich merke, wie ich dadurch immer erschöpfter werde und gestresst bin (= Emotion). Ich würde mir wünschen, dass wir eine Regelung finden, damit ich meine Arbeitszeiten besser einhalten kann (= Wunsch).«

Szenario 2. Sie haben vergessen, einem langjährigen Freund zum Geburtstag zu gratulieren. Als es Ihnen nach einer Woche wie »Schuppen von den Augen« fällt, rufen Sie ihn sofort an. Was sagen Sie bei dem Telefonat und wie sagen Sie es?

Lösungsvorschlag:

»Hallo Matthias. Ich habe vergessen, dir zu deinem Geburtstag zu gratulieren (= Situation). Das tut mir wirklich unheimlich leid, ich weiß nicht, wie mir das passieren konnte (= Emotion). Bitte entschuldige (= Wunsch)!«

Szenario 3. Ihre Freundin hat Sie zu ihrer Geburtstagsfeier eingeladen. Leider haben Sie an dem Datum schon Karten fürs Theater. Versuchen Sie, eine Lösung zu finden!

Lösungsvorschlag:

»Du hast mich am Samstag zu deiner Geburtstagsfeier eingeladen. Leider habe ich am Samstag schon lange Karten fürs Theater (= Situation). Aber ich freue mich sehr über deine Einladung (= Emotion). Wollen wir uns stattdessen bald wieder verabreden, z. B. zum Essen (= Wunsch)?«

Szenario 4. In Ihrer Familie ist es zur Selbstverständlichkeit geworden, dass Ihre Mutter Sie beinahe jeden zweiten Tag anruft, um sich zu erkundigen, wie es Ihnen geht. Sie merken, dass Sie schon unruhig werden, wenn nur das Telefon klingelt. Versuchen Sie, eine Regelung für die Telefonate mit Ihrer Mutter zu finden!

Lösungsvorschlag:

»Mama, mir ist aufgefallen, dass du mich in der letzten Zeit häufiger anrufst als früher (= Situation). Ehrlich gesagt ist mir das zu viel, ich fühle mich dadurch gestresst (= Emotion). Ich würde gern verabreden, dass wir wieder einmal in der Woche, z. B. am Wochenende, miteinander telefonieren (= Wunsch). (Ist das in Ordnung für dich?)«

Szenario 5. Sie haben ein schönes Wochenende mit einem / einer guten Freund / Freundin verlebt und möchten Ihre Gefühle über die gemeinsam verlebte Zeit beim Abschied ihm / ihr gegenüber ausdrücken. Was sagen Sie?

Lösungsvorschlag:

»An diesem Wochenende haben wir viel Zeit miteinander verbracht und dabei tolle Dinge erlebt (= Situation). Ich habe mich sehr wohl gefühlt mit dir und danke dir für die schöne Zeit (= Emotion). Gern können wir dies bald wiederholen (= Wunsch).«

Abschlussrunde (10 min). In der Abschlussrunde kann über die Anwendbarkeit des SEW-Schemas diskutiert werden: »Sprechen Sie in vergleichbaren Situationen bereits über Ihre Emotionen und Bedürfnisse bzw. Wünsche? Wenn ja, folgen Sie intuitiv dem vorgestellten Schema? Und wenn nein, was erschwert es Ihnen bisher, Ihre Emotionen, Wünsche und Bedürfnisse derart freundlich-dominant zu äußern oder auch einzufordern?«

In geschlossenen Gruppen – und auch bei entsprechend offenem und gutem Gruppenklima in offenen Gruppen – kann hier auf die jeweiligen Übertragungshypothesen Bezug genommen werden (siehe Modul I, Sitzung 3). Patienten, die große Schwierigkeiten damit haben, über ihre Gefühle und Gedanken zu sprechen oder ihre Bedürfnisse zu formulieren, antizipieren dabei meist eine negative bzw. ablehnende Reaktion des Gegenübers (siehe Stolpersteine). Umso wichtiger erscheint es, sich in den kommenden Sitzungen darin zu erproben, Bedürfnisse und Wünsche zu äußern, und die eigenen Übertragungshypothesen durch das Feedback der Rollenspielpartner einer Realitätsüberprüfung zu unterziehen.

Stolpersteine: SEW-Schema – Bedürfnisse äußern

Probleme	Lösungsvorschläge für die Therapeuten
Die Patienten spekulieren, dass die Anwendung des Schemas negative Konsequenzen (beim Gegenüber) hervorrufen könnte (z. B. Szenario 1).	▶ Betonen Sie, dass jeder seine eigene Emotion benennen sollte. Das SEW-Schema entspricht meist einer freundlich-dominanten KK-Position. *Dominant* bezieht sich in dem Fall auf die offene und authentische Preisgabe von Gedanken und Gefühlen. *Nah* darauf, die Beziehung zu stabilisieren, nicht zu schädigen. ▶ Nehmen Sie die Sorgen auf und erarbeiten Sie alternative Vorschläge unter Berücksichtigung des SEW-Schemas (z. B.: »Es ist in letzter Zeit öfter vorgekommen, dass Sie mich kurz vor Feierabend um eine Aufgabe gebeten haben, sodass ich länger im Büro geblieben bin (= Situation). Ich merke gerade, wie unangenehm es ist, Sie darauf anzusprechen./Ich mag meine Arbeit hier wirklich gern. (= Emotion). Könnten wir gemeinsam eine Regelung finden, damit ich meine Arbeitszeiten besser planen kann (= Wunsch)?« ▶ Sammeln Sie die Vor- und Nachteile, die das Äußern von Bedürfnissen haben kann. ▶ Respektieren Sie, wenn Patienten für sich entscheiden, die Situation nicht ansprechen zu wollen. Ermuntern Sie sie, stattdessen nach Situationen zu suchen, in denen Sie die Anwendung des SEW-Schemas ausprobieren möchten.
Die Patienten diskutieren, dass das Äußern von Bedürfnissen, selbst nach dem SEW-Schema, nicht zu einer Verhaltensänderung	▶ Versuchen Sie, Diskussionen dieser Art nicht ausufern zu lassen. Betonen Sie, dass es nicht in unserer Macht steht, vorherzusehen, ob das Gegenüber unserem Bedürfnis nachkommt oder nicht. Legen Sie den Fokus stattdessen auf die intrapsychischen Vorteile, die es haben kann, Bedürfnisse anzusprechen (sich nichts

Probleme	**Lösungsvorschläge für die Therapeuten**
des Gegenübers führen wird.	vorwerfen müssen, stolz sein, alles Mögliche versucht zu haben, kein Grübeln). ▶ Stellen Sie zudem in Aussicht, dass im weiteren Verlauf der Gruppe solch schwierige Situationen, in denen das Gegenüber nicht auf die Wünsche eingeht, thematisiert und bearbeitet werden (siehe Modul IV: Konflikttraining).

12. Sitzung

AB 8

M 6

Übersicht Sitzung 12

Ziele	Übungen	Zeitaufwand	Materialien
Warm-up bzw. Anfangsblitzlicht	Eisschollenübung	5 min	A4-Blätter oder Zeitungspapier
Bedürfnisse äußern	SEW-Schema (»Sag endlich was!«)	40 min	AB 8 Ggf. M 6 Kiesler-Kreise
Abschlussrunde		15 min	

Warm-up: Eisschollenübung (5 min). Die Patienten müssen von einer Ecke des Raumes zu einer anderen gelangen, indem sie sich auf Eisschollen bewegen. Die Eisschollen werden durch verschieden große Zeitungsabschnitte symbolisiert, die der Anzahl der Patienten minus 1 entsprechen. Diese unterschiedlich großen Eisschollen werden quer durch den Raum verteilt und so positioniert, dass verschieden große Abstände zwischen ihnen entstehen. Die Gruppe, die in einer Ecke des Raumes beginnt, hat nun die Aufgabe, über die Eisschollen auf die andere Seite des Raumes zu gelangen. Dabei dürfen die Eisschollen niemals verlassen werden. Die geschlossene Gruppe soll zudem so auf die andere Seite gelangen, dass immer mindestens zwei Patienten (zumindest mit einem Fuß) auf derselben Eisscholle stehen (Regel 1) und zwischen den Patienten keine leere Eisscholle entsteht (Regel 2). Auch während dieser Übung werden die Patienten angeregt, miteinander zu kommunizieren. Das Bewältigen der Aufgabe unterstützt zudem das Gemeinschaftsgefühl.
Alternative: Anfangsblitzlicht. Sofern aus der letzten Sitzung Szenarien zum Einüben des SEW-Schemas als Therapieaufgabe verteilt wurden, gehen Sie die Szenarien nach Lösungsvorschlägen durch und fragen Sie die Patienten nach etwaigen Schwierigkeiten mit dem SEW-Schema.

Bedürfnisse äußern (15 min Kleingruppe + 25 min Großgruppe). Das vorgestellte SEW-Schema soll praktisch eingeübt werden. Dazu werden die Patienten in Zweier- oder Dreier-Teams aufgeteilt. Sie sollen zunächst erarbeiten, wie die Wünsche / Bedürfnisse in einem der im Arbeitsblatt 8 dargestellten Szenarien anhand des SEW-Schemas angesprochen werden können. Anschließend soll ein Rollenspiel eingeübt werden, das nach etwa 15 Minuten der gesamten Gruppe präsentiert wird.

Rollenspiel. Der Gruppenleiter instruiert wie folgt:

»Bitte suchen Sie sich jetzt einen Partner, mit dem Sie zusammen ein Rollenspiel erarbeiten. Auf dem Arbeitsblatt, das wir Ihnen gleich austeilen, finden Sie drei unterschiedliche Szenarien. In den folgenden 15 Minuten sollen Sie mithilfe des SEW-Schemas, das Sie in der letzten Sitzung kennengelernt haben, eine Lösungsmöglichkeit für eines der drei Szenarien erarbeiten. Sie können sich hierzu Notizen auf dem Arbeitsblatt machen. Außerdem sollen Sie gemeinsam ein Rollenspiel einüben. Nach 15 Minuten werden wir uns dann alle Rollenspiele nacheinander anschauen, um voneinander zu lernen. Es geht also heute nicht nur um den Einsatz der verbalen Kommunikation, sondern direkt um die Verknüpfung von verbaler und nonverbaler Kommunikation, um Bedürfnisse zu äußern.«

Unserer Erfahrung nach hat es Vorteile, den Kleingruppen nicht vorzugeben, welchem der drei Szenarien auf Arbeitsblatt 8 sie sich widmen wollen, sondern alle Kleingruppen gleichermaßen zu instruieren, sich das Beispiel auszusuchen, das die größte persönliche Relevanz für sie besitzt. Sollten sich alle Kleingruppen zufällig auf dasselbe Beispiel festlegen, kann es durchaus interessant sein, aus den möglicherweise unterschiedlichen Lösungsansätzen zu lernen (mögliche Lösungen finden sich in Tab. 4.8). Die Zuteilung aller drei Szenarien auf die Kleingruppen hat auf der anderen Seite jedoch ebenfalls Vorteile, da durch die gemeinsame Präsentation der Ergebnisse in der Großgruppe bestenfalls ein Lerntransfer des SEW-Schemas auf vielfältige Situationen erfolgt.

Tabelle 4.8 Rollenspielszenarien und Lösungsvorschläge von Arbeitsblatt 8

	Szenarien	Mögliche Lösungen nach dem SEW-Schema
1	Sie sind es leid, nun schon seit Jahren für das Weihnachtsessen verantwortlich gemacht zu werden. Ihre Familie hält sich komplett aus den Einkäufen und Vorbereitungen raus, setzt sich an den gemachten Tisch und »schlägt sich den Bauch voll«. Sie wünschen sich mehr Unterstützung von Ihrer Familie bei der Vorbereitung des Weihnachtsessens, da Sie merken, dass Ihnen die gesamte Vorbereitung zu viel wird. Sie wollen diese Situation nun ansprechen.	»Ich kümmere mich seit Jahren um das Weihnachtsessen, einschließlich der Erledigungen, die damit zusammenhängen (= Situation). Ich merke, wie mich das stresst und ich die Weihnachtszeit gar nicht richtig genießen kann (= Emotion). Ich wünsche mir, dass wir die Vorbereitungen aufteilen (= Wunsch).«
2	Sie haben einen Arzttermin und sitzen im Wartezimmer. Im Vergleich zu sonst müssen Sie sehr lange warten (über 1 Stunde) und langsam rennt Ihnen die Zeit davon, da Sie im Anschluss noch einen wichti-	»Ich warte bereits seit einer Stunde, obwohl ich einen Termin habe (= Situation). Ich werde langsam unruhig, weil ich befürchte, einen wichtigen

Tabelle 4.8 (Fortsetzung)

	Szenarien	**Mögliche Lösungen nach dem SEW-Schema**
	gen Termin bei der Bank haben, den Sie auf keinen Fall verpassen dürfen. Während Sie warten, beobachten Sie, dass andere Patienten, die deutlich nach Ihnen gekommen sind, ins Sprechzimmer gerufen werden. Sie wollen die Situation nun bei der Sprechstundenhilfe ansprechen.	Termin im Anschluss nicht einhalten zu können (= Emotion). Ich müsste daher bitte möglichst bald drankommen. Könnten Sie mir sagen, wie lange es noch dauern wird (= Wunsch)?«
3	Sie haben das Gefühl, dass Ihre langjährige Freundin nach dem letzten gemeinsamen Treffen auf Abstand geht. In dem Gespräch ging es um den aktuellen Partner Ihrer Freundin, den Sie kaum kennen, aber beim ersten Kennenlernen nicht sonderlich sympathisch fanden. Das haben Sie Ihrer Freundin auch sehr eindeutig gesagt. Da sich Ihre Freundin schon lange nicht mehr gemeldet hat, befürchten Sie, diese mit einer Aussage verärgert oder verletzt zu haben. Sie bereuen nun auch, dass Sie den Freund so schnell verurteilt haben, da Sie ihn ja in der Tat kaum kennen. Rufen Sie sie an, um die Situation anzusprechen.	»Seit unserem letzten Treffen hast du dich nicht mehr gemeldet (Situation). Ich vermisse unseren Austausch und mache mir Sorgen, dass es möglicherweise damit zusammenhängt, was ich über deinen neuen Freund gesagt habe (= Emotion). Ich möchte mich dafür entschuldigen. Ich kenne ihn ja tatsächlich kaum und kann ihn noch gar nicht einschätzen. Bitte verzeih mir (= Wunsch).«

Während der Kleingruppenübung. Unterstützen Sie die einzelnen Kleingruppen bei der Erarbeitung der Lösungen sowie der Rollenspiele. Damit es möglichst anschaulich für die Gruppe wird, sollen auch Reaktionen der Spielpartner mitberücksichtigt werden. So kann beispielsweise im ersten Szenario das Rollenspiel damit eröffnet werden, dass sich die Familie/der Ehemann an den gedeckten Tisch setzt und beginnt mit »Hach, das sieht aber wieder lecker aus. Da werden wir uns den Bauch vollschlagen.« Auch der Wunsch, das Weihnachtsessen aufzuteilen, kann vom Rollenspielpartner zunächst in Frage gestellt werden, zum Beispiel mit »Du kochst doch seit Jahren das Weihnachtsessen für uns. Was ist denn auf einmal das Problem?« Ziel ist es, möglichst realistische Lösungen zu finden. Rollen zu wechseln, die unsere Partner, Familienmitglieder oder Freunde von uns gewöhnt sind, ist keine leichte Aufgabe. Es erfordert einerseits, unsere Bedürfnisse wahrzunehmen, andererseits aber auch, diese so konkret zu formulieren und zu begründen, dass sie auf das Verständnis des Gegenübers stoßen. Dabei ist es wenig zielführend, ein Argument nach dem anderen vorzubringen, da dies schnell als Rechtfertigung erlebt wird. Freundlich-dominant dagegen ist es, ein oder zwei konkrete Argumente selbstsicher und entschlossen zu formulieren und diese bei Bedarf zu wiederholen (»Schallplattentechnik«).

M 6

Während der Großgruppenübung. Nacheinander sollen nun alle Kleingruppen die Ergebnisse ihrer Arbeit präsentieren. Es erfolgt jeweils neben einem individuellen Feedback auch eine Rückmeldung darüber, welche Kiesler-Kreis-Positionen dargestellt wurden. Hierzu können die beweglichen Kiesler-Kreise (Material 6) genutzt werden.

Abschlussrunde (10 min). Die Abschlussrunde soll unter das Motto »Was nehme ich heute mit?« gestellt werden. Die Patienten sollen darüber hinaus ermutigt werden, das SEW-Schema auf eigene Situationen zuhause, bei Freunden oder bei der Arbeit anzuwenden. Als Ausblick für die nächste Sitzung kann angekündigt werden, dass es darum gehen wird, auch Konflikte mithilfe des SEW-Schemas anzusprechen.

Stolpersteine: SEW-Schema – Bedürfnisse äußern im Rollenspiel

Problem	Lösungsvorschläge
Die Patienten trauen sich nicht, Paare oder Kleingruppen zu bilden.	▶ Die Therapeuten teilen die Kleingruppen zu bzw. die Gruppen werden durch ein Zufallsprinzip gebildet (z. B. durchzählen bis 2 oder 3).
Innerhalb einer Kleingruppe gibt es Streit, z. B. weil zwei Patienten unterschiedliche Arbeitsgeschwindigkeiten haben.	▶ Einer der Therapeuten unterstützt die Kleingruppe und erarbeitet ein gemeinsames Tempo. ▶ Sollte dies ein interpersonell relevantes Problemverhalten sein, kann ein Empathietraining stattfinden (»Herr Unruh, was glauben Sie geht in Frau Instabil vor, wenn Sie die Aufgabe alleine weiter bearbeiten, während sie sich noch Notizen macht?«) ▶ siehe hierzu auch Kapitel 6 zum Umgang mit schwierigen Therapiesituationen
Die Patienten kritisieren sich sehr hart nach den Rollenspielen in der Großgruppe.	▶ Die Therapeuten unterbinden negatives Feedback, wiederholen die Feedbackregeln und strukturieren das Feedback, damit einzelne Patienten nicht verletzt werden. ▶ Geschieht dies mehrmals, spiegeln die Therapeuten ihre Beobachtung: »Uns fällt auf, dass Sie sich untereinander teilweise sehr hart kritisieren (= Situation). Das macht uns unruhig und besorgt, weil wir fürchten, dass einige Patient dadurch verletzt werden und möglicherweise Angst vor der Gruppe bekommen (= Emotion). Wir würden uns daher wünschen, dass Sie sich sorgsam überlegen, was und wie Sie etwas rückmelden (= Wunsch). Wir werden unsererseits Feedback, das nicht den Regeln entspricht, unterbinden, weil wir verhindern wollen, dass jemand verletzt wird und unsere Gruppenatmosphäre leidet.«
Die Patienten beziehen sich in ihrem Feedback	▶ Die Therapeuten instruieren die Gruppe, dass es hauptsächlich um die Anwendung des SEW-Schemas in einer zumeist freundlich-dominanten Kiesler-

Problem	Lösungsvorschläge
auf den Rollenspielpartner.	Kreis-Position geht. Der Bezug zum Rollenspielpartner kann genutzt werden, um die Zugkräfte des KK darzustellen, sollte jedoch auf diesen begrenzt bleiben. Im Fokus des Feedbacks steht der Patient, der im Rollenspiel das SEW-Schema angewendet hat.

4.4 Modul IV – Konflikttraining (Sitzungen 13–19)

Hintergrund für die Therapeuten. In diesem Modul sollen die bisher erarbeiteten Strategien kombiniert werden, um zwischenmenschliche Konflikte zu lösen. Neben der Berücksichtigung der Lernziele aus den Themen nonverbale (Modul II) und verbale Kommunikation (Modul III), werden nun solche Situationen bearbeitet, die wahrscheinlich ausschlaggebend dafür waren und sind, dass einige Patienten das Kiesler-Kreis-Training durchführen. Es geht um die relevanten interpersonellen Themenbereiche *negative Gefühle äußern*, *sich abgrenzen* und *Nein sagen können*.

Grundlage aller Übungen des Konflikttrainings beinhaltet das im vorangegangenen Modul eingeführte SEW-Schema, da sich dieses insbesondere in Konfliktsituationen anwenden lässt. Hierzu enthält das Modul eine Reihe typischer Situationen zum Einüben in Rollenspielen. Anschließend wird den Patienten ein komplexeres Werkzeug an die Hand gegeben, mit dem sie auf strukturierte Weise eigene Situationen analysieren und Lösungen erarbeiten lernen sollen, die sog. Situationsanalyse. Es handelt sich dabei um eine modifizierte, da verkürzte, Form der Situationsanalyse von James McCullough (2000), dem Begründer von CBASP (s. Kap. 1 sowie Brakemeier, 2017).

Die Patienten können und sollen in diesem Modul angeregt werden, eigene Situationen aus ihrem persönlichen Umfeld einzubringen und einzuüben. Ihre Gruppenkohäsion befindet sich nun auf dem Höhepunkt ihrer Leistungsfähigkeit, denn Sie haben die Performing Phase (deutsch Arbeitsphase, Tuckman & Jensen, 1977) erreicht. Die Gruppe arbeitet unterstützend und tritt füreinander ein. Der Umgang sollte mittlerweile von gegenseitiger Akzeptanz, Respekt und Wertschätzung geprägt sein, sodass die Grundlagen für einen konstruktiven Arbeitsstil geschaffen sind. Zudem besteht Vertrauen, immer persönlichere Themen und Meinungen in die Gruppe einzubringen. Auch wenn möglicherweise Patienten mit interpersonellen Problemen per se misstrauischer sind und vergleichsweise länger brauchen, diese Gruppenphase zu erreichen, so sollten auch diese sich in der jetzigen Phase durch eine gemeinsame Identität mit der Gruppe sowie Teammoral auszeichnen. Die Gruppentherapeuten können sich daher vermehrt zurückziehen (sich im KK also in den unteren rechten Bereich bewegen), da die Gruppe sich selbst tragen kann. Sie unterstützen den Lerntransfer durch wiederholende Fragen oder motivieren einzelne Patienten darin, ihre Stärken noch weiter auszubauen.

Die Länge dieses Moduls kann an das Tempo der Gruppe und an die Motivation angepasst werden, mit der Patienten individuelle Situationen in die Gruppe einbringen. Im stationären Setting führen wir neben dem Kiesler-Kreis-Training eine separate Situationsanalysen-Gruppe durch (vgl. hierzu Schramm et al., 2012; Brakemeier & Normann, 2012), in der wöchentlich ein Patient eine eigene Situation mit Unterstützung der Gruppe analysiert. In Gruppen, die viel Freude am Erlernen und Umsetzen dieser Technik haben und nicht parallel an einer spezifischen Situationsanalysen-Gruppe teilnehmen, kann dieser Teil innerhalb des Kiesler-Kreis-Trainings daher ausgebaut werden. Zu den allgemeinen Lernzielen dieses Moduls gehören zusammenfassend:

- das SEW-Schema für Konflikte anwenden lernen
- die Situationsanalyse kennenlernen und für die Bewältigung persönlicher Situationen anwenden können

Nachfolgend werden sieben Sitzungen vorgestellt, die sich der praktischen Umsetzung dieser Lernziele widmen.

13. Sitzung

Übersicht Sitzung 13

Ziele	Übungen	Zeitaufwand	Materialien
Austausch über eigene Erfahrungen (SEW)		15 min	
Psychoedukation zu Wut	Gesunde und ungesunde Wut	15 min	Flipchart + Stifte
Konflikte ansprechen	4-Felder-Schema zu den Folgen von ungesunder Wut	20 min	AB 9
Abschlussrunde		10 min	

AB 9

Austausch (15 min). In der heutigen Sitzung erfolgt statt einer Warm-up Übung ein Austausch über die Erfahrungen, die die Patienten seit Kennenlernen des SEW-Schemas im Umgang mit der Familie, ihren Freunden oder Arbeitskollegen sammeln konnten:

- Was haben Sie in Ihren sozialen Beziehungen im Alltag beobachten können?
- Gab es Situationen, in denen Sie Ihre Bedürfnisse geäußert haben? Wie hat Ihr Gegenüber reagiert?
- Gab es Situationen, in denen es Ihnen nicht gelungen ist? Was hat es Ihnen da schwergemacht?

Es ist gut möglich, dass auf Basis der Patientenerfahrungen eine Überleitung zum heutigen Thema »Konflikte« gelingt. Konflikte anzusprechen und zu lösen, ist ein heikles Thema. Oftmals stehen uns eigene Gefühle von Enttäuschung, Ärger und Wut oder Hilflosigkeit dabei im Weg, eine Lösung zu finden. Nichts zu sagen *(feindselige* oder *feindselig-unterwürfige Kiesler-Kreis-Position)* hat jedoch meist negative Folgen, da Familie, Partner oder Freunde schnell merken, wenn etwas nicht in Ordnung ist. Im ungünstigsten Fall gehen dann gemäß der KK Zugkräfte beide Seiten auf Distanz, sodass eine Lösung des Konflikts noch unwahrscheinlicher wird. Eine offene und nahe Kommunikation *(freundlich-dominant)* ist daher meistens hilfreicher, um Konflikte anzusprechen und zu lösen.

Psychoedukation zu Wut (25 min). Wut (lateinisch: Furor; französisch: Rage; Raserei, Leidenschaft, Wahnsinn) zählt zu unseren menschlichen Basisemotionen (vgl. z. B. Paul Ekman, Kap. 4, Sitzung 7) und ist somit Teil unseres ureigenen Verhaltensrepertoires. Wut geht häufig mit einer impulsiven und aggressiven Reaktion (Affekt) einher, die durch eine als unangenehm empfundene Situation oder Bemerkung (z. B. Kränkung) ausgelöst wird. Davon abzugrenzen sind *Ärger* und *Zorn*, wobei sich Ärger auf eine innere, ebenfalls negativ-emotionale Reaktion (Affekt) bezieht, allerdings eine schwächere Form von Wut darstellt, und Zorn eine Emotion beschreibt, die sich eher gegen die Verletzung des eigenen Ehrgefühls richtet. Um es mit den Worten des Bonner Kultur- und Literaturwissenschaftlers Johannes Lehmann zu sagen: »Der zornige Mensch will den anderen bestrafen, der wütende will aus der eigenen Haut fahren.«

Ärger bzw. Wut in zwischenmenschlichen Beziehungen zu erleben, ist also ganz normal. Wie jede Emotion hat auch die Wut eine Funktion: sie sorgt in erster Linie für Gerechtigkeit. Entscheidend, sowohl für unsere Beziehungen als auch für das eigene Wohlbefinden, ist der Umgang mit Wut. Die eigene Wut wahrzunehmen, sie nach ihren Ursachen zu analysieren und zu verstehen, welches Bedürfnis in uns verletzt ist, ist eine schwierige Aufgabe. Dies ist jedoch notwendig, um hilfreiche Konfliktlösungen zu finden und somit Beziehungen entweder zu normalisieren und zu festigen oder zu beenden.

Diskutieren Sie mit den Patienten über Wut und arbeiten Sie gemeinsam die verschiedenen Funktionen von Wut heraus. Nutzen Sie z. B. das Flipchart, um die Ergebnisse der Diskussion zu visualisieren.

- Wie macht sich Wut bei Ihnen bemerkbar?
- Wie gehen Sie (bisher) mit Ihrer Wut um?
- Was hindert Sie daran, Ihre Wut rauszulassen?
- Was sind typische Formulierungen, wenn Sie Ihre Wut rauslassen?
- In welcher Kiesler-Kreis-Position befinden Sie sich, wenn Sie gewöhnlich Ihre Wut rauslassen oder sie runterschlucken?
- Welche Funktionen hat Wut?

Funktionen von Wut (modifiziert nach Kastner, 2014)

- Wut vermittelt bzw. signalisiert persönliche Grenzen
- Wut zeigt an, dass mir jemand etwas vorenthält, worauf ich ein Recht habe (v. a. Selbstentfaltung und Selbstbehauptung) bzw. mich schädigt oder verletzt
- Wut dient dazu, Warnsignale zu setzen
- Wut befreit von Spannung, die aus Kränkung entsteht

- Wut erlaubt Einsichten in persönliche Schwachstellen
- Wut will Veränderung, entweder an sich selbst oder an den eigenen Lebensumständen
- Wut fordert und fördert Lebendigkeit
- Wut hilft, sich persönlicher Grenzen bewusst zu werden und andere in ihre Schranken zu verweisen
- Wut kann helfen, von anderen das einzufordern, was man braucht
- Wut kann andere bekämpfen, wenn diese schädigen oder verletzen

Arbeiten Sie gemeinsam mit der Gruppe folgende Unterscheidung heraus. Wenn möglich, beziehen Sie den Kiesler-Kreis mit ein, um verschiedene Ausdrucksformen von Wut abzugrenzen.

Tabelle 4.9 Gesunde vs. ungesunde Wut

Gesunde Wut	Ungesunde/problematische Wut
▸ kontrollierte Wut	▸ unkontrollierte Wut (z. B. Wutanfälle)
▸ über Wut sprechen können erleichtert	▸ jahrelang aufgestaute Wut (passiv-aggressives Verhalten) macht krank
▸ kann Beziehungen verbessern (miteinander auf Augenhöhe sein)	▸ hat negative Auswirkungen für die Person und ihre Beziehungen
▸ dominante KK-Position (ggf. kann zur Abgrenzung auch eine kurze feindselig-dominante Position wichtig sein)	▸ feindselige und feindselig-unterwürfige KK-Position

Tragen Sie gemeinsam die negativen Auswirkungen von ungesunder Wut zusammen, z. B.
- schwierige bzw. häufig wechselnde Beziehungen bis hin zur Isolation
- psychische Störungen (v. a. chronische Depression, bipolare Störung, PTBS, Essstörungen)
- psychosomatische Symptome (z. B. Schlafstörungen, erhöhter Blutdruck) und Störungen (z. B. Schmerzen)
- Aggressionen bis hin zu brutaler Gewalt/Mord

Auch an dieser Stelle bietet es sich an, einen Blick zurück in die *Übertragungshypothesen* zu werfen (Modul 1, Sitzung 3). Oftmals können Patienten ihre Wut nicht dosieren oder kontrollieren oder befürchten auf eine entsprechende Gegenreaktion zu stoßen, derer sie sich nicht gewachsen fühlen. So formulierte Frau Panzer, unsere chronisch depressive Beispielpatientin, zum Umgang mit Konflikten die Übertragungshypothese: »Wenn ich in der Gruppe etwas Falsches sage, werden die anderen mich für eine totale Versagerin halten und mich ausschließen. Deswegen stelle ich meine Bedürfnisse (dies schließt auch Wut ein) in den Hintergrund und versuche, stets den Erwartungen der anderen zu entsprechen.« Umso notwendiger erscheint es, zu lernen, Wut so auszudrücken, dass Konflikte entweder gelöst und eben nicht verschärft werden bzw., dass persönliche

Grenzen verteidigt werden. Im Fokus können hierbei der Erhalt der Beziehung und auch deren Beendigung stehen. Davon abgegrenzt sollte jedoch Wut als Akt der Rache verstanden werden, da es sich dabei um eine ungesunde Form von Wut handelt. Deshalb sollen die Patienten auch in Konfliktsituationen befähigt werden, offen zu kommunizieren, insbesondere in einer freundlich-dominanten KK-Position. Diese Betonung ist notwendig, da Patienten hin und wieder eigene Beispiele in die Gruppe einbringen, in denen sie sich bewusst feindselig verhalten *wollen*. Diese Diskussion kann genutzt werden, um sich den Folgen von Wut an einem Beispiel zuzuwenden.

Übung: 4-Felder-Schema zu den Folgen von ungesunder Wut. Das Ziel des KKT ist, Flexibilität im Kiesler-Kreis zu erlangen. Dies schließt feindselige und feindselig-dominante Positionen ein, gerade in Situationen, in denen es um Abwehr und das Setzen eigener Grenzen geht. Dabei sollten jedoch die Konsequenzen abgewogen werden.

Der Therapeut erläutert:

»Es ist nachvollziehbar, dass Sie sich in manchen Situationen wünschen, sich gegen Ungerechtigkeiten zur Wehr zu setzen, indem Sie feindselig-dominant auftreten. Wir werden uns zunächst mit der Lösung von Konflikten zum Erhalt von Beziehungen beschäftigen. Wir wollen ausprobieren, uns mit unseren verletzten Gefühlen und Bedürfnissen zu zeigen und damit unsere Beziehung zu festigen. Hierfür ist meist eine freundlich-dominante Kiesler-Kreis-Position notwendig. Um sich die Unterschiede zwischen einem freundlich-dominanten und feindselig-dominanten Profil vor Augen zu führen, machen wir uns die kurz- und langfristigen Konsequenzen an einem Beispiel bewusst *[Therapeut malt 4-Felder-Schema an]*. Stellen Sie sich vor, Ihr Partner eröffnet Ihnen, dass er die einzigen verbleibenden Urlaubstage in diesem Jahr mit seinen Fußballfreunden verbringen will. Wie könnte eine feindselig-dominante Reaktion von Ihnen aussehen? *[Therapeut wartet geeignete Beispiele aus der Gruppe ab]*. Ja genau, Sie könnten sagen ›War ja klar! Du denkst wie immer nur an dich!‹ und mit knallender Tür die Wohnung verlassen. Was würde kurzfristig mit Ihrem Ärger passieren? Wie würde es sich anfühlen, wutentbrannt die Tür zu knallen und aus der Wohnung zu verschwinden? (...) Was könnte langfristig passieren?«

Nachdem alle Konsequenzen gesammelt wurden, wird das gleiche Vorgehen für eine freundlich-dominante Reaktion, z.B. in Form des SEW-Schemas wiederholt, sodass in etwa nachfolgende 4-Felder-Tafel entstanden ist.

Tabelle 4.10 Beispiel für 4-Felder-Tafel zu den Folgen ungesunder und gesunder Wut

	Feindselig-dominante Reaktion	Freundlich-dominante Reaktion
	z.B. Ich sage wütend: »War ja klar! Du denkst wie immer nur an Dich« und verlasse die Wohnung.	z.B. Ich bleibe da und sage: »Das macht mich traurig, weil ich mich darauf gefreut hatte, allein mit dir zu verreisen.«
Kurzfristige Konsequenzen	► Ich habe meinem Ärger Luft gemacht. ► Ich habe gezeigt, dass ich es nicht in Ordnung finde.	► Ich bin ängstlich, dass er mich nicht versteht. ► Er bekommt mit, dass ich traurig bin. Er merkt, wie wichtig er mir ist.

Tabelle 4.10 (Fortsetzung)

	Feindselig-dominante Reaktion	Freundlich-dominante Reaktion
	► Er weiß nicht genau, warum.	► Das erhöht die Wahrscheinlichkeit, dass wir den Konflikt klären können.
Langfristige Konsequenzen	► Ich bin immer noch ärgerlich. ► Es gibt keine Lösung für den Urlaub. ► Wir reden nicht mehr miteinander. ► Am Abend liege ich im Bett und kann nicht einschlafen. ► Mein Mann versteht das Problem nicht und wird in Zukunft lieber mit seinen Freunden in den Urlaub fahren als mit mir. ► Wir distanzieren uns voneinander.	► Wir sprechen unsere Urlaubsplanung miteinander ab. ► Unsere Beziehung festigt sich. ► Es entsteht mehr Nähe.

»Wird Ihnen anhand des Beispiels deutlich, warum es langfristig für die Beziehung meist ratsamer ist, den Konflikt in einer freundlich-dominanten Kiesler-Kreis-Position anzusprechen, vorausgesetzt natürlich, es ist das Ziel, die Beziehung zu erhalten?«

Sofern noch Zeit bleibt, bearbeiten Sie mit den Patienten das Szenario auf Arbeitsblatt 9: *Sie haben sich für eine Stelle beworben, die Sie unbedingt haben wollten und auch bekommen haben, worüber Sie sich nun sehr freuen. Ihr Partner (Eltern, Kind) jedoch macht Ihnen Vorwürfe, dass Sie sich mit einem »so geringen Gehalt« zufriedengegeben haben.* Sammeln Sie verschiedene Reaktionsmöglichkeiten und lassen Sie sie auf dem Kiesler-Kreis zuordnen und ggf. vorspielen. Laden Sie die Gruppe anschließend ein, auch für dieses Szenario die kurz- und langfristigen Konsequenzen zweier extremer Verhaltensweisen zu analysieren und miteinander zu vergleichen. AB 9

Abschlussrunde. Führen Sie unbedingt eine Abschlussrunde durch, in der jeder eine persönliche Take-Home-Message für sich formuliert. Hiermit soll sichergestellt werden, dass alle Patienten die (wichtigen) Funktionen von Wut verstanden haben, ein gesunder Umgang mit Wut allerdings auch bedeutet, dass man sich bevor man handelt, mit den Konsequenzen seines Handelns auseinandersetzt. Geben Sie Arbeitsblatt 9, sofern dies nicht bereits in der Sitzung abgehandelt wurde, als Therapieaufgabe mit.

Stolpersteine: Wut

Problem	Lösungsvorschläge für die Therapeuten
Die Gruppe kommt in eine angeregte Diskussion zum Umgang mit Wut.	► Fördern Sie diese Diskussion und leiten Sie behutsam auf die Ausdrucksformen von Wut auf dem Kiesler-Kreis sowie die damit ver-

Problem	Lösungsvorschläge für die Therapeuten
	bundenen Vor- und Nachteile über (siehe Kasten zum Vier-Felder-Schema).
Die Patienten äußern die Sorge, dass ihre Beziehung das Äußern von Konflikten nicht aushalten würde.	► Validieren Sie die Sorgen der Patienten. ► Benennen Sie die Veränderung von Beziehungen als eine mögliche (Neben-)Wirkung von Psychotherapie. Diese Veränderungen können positiver, aber kurzfristig auch negativer Natur sein, wenngleich sie vermutlich langfristig positiv sind (z. B. Trennung bei einer als unzufriedenstellend erlebten Beziehung). ► Nutzen Sie den Kiesler-Kreis, um die Dynamik von Beziehungen zu thematisieren. Auch wenn bestimmte Rollen in Beziehungen meist verfestigt sind, bewirkt die Veränderung des eigenen Verhaltens doch immer automatisch eine Veränderung des Gegenübers (vgl. Zugkräfte).
Die Patienten äußern das Gefühl, schutzlos zu sein, wenn das Gegenüber nicht wie erwartet einlenkt.	► Sitzung 15 widmet sich den verschiedenen Eskalationsstufen auf dem Kiesler-Kreis. Hier geht es auch um Abgrenzung im Sinne eines feindselig-dominanten Auftretens. Stellen Sie den Patienten dies in Aussicht. ► Verweisen Sie darauf, dass in der kommenden Sitzung das Äußern von Konflikten an einem Schema trainiert wird, der Situationsanalyse (SA).
Die Patienten äußern die Befürchtung, dass sie ihre Wut nicht kontrollieren können.	► Nehmen Sie diese Befürchtung ernst und erarbeiten Sie gemeinsam, unter welchen Bedingungen Wut schwer zu kontrollieren ist. ► Führen Sie die Patienten zu Lösungsstrategien, um Wut kontrollierbar zu machen, z. B. – sich eine Auszeit nehmen – im Vorfeld genau vorbereiten, was angesprochen werden soll (Verweis auf die SA) – Skills zur Emotionsregulation anwenden (z. B. kalt duschen, Sport treiben etc.) ► Weisen Sie die Patienten auch darauf hin, dass Wut kontrollierbarer wird, je öfter man

Problem	Lösungsvorschläge für die Therapeuten
	Situationen bewältigt, in denen Wut geäußert wurde. Dieses Prinzip der Wiederholung macht sich auch das KKT zunutze: Das Üben im Rollenspiel und im geschützten Rahmen der Gruppe soll die Patienten langfristig dazu befähigen, Situationen im Alltag zu meistern.

14. Sitzung

Übersicht Sitzung 14

Ziele	Übungen	Zeitaufwand	Materialien
Warm-up **Anfangsblitzlicht**	Ggf. Besprechung AB 9 (Therapieaufgabe)	10 min	
Konflikte ansprechen	SEW-Schema (»Sag endlich was!«)	40 min	AB 10 AB 11
Abschlussrunde		10 min	

AB 10+11

Warm-up: Auflockerung. Um noch einmal die Zugkräfte des Kiesler-Kreises zu spüren, werden alle Patienten einschließlich der Therapeuten auf die vier gemischten Kiesler-Kreis-Positionen aufgeteilt (freundlich-dominant, freundlich-unterwürfig, feindselig-unterwürfig, feindselig-dominant). Während sie durch den Raum laufen, soll darüber reflektiert werden, wie sich die Körperhaltung auf die Stimmung auswirkt, mit wem die Patienten in Kontakt kommen (also ob die Zugkräfte spürbar werden) und wie sich diese Begegnungen anfühlen. Bei einer anschließenden kurzen Reflektion kann auf das Konflikttraining der heutigen Sitzung hingeführt werden.

Anfangsblitzlicht. Wenn in der letzten Sitzung Arbeitsblatt 9 als Therapieaufgabe mitgegeben wurde, nutzen Sie ein Anfangsblitzlicht, um in die Stunde zu starten. Fragen Sie nach Schwierigkeiten bei Bearbeitung des Szenarios bzw. nach den persönlichen Take-Home-Messages der Patienten.

Konflikte ansprechen (20 min). Ein geeignetes Schema dafür, Konflikte und negative Gefühle anzusprechen, kennen die Patienten bereits: Das »Sag-endlich-was«-Schema. Es soll nun gemeinsam in der Gruppe zunächst auf ein Szenario angewendet werden. Anschließend können weitere Situationen eingeübt werden.

Bei allen in diesem Modul behandelten Konfliktszenarien ist es wichtig, die Veränderung des eigenen Verhaltens als einzige Möglichkeit einer Konfliktlösung zu betonen. Es ist meist sehr verständlich, sich ein Entgegenkommen des Gegenübers zu wünschen. Das Einzige, das sich jedoch beeinflussen lässt, ist das eigene Verhalten. Dies schließt auch ein, dass es gerade in Konfliktsituationen nicht selbstverständlich ist, dass das Gegenüber dem vorgebrachten Wunsch entgegenkommt. Zwei Aspekte sind dabei stets zu betonen:

(1) Wenn ich mich erkläre, erhöht sich die Wahrscheinlichkeit, dass mein Gegenüber einlenkt.
(2) Wenn ich mich erkläre, verändert sich mein Gefühl, denn ich habe alles oder zumindest etwas dafür getan, um den Konflikt zu lösen.

Oftmals sind es Selbstzweifel und Schuldgefühle, die uns nach einer Konfliktsituation heimsuchen und uns grübeln lassen (»Habe ich alles versucht?«, »Ist es vielleicht meine Schuld?«, »Warum macht er / sie das?«). Zur Vorbeugung dieser (depressiven) Symptome ist es notwendig, transparent und selbstsicher mit den eigenen Gefühlen und Bedürfnissen in eine Konfliktsituation zu gehen. Hierzu sollen die Patienten befähigt werden. Um diese Inhalte zu erarbeiten, geben Sie den Patienten folgendes Szenario vor:

Szenario. Ein guter Freund schuldet Ihnen schon seit längerem Geld. Er fragt Sie nun abermals, ob Sie ihm etwas leihen können. Sie wissen aber, dass er in letzter Zeit alles andere als sparsam mit seinem Geld umgegangen ist. So erzählt er Ihnen beiläufig, dass er gestern im Kino war und am Wochenende in einem neuen Restaurant ein leckeres 5-Gänge-Menu gegessen hat. Nun wollen Sie diese Situation ansprechen. Was sagen Sie?

AB 10

Alle Rückmeldungen der Patienten sollten am Flipchart notiert werden. Hierbei bietet es sich an, ICH- und DU-Botschaften getrennt voneinander in zwei Spalten zu schreiben, ohne bereits zu Beginn aufzulösen, dass es sich um ICH- und DU-Botschaften handelt. Erarbeiten Sie, was den Patienten auffällt. Nutzen Sie dafür die Zugkräfte des Kiesler-Kreises und arbeiten Sie mögliche Konsequenzen für den Fortbestand der Beziehung heraus. Verteilen Sie anschließend Arbeitsblatt 10, das im Idealfall einer Zusammenfassung der erarbeiteten Folgen von ICH- und DU-Botschaften enthält. Motivieren Sie die Patienten nun, das ihnen bereits bekannte SEW-Schema auf das Szenario anzuwenden. Es dient der gezielten Anwendung von ICH-Botschaften. Eine Lösung des Szenarios könnte in etwa so lauten:

Lösungsvorschlag: »Ich habe dir erst vor kurzem Geld geliehen (= Situation). Jetzt zu hören, dass du das Geld fürs Kino und in einem teuren Restaurant ausgegeben hast, anstatt deine Schulden bei mir zu begleichen, ärgert mich (= Emotion). Ich möchte, dass wir ein konkretes Datum festlegen, bis wann du mir das Geld zurückzahlst (= Wunsch).«

Um den Einsatz des SEW-Schemas zu üben, können weitere Szenarien von Arbeitsblatt 11 durchgearbeitet werden. Die Patienten können zudem motiviert werden, über eigene Konfliktsituationen in Beziehungen nachzudenken, die sie für sich analysieren wollen.

AB 11

Übungen zur gemeinsamen Bearbeitung in der Gruppe

Szenario 1. Ihr Partner sollte diese Woche Ihre gemeinsame Wohnung putzen, da er / sie Urlaub hatte. Allerdings sieht es immer noch staubig, schmutzig und unaufgeräumt aus, als Sie von Ihren Erledigungen nach Hause kommen. Das dreckige Geschirr steht in der Spüle, die Betten sind nicht gemacht, überall liegt Staub. Nun wollen Sie diese Situation ansprechen.

Lösungsvorschlag: »Wir hatten doch vereinbart, dass du in deiner Urlaubswoche Aufgaben im Haushalt übernimmst. Das Geschirr steht noch in der Spüle und auch die Betten sind nicht gemacht (= Situation). Das ärgert mich (= Emotion). Ich möchte, dass du die Dinge erledigst, die wir besprochen haben (= Wunsch).«

Szenario 2. Jemand nimmt im Gespräch mit Ihnen sehr viel Raum ein und lässt Sie selbst wenig zu Wort kommen. Sie sprechen dieses Verhalten an, bleiben ganz bei sich und sagen der anderen Person, wie es Ihnen dabei geht.

Lösungsvorschlag: »Mir fällt auf, dass du mich schon mehrfach unterbrochen hast (= Situation). Mir vergeht die Lust, mich zu unterhalten, weil ich denke, dass dir nicht wichtig ist, was ich zu sagen habe (= Emotion). Kannst du das verstehen? Ich würde mir wünschen, dass du mir genauso zuhörst wie ich dir (= Wunsch).«

Abschlussrunde (10 min). Die Abschlussrunde kann als Selbstreflektion genutzt werden. »Wie reagieren Sie bisher, wenn Sie wütend auf Ihren Partner oder Freunde sind? Welcher Kiesler-Kreis-Position entspricht dies? Können Sie sich vorstellen, eine andere Art der Konfliktlösung auszuprobieren?« Regen Sie die Patienten gern an, sich weiter mit Wut zu beschäftigen, wenn sie dies als wichtiges Thema für sich betrachten. Empfehlen Sie z. B. »Wut. Plädoyer für ein verpöntes Gefühl« von Heidi Kastner (2014) oder »Wut ist ein Geschenk. Das Vermächtnis meines Großvaters Mahatma Ghandi« von Arun Ghandi (2018). In der übernächsten Sitzung (Sitzung 16) wird eine individuelle Konfliktsituation ausgewählt, um die sogenannte *Situationsanalyse (SA)* einzuführen.

Stolpersteine: SEW-Schema zum Umgang mit Wut

Problem	Lösungsvorschläge für die Therapeuten
Bei Erarbeitung der Szenarien stellen die Patienten wiederholt den Sinn der Beziehung infrage.	► Wiederholen Sie, dass es in den Szenarien um den Erhalt von Beziehungen geht, nicht um deren Zerstörung oder Beendigung. Verweisen Sie die Patienten darauf, dass sich die nächste Sitzung mit Abgrenzung und – als höchster Eskalationsstufe – der Beendigung von Beziehungen beschäftigen wird.
In den Rollenspielszenarien schlagen die Patienten vor, jemand anderen einzuschalten, z. B. die Polizei, und die Situation gar nicht selbst anzusprechen.	► Validieren Sie, dass das selbstverständlich eine Möglichkeit ist, das Problem anzugehen, dass es jedoch in der Übung darum geht, sich darin auszuprobieren, Konflikte selbst anzusprechen.

15. Sitzung

Übersicht Sitzung 15

M 6

AB 12

Ziele	Übungen	Zeitaufwand	Materialien
Warm-up	Selbstsicherheitstraining	10 min	
Konflikttraining auf dem Kiesler-Kreis	Coaching	20 min	M 6 Kiesler-Kreise
Konflikte ansprechen	SEW-Schema mit Eskalationsstufen	25 min	AB 12 Tisch mit Unterlagen
Abschlussrunde		5 min	

Warm-up: Selbstsicherheitstraining (10 min). Als Vorbereitung auf die verschiedenen Eskalationsstufen, die in dieser Sitzung Inhalt des Konflikttrainings sind, findet ein kurzes, aber effektives Selbstsicherheitstraining statt. Bitten Sie die Patienten, sich kreisförmig um Sie zu verteilen. Instruieren Sie sie, auf alles was jetzt kommt, ausschließlich mit einem »Nein« zu reagieren und ermutigen Sie die Patienten dabei, mit Lautstärke und Körpersprache zu experimentieren. Sprechen Sie dann, ohne dies groß anzukündigen, gezielt einen Patienten der Gruppe an: »Frau Panzer, können Sie mir vielleicht 50 Euro geben?« Sobald Frau Panzer mit Nein reagiert hat, wenden Sie sich jemand anderem zu und stellen ihm die gleiche Frage. Alle Patienten sollen möglichst mehrmals befragt werden und mit »nein« reagieren. Arbeiten Sie sich dabei von einer freundlichen bis zu einer feindselig-dominanten Kiesler-Kreis-Position hoch (»Jetzt geben Sie mir endlich 50 Euro!«). Die Patienten sollen entsprechend dazu lauter werden und auch in ihrer Körpersprache ein dominantes »Nein!« vertreten lernen. Der zweite Gruppentherapeut kann dies entsprechend instruieren.

Diese Übung hat neben einem Selbstsicherheitstraining auch noch einen aktivierenden und auflockernden Effekt.

Konflikttraining auf dem Kiesler-Kreis – »Coaching«-Übung (20 min). In dieser zunächst psychoedukativen Einheit sollen verschiedene Intensitätsstufen auf dem Kiesler-Kreis veranschaulicht werden, die im Konflikttraining relevant sind. Hierbei soll deutlich gemacht werden, wie wir unseren Bedürfnissen unter Berücksichtigung des verbalen und nonverbalen Verhaltens mehr Nachdruck verleihen können, für den Fall, dass unser Gegenüber nicht wie erwartet einlenkt. Diese Einheit wird mit der sogenannten »Coaching-Übung« verbunden: Die Therapeuten führen unter Anleitung der Patienten mehrere Rollenspiele durch. Ein Gruppenleiter wird dabei von den Patienten zu einer Konfliktlösung gecoacht. Im Gruppenraum sollte ein Tisch aufgebaut sein, auf dem eine Tasche samt Inhalt ausgebreitet liegt, einige Zettel scheinen vom Tisch heruntergefallen zu sein. Ein Gruppentherapeut wendet sich nun an die Patienten und erzählt, dass er sich den Schreibtisch mit einem Kollegen (2. Gruppentherapeut) teilt, dieser sich aber wie immer zu sehr ausbreite und er selbst kaum Platz habe. Zudem suche er derzeit auch wichtige Unterlagen und habe den Verdacht, dass diese beiden losen Zettel – vermutlich versehentlich – in einem seiner vielen Stapel gelandet seien. Fragen Sie die Patienten, wie Sie das Thema ansprechen sollen. Lassen Sie sich dabei sowohl zu Ihrer verbalen und nonverbalen Kommunikation coachen, nutzen Sie auch den Kiesler-Kreis. Wenn sich die Patienten auf eine Variante geeinigt haben, spielt der Therapeut diese Lösung mit dem zweiten Gruppentherapeuten vor. Der zweite Gruppentherapeut reagiert allerdings nur mit einem »Jaja, mach ich« und verlässt dann wieder den Raum. Die Patienten werden erneut eingebunden, den ersten Gruppentherapeuten zu coachen. *Wie soll ich mich jetzt verhalten?* Wiederum wird die Lösung vorgespielt. Dieses Vorgehen kann solange wiederholt werden, bis die Patienten die Gruppenleiter von einer freundlich-dominanten über eine rein dominante zu einer feindselig-dominanten Kiesler-Kreis-Position coachen (am besten anhand von drei Durchgängen: *freundlich-dominant, dominant, feindselig-dominant*). Der zweite Gruppentherapeut zeigt sich daraufhin einsichtig und beginnt, die Tasche vom Tisch zu nehmen und die Unterlagen zu ordnen (feindselig-unterwürfig). Zum Abschluss wird das erarbeitete Vorgehen auf dem Kiesler-Kreis veranschaulicht. Der Gruppenleiter erläutert:

»Die verschiedenen Eskalationsstufen, die wir gerade erarbeitet haben, lassen sich sehr gut auf dem Kiesler-Kreis veranschaulichen. Zunächst hatten Sie vorgeschlagen, das Thema freundlich-dominant anzusprechen. Das entspricht Stufe 1. Ich habe die gemeinsame Nutzung des Schreibtisches, also das WIR, in den Vordergrund gestellt, also unsere gemeinsame Nutzung des Schreibtisches, und dabei gleichzeitig meinen Wunsch formuliert. Nachdem dies nicht zu einer Verhaltensänderung geführt hat, haben Sie vorgeschlagen, ich solle durch eine festere Stimme und die klare Äußerung meines Bedürfnisses nach Ordnung auf dem Schreibtisch, bestimmter werden. Dies haben Sie als dominant eingeschätzt. Das entspricht Stufe 2. Als auch das nicht zum Einlenken meines Kollegen geführt hat, haben Sie mich zu einem kurzfristigen feindselig-dominanten Auftreten gecoacht. Das ist Stufe 3. Ich habe kurz und knapp, jedoch mit lauter Stimme formuliert, dass ich das nicht möchte und von ihm verlangt, Ordnung zu machen. Das hat funktioniert. Wir haben uns also entgegen des Uhrzeigersinns auf dem Kiesler-Kreis bewegt. Unter Berücksichtigung der Tatsache, dass wir unsere Beziehungen stabilisieren und nicht zerstören wollen, ist Stufe 3 die letzte Eskalationsstufe auf dem Kiesler-Kreis. Dann sollte die Situation jedoch verlassen werden, damit es nicht zu einem Kampf kommt, für den man sich im schlimmsten Fall im Nachhinein selbst schuldig fühlt. Finden Sie die Eskalationsstufen in der Form nachvollziehbar? (s. auch Abb. 4.11)«

Bei der Vermittlung der Eskalationsstufen sollte unbedingt darauf hingewiesen werden, möglichst bei Stufe 1 (freundlich-dominant) zu beginnen und nicht sofort mit einer feindselig-dominanten Reaktion (Stufe 3) zu starten. Denn, fällt die feindselig-dominante Reaktion zu extrem aus, kann dies das Ende einer Beziehung bedeuten. Das kann, muss aber nicht intendiert sein, insbesondere da Patienten mit interpersonellen Problemen in der Regel nur über wenige soziale Kontakte verfügen. Von daher ist es

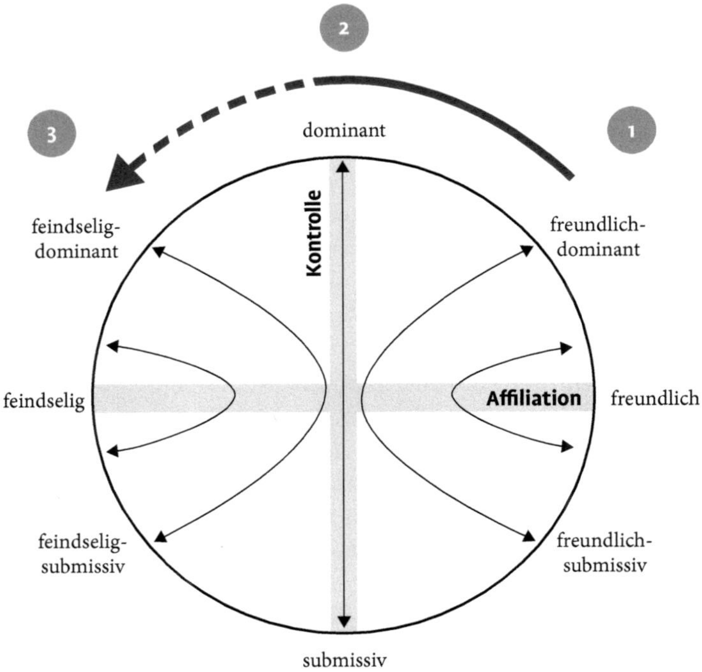

Abbildung 4.11 Eskalationsstufen auf dem Kiesler-Kreis

wichtig, sich bereits im Vorfeld die Konsequenzen einer feindselig-dominanten Reaktion bewusst zu machen (vgl. kurz- und langfristige Folgen von Wut äußern, Sitzung 13). Auf der anderen Seite kann es jedoch notwendig sein, die freundlich-dominante Position zu überspringen und gleich eine dominante oder feindselig-dominante Haltung auf dem Kiesler-Kreis einzunehmen, um sich z. B. vor Angriffen oder Übergriffen zu schützen. Erfragen Sie dazu eigene Beispiele der Patienten oder berichten Sie das folgende Beispiel: Eine junge Frau im Alter von 22 Jahren wohnt noch bei ihren Eltern und wird regelmäßig von ihrem Vater geschlagen. In der Therapie entscheidet sie sich, in diesem Fall die freundlich-dominante Variante zu überspringen und dem Vater dominant Folgendes zu sagen: »Du schlägst mich mindestens einmal im Monat (Situation). Das verletzt mich und macht mich ärgerlich (Emotion). Ich will, dass du das nie wieder tust (Wunsch). Wenn du mich noch einmal schlägst, werde ich zu meiner Freundin ziehen.« Dennoch schlägt der Vater sie zwei Wochen später erneut. Daraufhin entscheidet sich die Patientin, ihn feindselig-dominant anzuschreien: »Du hast mich geschlagen (Situation). Das verletzt und ärgert mich sehr (Emotion). Ich ziehe jetzt zu meiner Freundin und möchte mit dir keinen Kontakt mehr (Wunsch).« Dieses Beispiel ist ebenfalls geeignet, um die langfristig positiven Konsequenzen einer Trennung zu betonen, wenn Patienten sich sorgenvoll vor den kurzfristig negativen Folgen von Trennungen äußern.

AB 12

Konflikte ansprechen (25 min). Die Patienten sollen sich nun in Kleingruppen der Erarbeitung schwieriger Konfliktszenarien in Arbeitsblatt 12 widmen. Dazu soll eines der beiden Szenarien ausgewählt, in den 3 Stufen des Konflikttrainings ausprobiert (Abb. 4.11) und letztlich der Großgruppe präsentiert werden, hier nachfolgend mit Lösungsvorschlägen dargestellt.

Szenario A. Ihre Freundin kommt immer zu spät zu Verabredungen. Beim letzten Mal, als Sie eigentlich ins Kino gehen wollten, sind Sie nach 20 Minuten einfach gegangen, ohne auf sie zu warten. Ihre Freundin hat Ihnen nun eine Entschuldigung per SMS gesendet. Wie reagieren Sie? Wie könnten Sie Ihren Gefühlen und Bedürfnissen mehr Nachdruck verleihen, wenn Ihre Freundin ihr Verhalten nicht ändert?

Stufe 1	freundlich-dominant	»Hallo Sarah. Ich habe letztens 20 Minuten vor dem Kino auf dich gewartet (= Situation). Es verunsichert mich, wenn du zu spät kommst, weil ich dann denke, dass dir unsere Freundschaft nicht wichtig ist (= Emotion). Bitte komm doch beim nächsten Mal pünktlich, damit wir die wenige Zeit auch nutzen können (= Wunsch).«
Stufe 2	dominant	»Hallo Sarah. Ich habe letztens 20 Minuten vor dem Kino auf dich gewartet (= Situation). Das ärgert und verunsichert mich, wenn du zu spät kommst, weil ich dann denke, dass dir unsere Freundschaft nicht wichtig ist (= Emotion). Ich möchte dich wirklich bitten, pünktlich zu kommen (= Wunsch)!«
Stufe 3	feindselig-dominant	»Hallo Sarah. Ich habe letztens 20 Minuten vor dem Kino auf dich gewartet (= Situation). Das ärgert mich (= Emotion). Sei das nächste Mal pünktlich, sonst verabrede ich mich nicht mehr mit dir (= Wunsch / Forderung).«

Abschlussrunde (5 min). Es bietet sich an, das Selbstsicherheitstraining vom Anfang der Sitzung an dieser Stelle noch einmal durchzuführen. Durch die Bearbeitung der Eskalationsstufen gelingt es den Patienten nun in der Regel noch besser, sich lautstark mit einem »Nein« zu wehren. Dies kann eine wertvolle Erfahrung sein, zumal es hervorhebt, dass durch Übung eine Verbesserung von Fertigkeiten sowie der Transfer von Sitzungsinhalten stattfindet. Instruieren Sie, z. B. die drei Eskalationsstufen zu durchlaufen, sodass jeder Patient drei Mal ein »Nein« formulieren kann.

Als Therapieaufgabe kann das zweite Szenario auf dem Arbeitsblatt 12 bearbeitet werden.

AB 12

Zuletzt können die Patienten darauf hingewiesen werden, dass ein Patient in der nächsten Sitzung die Gelegenheit bekommt, eine persönliche Situation mit Hilfe der Gruppe zu analysieren und trainieren. Bis zum nächsten Mal können die Patienten also aufgefordert werden, auf interpersonelle Situationen zu achten, nach denen sie sich unzufrieden oder schlecht gefühlt haben. Dabei kann es sich auch um das Thema Bedürfnisse äußern handeln, nicht unbedingt um Konflikte.

Stolpersteine: Konflikttraining

Problem	Lösungsvorschläge für die Therapeuten
Die Patienten äußern die Sorge, über das Beginnen in der freundlich-dominanten KK-Position einfach »abgebügelt« zu werden.	▶ Diskutieren Sie gemeinsam (am einfachsten auf Grundlage der Konfliktszenarien auf dem Arbeitsblatt 12), wann sich ein vorzeitig dominantes Auftreten anbieten würde. ▶ Stellen Sie klar, dass nicht in allen Situationen die Reihenfolge freundlich-dominant – dominant – feindselig-dominant eingehalten werden muss, sondern dass die Übung so aufgebaut ist, um die drei KK-Positionen voneinander unterscheiden zu können.
Die Patienten äußern die Sorge, dass sie durch die feindselig-dominante Reaktion die Beziehung gefährden bzw. sogar zerstören.	▶ Betonen Sie, dass die feindselig-dominante Variante nur gewählt werden sollte, wenn a) die beiden vorherigen Varianten (freundlich-dominant, dominant) bereits erfolglos angewandt wurden und b) der Wunsch bzw. das Bedürfnis persönlich sehr wichtig ist. ▶ Diskutieren Sie mit der Gruppe, dass Konflikte in Beziehungen ja durchaus normal sind und stets die Chance bieten, dass sich Beziehungen verbessern. ▶ Besprechen Sie, dass – je nach Wichtigkeit der Beziehung – direkt nach dem feindselig-dominanten Äußern des Bedürfnisses bzw. des Wunsches samt Bedürfnisbefriedigung bzw. Wunscherfüllung auch wieder ins Freundliche übergegangen werden kann, was eine Beziehung sogar festigen mag. ▶ Sollten durch derartige Situationen tatsächlich Beziehungen auseinandergehen, mag es wahrscheinlich für die Betreffenden auch gut sein (vgl. Beispiel der jungen Frau, die sich von ihrem gewalttätigen Vater abgrenzt).

16. Sitzung: Situationsanalyse

Übersicht Sitzung 16

Ziele	Übungen	Zeitaufwand	Materialien
Warm-up		5 min	(bis zu) 5 Luftballons
Situationsanalyse		50 min	AB 13 Flipchart + Stifte
Abschlussrunde		5 min	

AB 13

Warm-up (5 min). Alle Patienten stehen im Kreis. Nach und nach werden bis zu 5 Luftballons in den Kreis gegeben. Je größer die Teilnehmeranzahl, desto mehr Ballons sollten verwendet werden. Die Ballons sollen in der Luft gehalten werden. Das Spiel endet, wenn einer der Ballons den Boden berührt. Dieses Spiel soll zur Auflockerung und spielerischen Aktivität dienen und kann daher auch zwischendurch immer wieder eingesetzt werden, sollte die Gruppe eine kurze Auszeit benötigen.

Situationsanalyse (50 min). In der heutigen Sitzung erhält einer der Patienten (im Folgenden als Indexpatient bezeichnet) die Gelegenheit, eine persönliche interpersonelle Situation mit Hilfe der Gruppe zu analysieren. Bei der Auswahl einer geeigneten Situation für die nachfolgende Situationsanalyse sollten die Gruppenleiter auf folgende Punkte achten:

- Geht das Problemverhalten in der Situation hauptsächlich vom Patienten aus (z. B. weil er verschlossen oder distanziert reagiert, statt offen und nah seine Gefühle und Bedürfnisse zu benennen)?
- Steht der Erhalt der Beziehung bzw. die Abgrenzung (Schutz), nicht Rache, für den Patienten im Vordergrund, wenn es sich um eine Situation aus dem Bereich Konflikte handelt?

Bei der hier verwendeten Situationsanalyse handelt es sich um eine Kurzform der Situationsanalyse (SA) aus dem Cognitive Behavioral Analysis System of Psychotherapy (CBASP) von James McCullough (2000; s. Kap. 1). Die SA ist eine kognitiv-verhaltenstherapeutische Technik, bei der strukturiert interpersonelle Probleme gelöst werden sollen. Die Aufmerksamkeit wird dabei auf den Umgang mit konkreten, zeitlich klar umgrenzten Situationen gelegt, deren genaue Exploration auf den Ebenen Situation, Reaktionen und Konsequenzen allmählich zur Auflösung der globalen, transsituationalen und präoperationalen Denkweise führen soll. Eine wesentliche Komponente der SA stellt die Einordnung des gezeigten Verhaltens auf dem Kiesler-Kreis dar, das anschließend nach seinen Konsequenzen beurteilt und entsprechend modifiziert wird. Hierzu wird das sog. tatsächliche Ereignis (TE) durch ein erwünschtes Ergebnis (EE) ersetzt, das zu positiven Konsequenzen (Gefühle, Gedanken) oder einer Abnahme negativer Konsequenzen führen soll. Durch die Anwendung der SA sollen die Patienten lernen, dass ihr Verhalten Konsequenzen hat und sie in Verbindung mit der Umwelt treten können, sodass in der Folge Insuffizienzgefühle,

Hilflosigkeit, Einsamkeit und selbstabwertende Kognitionen abnehmen. Durch die SA werden demnach vier Ziele verfolgt (nach Brakemeier, 2017):

(1) **Genau hinschauen.** Patienten werden angeleitet, durch genaues Hinschauen in interpersonell schwierigen Situationen ihre Wahrnehmung zu verbessern und Wahrnehmungsverzerrungen aufzulösen.
(2) **Ziele setzen.** Patienten lernen, sich in sozialen Situationen Ziele zu setzen, die realistisch (erreichbar) und in ihnen verankert (durch sie allein erreichbar) sind.
(3) **Ziele erreichen.** Patienten sollen erkennen, dass sie durch konstruktive Kognitionen und angemessenes Verhalten interpersonelle Ziele auch tatsächlich erreichen können, insbesondere wenn sie neues Verhalten zuvor im Rollenspiel eingeübt haben.
(4) **In Verbindung treten mit der Umwelt.** Patienten können so erleben, dass sie – häufig entgegen ihrer Erwartung – Einfluss auf die Umwelt haben und dieser nicht hilflos ausgeliefert sind.

Die SA besteht aus einer Explorations- und einer Lösungsphase. Während der Explorationsphase werden nach Definition einer konkreten Situation die kognitiven und verhaltensbezogenen Pathologien der Patienten herausgearbeitet. Nachdem ein alternatives Ergebnis, das erwünschte Ergebnis (EE) definiert ist, dient die Lösungsphase zur Erarbeitung adaptiver Interpretationen und Verhaltensweisen, die dann im Rollenspiel ausprobiert und eingeübt werden.

Bevor die einzelnen SA-Komponenten im Detail vorgestellt werden, erfolgt zunächst ein praktisches Beispiel. Im Unterschied zur Originalversion ist der kognitive Anteil der SA, wie sie im KKT verwendet wird, geringer. Es bietet sich an, die Erarbeitung der Situationsanalyse am Flipchart zu gestalten und das Arbeitsblatt 13 erst am Ende der Sitzung auszuteilen. Es erfolgt demnach in dieser Gruppensitzung keine allgemeine Einführung zur Situationsanalyse zu Beginn. Die zwei Gruppentherapeuten leiten stattdessen freundlich-dominant die Explorations- und Lösungsphase der Situationsanalyse. Erst in der Abschlussrunde erfolgt dann eine Reflektion über die Methode.

Beispiel

Herr Unruh meldet sich und erzählt von einer aktuellen Situation auf dem Betriebsausflug seiner Firma, bei der ihn eine Kollegin aus einer anderen Abteilung angesprochen habe, um sich mit ihm zu unterhalten. Herr Unruh habe jedoch kaum ein Wort herausgebracht.

Explorationsphase

(1) Situationsbeschreibung: Was ist passiert? (konkreter Anfangs- und Endpunkt, ohne Wertung, rein beschreibend wie in einer Filmszene)	Ich stehe an der Bar und warte auf mein Getränk. Maria kommt dazu und sagt: »Hey, du bist doch aus der Prüfabteilung, oder?« Ich antworte kurz »Ja«, schaue sie nicht an und gehe.

(2) Kopfkino: Welcher Gedanke führte zu dem oben beschriebenen Verhalten?	»Sie findet mich bestimmt peinlich. Besser, ich sage nichts, dann kann ich es nicht schlimmer machen.«
(3) Verhalten: Wie lässt sich das Verhalten auf dem Kiesler-Kreis beschreiben?	feindselig-unterwürfig
(4) Tatsächliches Ergebnis (TE): Wie ist die Situation ausgegangen? Was war die Konsequenz? Wie haben Sie sich gefühlt?	Ich antworte kurz »Ja«, schaue weg und gehe. Maria redet den ganzen Abend nicht mehr mit mir. Ich fühle mich wieder wie ein totaler Versager.
(5) Erwünschtes Ergebnis (EE): Wie hätten Sie sich anders verhalten wollen und können? (konkretes Verhalten)	Ich antworte: »Ja, genau. Ich wurde gerade versetzt. Wo arbeitest du gerade?«
(6) Vergleich TE und EE: Haben Sie erreicht, was Sie wollten? Warum nicht?	Nein, ich habe mich wie immer nicht getraut.
Lösungsphase	
(1) Revision: Welcher Gedanke ist hilfreich(er), um das erwünschte Ergebnis zu erreichen?	»Sie hat mich wiedererkannt und will sich offensichtlich mit mir unterhalten.«
(2) Verhalten: Welche Kiesler-Kreis-Position passt am besten zum EE?	freundlich bis freundlich-dominant
(3) Rollenspiele	Erproben des neuen EE durch verschiedene Varianten mit Nutzung von Shaping (Verhaltensformung)
(4) Neues Gefühl: Vergleichen Sie TE und EE. Welchen Unterschied macht es, ob Sie sich (TE) oder (EE) verhalten?	Vermutlich hätten wir uns kurz unterhalten. Vielleicht dann auch mal öfter miteinander gesprochen. Da wäre ich ausnahmsweise mal zufrieden mit mir gewesen. Und wer weiß, vielleicht hätte ich Maria noch näher kennengelernt.
(5) Generalisierung: Was nehmen Sie mit? Kennen Sie so etwas auch aus anderen Situationen? Wie würden Sie sich jetzt in diesen Situationen verhalten?	Dass ich es mir oft selbst schwermache. Dabei ist mir das Rollenspiel ganz gut gelungen. Wenn man sich kennenlernt, ist jeder unsicher, haben die anderen gesagt. Also nicht nur ich. Ich nehme mir vor, in der nächsten Woche gezielt eine Situation zu suchen und wenn ich erstmal nur versuche, den Kollegen in der Cafeteria in die Augen zu schauen.

Einzelne Schritte der SA. Im Folgenden wird die Umsetzung der einzelnen Schritte der interpersonellen SA beschrieben. An entsprechenden Stellen machen wir die Leser auf die Modifikationen im Vergleich zur klassischen SA aus CBASP aufmerksam. Für eine Vertiefung dieser Strategie sei auf Brakemeier & Normann, 2012 (SA als stationäre und ambulante Gruppentherapie), Schramm et al. 2012 (SA als ambulante Gruppentherapie), Brakemeier & Jacobi, 2017 (SA als Video-Learning im Gruppensetting) sowie Brakemeier 2017 (Umsetzung der SA zusammengefasst in einem Buchkapitel) verwiesen. Abbildung 4.12 enthält zudem eine Abbildung, wie alle Schritte der SA auf einer Seite des Flipcharts komprimiert visualisiert werden können.

1. Situation
- Ich stehe an der Bar und warte auf mein Getränk.
- Maria kommt dazu und sagt: „Hey, du bist doch aus der Prüfabteilung, oder?"
- Ich antworte kurz „Ja", schaue sie nicht an und gehe

2. Kopfkino

~~„Sie findet mich bestimmt peinlich. Besser ich sage nichts, dann kann ich es nicht schlimmer machen."~~

„Sie hat mich wiedererkannt und will sich offensichtlich mit mir unterhalten."

TRAU DICH!

3. Verhalten

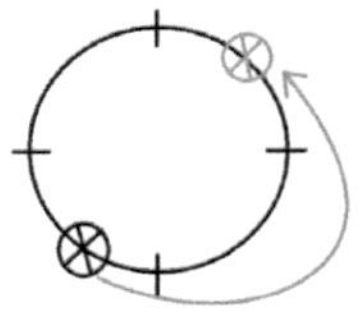

4. TE
- Ich antworte kurz „Ja", schaue weg und gehe.
- Maria redet den ganzen Abend nicht mehr mit mir. Ich fühle mich wieder wie ein totaler Versager.

5. EE
- Ich antworte: „Ja, genau. Ich wurde gerade versetzt. Wo arbeitest du?"

6. TE ≠ EE, weil ich mich nicht getraut habe

Anmerkung: Die Explorationsphase der Situationsanalyse ist in schwarz dargestellt. Die Antworten der Lösungsphase in grau.

Abbildung 4.12 Die Situationsanalyse am Flipchart

Explorationsphase

(1) Situation. Die Situationsbeschreibung stellt den ersten Schritt der SA dar. Hierbei sollen die Patienten eine problematische, interpersonelle Situation mit einem klaren Anfangs- und Endpunkt beschreiben. Es bietet sich an, den Indexpatienten, der seine Situation einbringt, zu bitten, diese Situation als Filmszene beschreiben zu lassen, sodass sich auch die anderen Patienten in die Situation hineindenken und eine klare Vorstellung vom Ablauf der Situation bekommen können. Dies ist außerdem hilfreich, um eine objektive, nicht von Wertungen und Interpretationen gefärbte Situationsbeschreibung zu erhalten. Der Patient wird also ermutigt, als Regisseur zunächst rein deskriptiv zu beschreiben, was beobachtbar war. Als Endpunkt wird immer das gezeigte Verhalten beschrieben, z. B. »Ich sage nichts« oder »Ich schreie ihn an und verlasse die Wohnung«, denn dies ist das Verhalten, das als ursächlich für negative Konsequenzen (siehe TE) betrachtet und daher verändert werden soll (siehe EE).

(2) Kopfkino. Im zweiten Schritt geht es um die wichtigste Interpretation bzw. den wichtigsten Gedanken in der zuvor beschriebenen Situation. Da die Aufmerksamkeit während des interpersonellen KKT nur auf einem zentralen Gedanken liegen soll (Modifikation zur CBASP-SA), gilt es, möglichst den Gedanken zu identifizieren, der am ehesten das gezeigte Verhalten erklärt. Es geht also um Gedanken in Form von Bewertungen, die dem Indexpatienten in der Situation möglichst wortwörtlich durch den Kopf schossen. Um bei der Filmmetapher zu bleiben, nennen wir diese Gedanken »Kopfkino« oder auch den »inneren Film«. Hilfreiche Fragen sind: »Was haben Sie gedacht, dass Sie sich anschließend so (entsprechendes Verhalten benennen) verhalten haben?« oder »Welcher Gedanke führte zu dem oben beschriebenen Verhalten?«

(3) Verhalten. Im dritten Schritt soll das beschriebene Verhalten auf dem Kiesler-Kreis eingeschätzt werden. Es kann hier nochmal erfragt werden, wie genau sich der Indexpatient hinsichtlich Mimik, Gestik, Blickkontakt, Stimme, etc. verhalten hat (nonverbale und paralinguistische Aspekte). Um weiter die Filmmetapher zu verfolgen, kann dem Indexpatienten gesagt werden, dass sich der Scheinwerfer nun auf ihn richtet oder die Kamera ihn heranzoomt. In manchen Situationen bietet es sich auch an, dass der Indexpatient kurz sein Verhalten demonstriert (z. B. »Wie standen Sie genau an der Bar? Mögen Sie uns dies gerade kurz demonstrieren?«). Nach dieser Exploration sollten alle Patienten auf Basis ihrer bisherigen Kiesler-Kreis Kenntnisse zu der Einordnung des Verhaltens im Kiesler-Kreis fähig sein. Erneut sind folgende Fragen dabei hilfreich: »War Herr Unruh eher offen oder verschlossen? Ist durch das Verhalten eher Nähe oder Distanz zu der Kollegin entstanden?« Auch das Verhalten des Gegenübers kann für die Einschätzung eine wichtige Informationsquelle sein, da sich auf Basis der Zugkräfte Rückschlüsse auf das eigene Verhalten ziehen lassen.

(4) Tatsächliches Ergebnis (TE). Hier wird zunächst das beobachtbare Verhalten, also meist das Ende der Situationsbeschreibung, aufgeführt. Zudem sollten kurz die Konsequenzen (Modifikation zur SA im CBASP) dieses Verhaltens beleuchtet werden (»Wie haben Sie sich gefühlt?«, »Was hat ihr Verhalten für Ihre Beziehung bedeutet?«, »Wie lange hat Sie diese Situation noch beschäftigt?«).

(5) Erwünschtes Ergebnis (EE). Die Suche nach einem realistischen und im Indexpatienten selbst verankerten Alternativverhalten ist der therapeutisch wichtigste Schritt der gesamten SA. Es geht darum, ein Verhalten herauszuarbeiten, das eben nicht zu den unter dem TE analysierten negativen Konsequenzen führt. Hierbei ist in der Regel die Gruppe sehr hilfreich. Da der Indexpatient ohnehin die meiste Zeit dieser Gruppenstunde im Zentrum der Aufmerksamkeit steht, können an dieser Stelle zunächst andere Patienten ermutigt werden, Vorschläge für EEs zusammenzutragen. Um noch einmal die Flexibilität auf dem Kiesler-Kreis zu betonen, können die Patienten alternativ auch versuchen, zu jeder KK-Position ein EE zu finden. Dadurch wird allen aufgezeigt, wie viele unterschiedliche Möglichkeiten des Handelns zur Verfügung stehen. Zudem werden alle Patienten angeregt, sich in die Situation hinein zu versetzen, was als ein erstes kurzes Empathie-Training bezeichnet werden kann (vgl. Modul V). Der Indexpatient, im Fallbeispiel Herr Unruh, kann dann auswählen, welches Verhalten am realistischsten ist. In allen Varianten geht es darum, Verhalten zu finden, das in Herrn Unruh selbst verankert ist. Der Vorschlag »Maria könnte ihn fragen, ob sie sich aus der Uni kennen« ist demnach falsch, da Herr Unruh darauf keinen Einfluss hat.
(6) Vergleich TE mit EE. Zum Abschluss der Explorationsphase sollen nun das TE aus Schritt 4 und das EE aus Schritt 5 miteinander verglichen werden. Bei der Frage »Warum haben Sie nicht erreicht, was Sie wollten?« wird ein wichtiger Lernprozess gebahnt: Der Indexpatient taucht an dieser Stelle noch einmal in die negativen Gefühle (Insuffizienz, Schuld, Scham etc.) ein, die in der Situation seinem Verhalten (TE) folgten. Zusätzlich werden weitere Situationen aus der Vergangenheit aktiviert. Dies ist wichtig, um die in der Lösungsphase folgende negative Verstärkung zu nutzen. Negative Verstärkung beschreibt einen Lernmechanismus, bei dem Verhalten dadurch verstärkt wird, dass (erwartete) negative Konsequenzen ausbleiben. Dies geschieht, indem der Indexpatient in der Lösungsphase lernt, sich bewusst anders zu verhalten. Dabei geht größere negative Verstärkung mit einer erhöhten Lernrate einher, das bedeutet, dass sich neues Verhalten besser festigt.

Lösungsphase

(1) Revision. In diesem Schritt geht es um die Umformulierung des in der Explorationsphase unter (2) herausgearbeiteten Gedanken. Hierbei wird lediglich erörtert, ob der Gedanke hilfreich für das neue, erwünschte Ergebnis ist oder nicht (Modifikation zur CBASP-SA). Auch hier kann die Gruppe unterstützend sein, gerade wenn dem Patienten die notwendige Distanz zur Situation fehlt. Nicht hilfreiche Gedanken enthalten häufig kognitive Fehler, z.B. voreilige Schlussfolgerungen oder übertreibende Verallgemeinerungen (siehe auch Hautzinger, 2003). In manchen Fällen spiegelt sich auch die Prägung des Patienten in dem Gedanken wider. In diesem Fall bietet es sich an, darauf validierend zu verweisen (siehe nachfolgender Dialog).

Therapeut:	Der Gedanke, dass Menschen Sie als peinlich empfinden, begleitet Sie schon sehr lange, nicht wahr?
Herr Unruh:	Ja, das habe ich immer schon gedacht. Das ist durch meinen Vater entstanden und meine Mitschüler damals.
Therapeut:	Daher ist es sehr nachvollziehbar, dass dieser Gedanke auch in dieser Situation auftaucht. Aber lassen Sie uns gemeinsam schauen: »Ist es in dieser Situation hilfreich, so zu denken, um zu Ihrem neuen EE zu kommen?«

Bei fortgeschrittener Zeit kann an dieser Stelle auch lediglich eine Verhaltensinterpretation (Schlachtruf) formuliert werden, wie beispielsweise »Sag was!«, um genügend Zeit für die Rollenspiele zur Verfügung zu haben, da sie den wichtigsten Schritt der Lösungsphase ausmachen.

(2) Verhalten. Welche Kiesler-Kreis-Position ist am besten geeignet, das EE umzusetzen? Auch bei diesem Schritt sollte in jedem Fall die gesamte Gruppe unterstützen. Als Wiederholung der vorangegangenen Sitzungen werden zu der identifizierten Kiesler-Kreis-Position zudem die nonverbalen und verbalen Verhaltensattribute benannt (Gang, Körperhaltung, Gestik und Mimik, Stimme, Lautstärke, Tonfall und Wortwahl).

(3) Rollenspiel(e). Die Therapeuten sollten die SA so gestalten, dass an dieser Stelle auf jeden Fall ausreichend Zeit für die Durchführung von Rollenspielen bleibt (mind. 15 Minuten). Meist benötigen die Patienten mehrere Versuche, um zum EE zu gelangen. Die Gruppe hilft dabei, konstruktives Feedback zu geben, sodass hier streng auf die Feedbackregeln geachtet werden sollte. Durch empathische und positive Rückmeldungen und konstruktive Verbesserungsvorschläge soll das Zielverhalten schrittweise eingeübt werden (Shaping = Verhaltensmodifikation). Dabei übernehmen einige Patienten die Position des Rollenspielpartners und können direkte Rückmeldung aus Sicht des Gegenübers geben. Wichtig bei der Durchführung von Rollenspielen sind genaue Instruktionen aller am Rollenspiel beteiligten Personen. Dabei wird niemals das ursprüngliche, missglückte Verhalten (TE) nachgespielt! Es geht stets um das Erlernen und Konsolidieren von neuem Verhalten (EE). Es sollte zudem darauf geachtet werden, dass der Indexpatient das EE auch selbst spielt und nicht nur am Modell der anderen Patienten lernt. In dieser Situation sollte darauf hingewiesen werden, dass das Üben im Rollenspiel die Wahrscheinlichkeit erhöht, das EE auch in der Realität umzusetzen. Bei sehr ängstlichen Patienten kann auch ein Eis-Joker eingeführt werden. Patienten können das Rollenspiel einfrieren und sich Ratschläge von den anderen Patienten einholen, um das Rollenspiel dann an gleicher Stelle fortzusetzen. Diese Variante kann ein entscheidendes Shaping-Element sein, da Patienten erst durch das Bewältigen der gesamten Situation, also das Durchführen des gesamten Rollenspiels, den Effekt der negativen Verstärkung zu spüren bekommen.

Für das therapeutische Vorgehen bei der Anleitung der Rollenspiele ist insgesamt zu beachten, dass die Patienten nicht überfordert werden. In diesem Fall sollten die Therapeuten das Rollenspiel unterbrechen. Dies kann aus folgenden drei Gründen notwendig erscheinen (nach Brakemeier & Normann, 2012):

- Unterstützung bei Schwierigkeiten und Bewahren vor Überforderung
- Wiederholung des erwünschten Ergebnisses
- Schutz der Indexpatienten, falls Verhaltensweisen der Mitpatienten im Rollenspiel zu Prägungsaktivierung führen (Retraumatisierung)

Nach dem Rollenspiel wird zunächst der Indexpatient danach befragt, ob er das neue EE erreicht hat, wie zufrieden er mit der Umsetzung des EE war und wie sich die Situation für ihn angefühlt hat. Dann wird der direkte Rollenspielpartner befragt, wie das Verhalten auf ihn gewirkt hat. Im Anschluss und unter Voraussetzung, dass der Indexpatient Feedback wünscht (vgl. Feedbackregeln), können andere Patienten eingeladen werden, Feedback zum Zielverhalten zu geben. Dabei geht es insbesondere um eine Einschätzung auf dem Kiesler-Kreis. Alle Patienten lernen hierdurch genau zu beobachten, Verhalten im Kiesler-Kreis einzuordnen und die zwischenmenschliche Wirkung von Verhalten einzuschätzen. Zum Abschluss melden auch die Therapeuten ihre Eindrücke zum Rollenspiel zurück.

(4) Neues Gefühl. Rollenspiele aktivieren meist Gedanken und Gefühle, die auch in der Ursprungssituation vorhanden waren. Im besten Fall werden diese jedoch als Konsequenz des neuen Verhaltens revidiert. Um diese neue Lernerfahrung entsprechend zu verankern, können Patienten angeregt werden, die neuen Gefühle, die nach dem Rollenspiel präsent sind, zu beschreiben. Dieser Schritt weicht ebenfalls leicht von der Originalversion der SA ab, festigt aber unserer Meinung nach den Effekt der negativen Verstärkung und erhöht damit die Wahrscheinlichkeit, dass die Patienten die erlernten neuen Verhaltensweisen auch in die Realität transferieren können.

(5) Generalisierung. Der Indexpatient sollte zuletzt noch einmal auf die erlebte Diskrepanz zwischen der tatsächlichen Situation und dem an diesem Punkt im Rollenspiel durchgeführten erwünschten Ergebnis fokussieren. Nach McCullough (2000) ist die negative Verstärkung der Schlüssel zu dauerhaften Verhaltensänderungen. Es geht darum, dass der Indexpatient die Erfahrung macht, dass durch die eigene Verhaltensänderung negative Gefühle, die teilweise seit Jahrzehnten Leidensdruck verursachen, plötzlich abnehmen. Dies ist gerade bei Personen mit interpersonellen Schwierigkeiten wesentlich effizienter als die Anwendung direkter Belohnung, z. B. indem Therapeuten ihre Patienten loben. Es geht vielmehr um die Erfahrung, dass der Patient selbst Einfluss auf seine Umwelt nehmen und hierüber sein eigenes Leben positiv beeinflussen kann. Diese Erfahrung kann zudem auf ähnliche Situationen transferiert werden.

Abschlussrunde (5 min). In der Abschlussrunde sollten Verständnisfragen zum Vorgehen bei der SA geklärt werden. Außerdem sollten die Patienten darüber reflektieren können, ob sie die heute gelernte Strategie als hilfreich empfinden. Anhand des Arbeitsblattes 13 sollten sie zudem motiviert werden, als Therapieaufgabe eine eigene

AB 13

Situationsanalyse zu erarbeiten. Im Unterschied zu den Arbeitsmaterialien in der CBASP-Einzeltherapie (s. Brakemeier & Normann, 2012) enthält AB 13 ausführliche Beschreibungen der einzelnen SA-Komponenten, sodass es den Patienten möglich sein sollte, bereits zu diesem Zeitpunkt eigenständig eine SA durchzuführen. In der kommenden Sitzung kann zudem erneut eine SA durchgeführt werden, auch und vielleicht gerade von einem der Patienten, der möglichweise Schwierigkeiten hatte, allein ein erwünschtes Ergebnis zu finden. Es ist ratsam, die Patienten darauf hinzuweisen, dass sie möglichst eine kurze Situationsbeschreibung (Schritt 1 in der Explorationsphase) ausfüllen und mitbringen sollen, damit in der Gruppensitzung ausreichend Zeit für das Finden und Ausprobieren von alternativen Verhaltensweisen bleibt.

Stolpersteine: Situationsanalyse

Problem	Lösungsvorschläge für die Therapeuten
Kein Patient zeigt sich bereit, eine eigene Situation in die Gruppe einzubringen.	► Ziel dieser Sitzung ist es, den Patienten eine neue Strategie zu vermitteln: die Situationsanalyse. Sollte sich kein Patient finden, der eine eigene Situation in die Gruppe einbringen möchte, können Sie aushelfen, indem Sie entweder eine eigene oder eine ausgedachte Situation vorstellen, die möglichst für alle Patienten vorstellbar ist. Hier einige Beispiele: (a) Ich rufe beim Arzt an, um einen Termin zu bekommen. Die Sprechstundenhilfe wimmelt mich ab und sagt, dass mein Arzt zwei Wochen im Urlaub sei. (b) Ich fahre mit dem Zug. Eine Frau besetzt meinen reservierten Sitzplatz. Ich sage nichts und muss 60 Minuten stehen. (c) Die bekannte »Hammer-Geschichte« nach Paul Watzlawick (1983): Ein Mann will ein Bild aufhängen. Den Nagel hat er, nicht aber den Hammer. Der Nachbar hat einen. Also beschließt unser Mann, hinüberzugehen und ihn auszuborgen. Doch da kommt ihm ein Zweifel: Was, wenn der Nachbar mir den Hammer nicht leihen will? Gestern schon grüßte er ihn nur so flüchtig. Vielleicht war er in Eile. Aber vielleicht war die Eile nur vorgeschützt und er hat etwas gegen ihn. Und was? Er hat ihm nichts angetan; der bildet sich da etwas ein. Wenn jemand von ihm ein

Werkzeug borgen wollte, er gäbe es ihm sofort. Und warum sein Nachbar nicht? Wie kann man einem Mitmenschen einen so einfachen Gefallen ausschlagen? Leute wie der Kerl vergiften einem das Leben. Und dann bildet der Nachbar sich noch ein, er sei auf ihn angewiesen. Bloß weil er einen Hammer hat. Jetzt reicht's ihm aber wirklich. Und so stürmt er hinüber, läutet, der Nachbar öffnet, doch noch bevor er »Guten Morgen« sagen kann, schreit ihn unser Mann an: »Behalten Sie Ihren Hammer, Sie Rüpel!«

Ein Patient will eine Situation aus dem Bereich Konflikte einbringen, in der es um die Beendigung einer Beziehung geht.

► Machen Sie deutlich, dass das Thema »Beendigung einer Beziehung« prinzipiell kein Ausschluss dafür ist, eine SA durchzuführen. Da es in dieser Sitzung jedoch um das Erlernen der SA als Strategie geht, sollte die Situation möglichst nicht zu komplex sein. Tiefgreifende Konfliktthemen eignen sich daher meist wenig und sollten erst in den folgenden Sitzungen zur SA durchgeführt werden.

Mehrere Gruppenmitglieder wollen gleichzeitig eine Situationsanalyse einbringen.

► Leider ist es aus Zeitgründen nicht möglich, mehr als eine SA in einer Gruppe zu bearbeiten. Die nächste(n) Sitzung(en) könnte(n) jedoch dafür verwendet werden, einem Patienten der Gruppe erneut die Möglichkeit zu geben, eine eigene Situation zu analysieren. Zudem sollten die anderen Patienten motiviert werden, ihre SA als Therapieaufgabe durchzuführen.

Die Gruppe verliert zu viel Zeit bei der Formulierung der Situationsbeschreibung.

► Die korrekte und präzise Situationsbeschreibung trägt wesentlich zum Gelingen der Situationsanalyse bei. Manchmal bringen Patienten jedoch sehr komplexe Situationen in die Gruppe ein. Die Gruppentherapeuten müssen dabei behutsam zu ausführliche Hintergrundinformationen unterbinden und die Patienten auf die zu analysierende, zeitlich klar umgrenzte und kurze Situation fokussieren. Wo fängt die Situation an und mit welchem Verhalten endet sie? Je kürzer die Beschreibung, desto leichter gelingt das Finden von alternativen Verhaltensweisen, den EE.

Die Zeit reicht nicht aus, Rollenspiele durchzuführen.	▶ Die Rollenspiele sind das zentrale Element der SA. Daher sollte diese Situation möglichst nicht eintreten. Zur Vorbeugung ist es hilfreich, alle vorherigen Schritte vergleichsweise schnell durchzuführen, was ggf. eine recht dominante Leitung der Therapeuten erfordert. Wie angemerkt kann auf die Formulierung eines hilfreichen Gedankens beispielsweise ganz verzichtet werden. Sollte trotz derartiger Maßnahmen dennoch keine Zeit mehr für Rollenspiele vorhanden sein, sollte anstelle einer weiteren SA die nächste Sitzung darauf verwendet werden, ausgiebig Rollenspielvarianten auszuprobieren und anschließend die Strategie der SA zu besprechen (siehe Abschlussrunde). Dazu bietet es sich an, die SA nach der gemeinsamen Suche des EE (Schritt 5) zu beenden. So könnte der Indexpatient angeregt werden, alle gesammelten Vorschläge zu durchdenken und sich für ein EE zu entscheiden, an dem in der nächsten Sitzung weitergearbeitet wird.

17. und 18. Sitzung: Situationsanalysentraining (45 min)
Wir empfehlen mindestens zwei weitere Sitzungen für ein SA-Training zu nutzen. Das Vorgehen entspricht dem Ablauf der vorangegangenen Sitzung und sollte immer auf dem Flipchart begleitet werden. Zu Beginn sollten die Patienten jeweils kurz die Möglichkeit erhalten, sich über ihre Erfahrungen mit der Therapieaufgabe (eigene Situationsanalyse beginnen bzw. erstellen) auszutauschen. Sofern mehrere Patienten anbieten, eine Situation einzubringen, sollten kurz Oberthemen benannt werden, z. B. »In meiner Situation geht es darum, gegenüber meiner Frau ein Gefühl zu äußern« Oder »Ich möchte mein Recht auf Wohngeld beim Amt durchsetzen«. Per einfacher Abstimmung sollen die übrigen Patienten dann über die Situation entscheiden, die in der Gruppe analysiert wird, z. B. weil das Oberthema Ähnlichkeit zu eigenen interpersonellen Problemen besitzt. Da sich die Patienten noch im Lernprozess der SA befinden, sollten die Gruppentherapeuten bei der Auswahl der SA zusätzlich berücksichtigen, dass die Situationsbeschreibungen möglichst kurz und prägnant formuliert sind und der Sachverhalt leicht verständlich erscheint. Hauptaugenmerk ist, dass alle Patienten in der Lage sind, möglichst eigenständig eine SA zu bearbeiten. Die Patienten, deren SA Thema nicht gewählt wurde, können empathisch motiviert werden, ihre SA beim nächsten Mal einzubringen oder als Therapieaufgabe durchzuführen, worauf dann in der nächsten Sitzung (oder der begleitenden Einzeltherapie) eingegangen werden kann.

19. Sitzung

Übersicht Sitzung 19

Ziele	Übungen	Zeitaufwand	Materialien
Anfangsblitzlicht		10 min	
Alternative: Ja und Nein sagen	Ja und Nein sagen	40 min	AB 14 Flipchart + Stifte
Abschlussrunde		10 min	

AB 14

Warm-up: Anfangsblitzlicht (10 min). Sofern besprochen wurde, dass das Thema Situationsanalysen nun (zumindest in der Gruppentherapie, denn die Patienten sollten stets motiviert werden, weiter SAs zu schreiben) abgeschlossen ist und inhaltlich neue Themen angegangen werden, bietet es sich an, ein Anfangsblitzlicht zum Thema: »Was ist das Wichtigste, das ich durch die SA gelernt habe?« durchzuführen. Im Rahmen unserer stationären CBASP-Behandlung haben sich Patienten aus eigener Initiative zu Selbsthilfegruppen zusammengeschlossen, in denen sie gemeinschaftlich wöchentlich weiter Situationsanalysen bearbeiten, so wie sie es während der stationären Gruppe gelernt haben. Möglicherweise finden sich sehr motivierte Patienten des KKT ebenfalls zu solchen SA-Gruppen ohne engmaschige therapeutische Begleitung zusammen.

Ja und Nein sagen (40 min). Im Bereich Konflikte zeigen Personen mit interpersonellen Problemen häufig Schwierigkeiten, Forderungen, Wünsche oder Meinungen von anderen abzulehnen oder diesen zu widersprechen. So formuliert Frau Instabil beispielsweise bereits im Rahmen ihrer Übertragungshypothese für die Gruppe ganz klar ihr Problem: »Wenn ich in der Gruppe eine andere Meinung habe, dann werden die anderen gegen mich sein. *Deswegen* schütze ich mich, indem ich entweder zurückschlage oder den Kontakt abbreche.« Das Vermeiden solcher Situationen geht meist mit dem Zurückstellen eigener Bedürfnisse einher (wie im Beispiel Kontakt abzubrechen) und kann demnach auf dem Kiesler-Kreis als distanziertes (und unterwürfiges) Verhalten eingeordnet werden. Hierbei kann einerseits Nähe geschaffen werden (freundlich-unterwürfig), andererseits auch Distanz erzeugt werden wollen (feindselig-unterwürfig). Herr Unruh beispielsweise versucht sämtliche Situationen im beruflichen und privaten Kontext zu vermeiden, in denen er zu etwas aufgefordert werden könnte, aus Angst, im Falle dessen nicht in der Lage zu sein, sich abzugrenzen. Die Patienten sollen zunächst angeregt werden, eigene Beispiele aus dem Alltag zu sammeln, in denen sie zustimmen (Ja sagen), statt sich abzugrenzen (Nein sagen):

- Überforderung und Überlastungen haben oftmals damit zu tun, dass wir Schwierigkeiten haben, uns von den Bedürfnissen oder Wünschen von anderen Personen abzugrenzen. Wir sagen dann häufig Ja statt Nein und halsen uns damit eine Reihe von Konsequenzen auf. Welche Beispiele aus Ihrem Alltag kennen Sie, in denen Sie nicht »Nein« sagen können?
- Wo ist das »Ja« sagen im Kiesler-Kreis einzuordnen?

Die Patienten sollen mit Hilfe von Arbeitsblatt 14 anschließend angeregt werden, die kurz- und langfristigen Konsequenzen des Ja- und Nein-Sagens zu erarbeiten. Sie sollen dazu Kleingruppen bilden. Im Anschluss werden die Ergebnisse zusammengetragen und am Flipchart verschriftlicht (siehe Tab. 4.11). Erarbeiten Sie ein Fazit aus der Gegenüberstellung von Ja und Nein sagen und der Betrachtung der jeweiligen kurz- und langfristigen Konsequenzen. Die Patienten sollten erkennen, dass das, was sie sich beim Ja sagen erhoffen, nur kurzfristig erreicht wird und stattdessen langfristig über das Nein sagen erreicht wird. AB 14

Tabelle 4.11 Kurz- und langfristige Konsequenzen vom Ja und Nein sagen

	Ja sagen	**Nein sagen**
Kurzfristige Konsequenzen	► »gemocht« werden ► gelte als stark/belastbar ► das tut man so ► gebraucht werden ► wichtig sein ► hilfsbereit sein ► den Anderen nicht verletzen ► keinen Konflikt erzeugen ► keine Spannungen erzeugen ► Anerkennung erhalten ► Harmonie/Ruhe erreichen ► ich helfe/mir wird geholfen ► akuter Stress und Belastung durch zu viele Aufgaben ► kann nicht mehr auf meine Bedürfnisse achten	► Symptome (z. B. Magenschmerzen) treten auf ► schuldig fühlen ► Konflikt entsteht ► dicke Luft ► Anspannung ► Selbstzweifel/schlechtes Gewissen ► abgelehnt werden? Beziehung gefährdet? ► Unsicherheit ► Grübeln (… wenn …, hätte …, wäre …) ► Problem verschiebt sich auf später
	Ja sagen	**Nein sagen**
Langfristige Konsequenzen	► Ärger über mich und den anderen ► Unzufriedenheit ► chronischer Stress und Überforderung durch zu viele Aufgaben ► eigene Bedürfnisse werden völlig missachtet ► feige ► fühle mich ausgenutzt, »immer ich« ► war nicht ehrlich zu mir und zu dem anderen ► nicht durchsetzungsfähig ► meine Schwäche wird ausgenutzt ► ich werte mich selbst ab ► depressiv ► Symptome (z. B. Magenschmerzen) treten auf ► nicht zu mir gestanden ► innerer Konflikt	► klar (mit mir und den anderen) ► Selbstsicherheit ► Achtung steigt ► Stolz ► Zufriedenheit ► Ehrlichkeit ► stark für meine Rechte gemacht ► respektiert werden ► im Einklang mit mir selbst sein ► fühlt sich gut an (authentisch) ► Symptome und Stresserleben nehmen ab ► kann besser auf eigene Bedürfnisse achten

Die persönlichen Beispiele, die zuvor gesammelt wurden, werden anschließend in den Kleingruppen in Rollenspielen eingeübt. Hierbei soll auch der Kiesler-Kreis miteinbezogen werden. Zum einen bei der Erarbeitung des erwünschten Ergebnisses (EE), zum anderen, um dem Patienten, der das Rollenspiel zum Nein sagen übernimmt, eine konstruktive Rückmeldung zu geben (z. B. dazu, welche Verhaltensweisen bereits gut zu der erwünschten Kiesler-Kreis-Position gepasst haben, oder welche Punkte verbessert werden könnten). Bevor die Patienten in die Kleingruppen zurückgehen, erarbeiten Sie gemeinsam ein Schema zum Nein sagen und leiten daraus nützliche Tipps für die Umsetzung ab. Im besten Fall wenden die Patienten hier eigenständig das SEW-Schema an (Abb. 4.13).

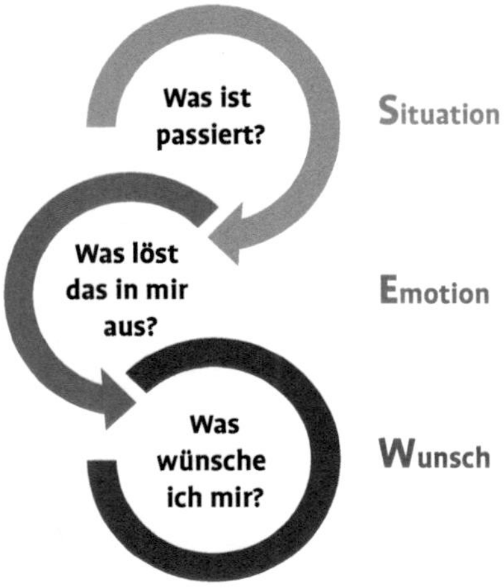

1. Einstiegssatz (benennen, um was es geht): z.B. *»Ich will mit dir über … sprechen.«*

2. Anliegen vermitteln/ Argumentationskette aufbauen (wenige kurze Sätze): *z.B. »Ich schaffe es nicht … Es überfordert mich … Ich möchte das nicht …« (keine Ausreden!)*

3. Wunsch/Forderung/Bedürfnis benennen: z.B. *»Darum möchte ich dich bitten, … Es wäre mir sehr wichtig, dass … Deshalb werde ich …«*

ggf. Abschlusssatz/Konsequenz: *z.B. Gespräch beenden, neuen Termin vereinbaren, gehen*

Abb. 4.13 SEW-Schema und seine Teilschritte

Nachdem die Kleingruppen Zeit zum Üben hatten, findet ein gemeinsamer Austausch statt.

- Was hat gut funktioniert? (siehe Kasten: Tipps zum Nein sagen, am Flipchart visualisieren)
- Was war schwierig?

Probleme und Unsicherheiten entstehen oftmals, wenn das Gegenüber versucht, uns von dem Vorhaben des Nein-Sagens abzubringen. Hier kann den Patienten die »Schallplattentechnik« vorgestellt werden. Diese wirkungsvolle Kommunikationstechnik zum Abgrenzen ermöglicht Abstand zu Diskussionsschleifen und Rechtfertigungen zu gewinnen. Sie besteht darin, ruhig und bestimmt immer nur kurze Sätze zu wiederholen, z. B. in der Form »Ich verstehe, dass du das von mir willst / ich das machen soll, aber ich möchte das nicht / ich mache das nicht / ich werde das nicht tun.«

Tipps zum Nein sagen

- klare Botschaft formulieren
- kurze Begründung abgeben (»Ich möchte das nicht tun, weil ich ...«)
- keine Ausreden benutzen
- Betonung auf eigene Entscheidung
- keine oder nur kurze Diskussion (ggf. das Gespräch beenden, was einer feindselig-dominanten Verhaltensweise entspricht)
- Schallplattentechnik anwenden
- Ärger äußern, wenn mein Nein nicht akzeptiert wird (ebenfalls feindselig-dominante Variante)
- nicht in einen Machtkampf einsteigen, sondern ruhig und klar bleiben
- bei Vorgesetzten oder Autoritätspersonen immer diplomatisch vorgehen
- üben, üben, üben

Und zu guter Letzt: Ein »Nein« heißt nicht: »Ich mag Dich nicht!«

Sofern noch Zeit bleibt, können die Patienten auf die Rückseite des Arbeitsblattes 14 verwiesen werden. Dieses enthält Beispielszenarien, die zum Üben von Nein sagen genutzt werden können. Sofern die Patienten das Thema wichtig finden und die Therapeuten die Gruppe flexibel gestalten können, kann auch eine weitere Sitzung zum Thema Nein sagen verwendet werden. Die Szenarien können dann nicht nur theoretisch eingeübt, sondern in Kombination mit Rollenspielen trainiert werden. AB 14

Abschlussblitzlicht (5 min). Beim Thema Ja und Nein sagen können die Patienten angeregt werden, bis zur nächsten Sitzung gezielt nach einer Möglichkeit zu suchen, in der sie Nein sagen können. »Was nehmen Sie sich dabei vor? Worauf wollen Sie achten?« In dem Zusammenhang kann es auch lohnen, gezielt die Reaktionen des Gegenübers zu beobachten, sofern man eine negative Konsequenz (Ablehnung, Gegenwehr, Rückzug des Anderen) erwartet, wie die Beispielpatienten Herr Unruh, Frau Instabil und Frau Panzer. Dies entspricht einer Realitätsprüfung, die gleichzeitig vermutlich eine korrigierende Beziehungserfahrung darstellt und im folgenden Modul (Modul V: Empathie und korrigierende Beziehungserfahrungen) sehr wichtig sein wird.

Stolpersteine: Ja und Nein sagen

Problem	Lösungsvorschläge für die Therapeuten
Den Patienten fallen keine eigenen Beispiele zum Nein sagen ein.	► Bringen Sie eigene Beispiele ein. ► Nutzen Sie die Beispielszenarien auf AB 14.
Die Patienten reagieren in den Rollenspielen mit harter Gegenwehr.	► Schützen Sie die Patienten vor Verletzung, indem Sie z. B. die Rollenspiele an entsprechender Stelle einfrieren (Eis-Joker, vgl. Sitzung 16)!

Problem	Lösungsvorschläge für die Therapeuten
	► Unterstützen Sie sie darin, sich auch gegenüber einem dominant auftretenden Gegenüber mit einem Nein zu behaupten. Nehmen Sie dafür modellhaft z. B. die Position des Patienten ein oder stellen Sie sich neben ihn und soufflieren ihn zum Erfolg. Beenden Sie die Situation im Rollenspiel, wenn sich kein Kompromiss finden lässt (»Ich sehe, wir finden anscheinend keine Lösung. Vielleicht sprechen wir morgen noch einmal darüber.«) ► Instruieren Sie auch den Rollenspielpartner darin, eine authentische Reaktion auf das Verhalten zu zeigen, anstatt in einer zuvor überlegten Kiesler-Kreis-Position zu verharren.
Einigen Patienten gelingt es überhaupt nicht, ein Nein überhaupt auszusprechen.	► Wiederholen Sie das Selbstsicherheitstraining aus Sitzung 15.

4.5 Modul V – Empathie und korrigierende Beziehungserfahrungen (Sitzungen 20–23)

Hintergrund für die Therapeuten. Unter dem Begriff Empathie versteht man die Fähigkeit und Bereitschaft eines Menschen, die Gefühle, Gedanken, Absichten, Motive und Persönlichkeitseigenschaften einer anderen Person zu erkennen und zu verstehen. Dabei kann man die kognitive Empathie, das Wissen um das Fühlen des Anderen (vergleichbar mit der Theory of Mind), von der emotionalen Empathie, die Fähigkeit, mit einer anderen Person mitzuempfinden, unterscheiden.

In den Bereich der kognitiven Empathie fällt auch die Fähigkeit, die Perspektive eines anderen Menschen zu übernehmen. Sie gilt als Voraussetzung für das Gelingen sozialer Beziehungen.

In diesem Sinne tritt die Gruppe in eine letzte Phase der nach Tuckman und Jensen (1977) beschriebenen Gruppendynamik ein, die sogenannte Adjourning Phase (deutsch als Auflösungsphase übersetzt). Die wichtigsten Erkenntnisse der gemeinsamen Arbeit werden sichergestellt, Beziehungen gelockert und das Team gebührend verabschiedet. In Abhängigkeit des Erfolges, welcher jeder einzelne Patient aus dem KKT für sich herauszieht, kann das Motivationsniveau zu diesem Zeitpunkt der Gruppe unterschiedlich ausfallen. Im Fall, dass einige Patienten noch keine Erfolge verzeichnen können (bzw. diese noch nicht anerkennen), ist die Rolle der Gruppentherapeuten wichtig. Auf diese Patienten sollte individuell eingegangen werden, indem ihnen Raum gegeben und mit Hilfe der Großgruppe versucht wird, Erfolge (auch wenn es für den Patienten nur vermeintlich kleine Schritte bzw. minimale Veränderungen sind) aufzudecken. Generell gehört zu den Aufgaben der Therapeuten in dieser Phase, die Gruppe zusammenzuhalten, für die erreichten Ziele zu loben, Hilfestellung für die weitere Entwicklungsrichtung zu geben sowie den Abschied aus der Gruppe vorzubereiten und zu begleiten. Hierbei sind gruppen- und personenbezogenes Feedback enorm wertvoll; insbesondere bei Gruppen, die am Anfang Schwierigkeiten hatten, als Gruppe zusammenzufinden, kann das Funktionieren als Team bzw. eine positive Gruppenkohäsion bereits eine korrigierende Beziehungserfahrung darstellen.

Empathietraining. Dieses Modul enthält eine Reihe von Übungen, die als Vorschläge zu betrachten sind und an den Bedarf der Gruppe angepasst werden können. Als Lernziel kann die Übernahme der Perspektive eines anderen genannt werden, das im Rahmen des Empathietrainings eingeübt wird. Alle anderen Inhalte zur Revision der Prägungen und Übertragungshypothesen richten sich in erster Linie an geschlossene Gruppen, für die das Modul V gleichzeitig den Abschied aus der Gruppe bedeutet.

20. Sitzung

Übersicht Sitzung 20

Ziele	Übungen	Zeitaufwand	Materialien
Anfangsblitzlicht		15 min	
Empathietraining	Paul und Paula	40 min	AB 15 Flipchart + Stifte
Abschlussblitzlicht		5 min	

AB 15

Anfangsblitzlicht (15 min). Da es sich bei der heutigen Sitzung um den Übergang zu einem neuen Modul, nämlich Empathie und korrigierende Beziehungserfahrungen handelt, findet ein Anfangsblitzlicht statt. Es geht darum, die Erfahrungen aus dem letzten Modul abzurunden und die Patienten auf ein neues Themengebiet einzustimmen. Die Therapeuten können hierbei folgende Fragen stellen:

- Wie ist es Ihnen mit den Situationsanalysen ergangen, die wir in den letzten zwei (oder mehr) Sitzungen bearbeitet haben? Finden Sie diese hilfreich? (An dieser Stelle sollten die Therapeuten in die Diskussion einfließen lassen, wie überzeugt sie von dieser Strategie sind, was auch durch Studien untermauert wird (z. B. Manber et al., 2016; Hom et al., 2017)
- Hat sich an der Wahrnehmung oder Einschätzung Ihres Verhaltens etwas verändert? Welche Rolle spielt dabei der Kiesler-Kreis?

Außerdem können die Patienten angeregt werden, aus einer Metaperspektive über ihre Beziehungen zu reflektieren:

- Haben sich Ihre sozialen Beziehungen, z. B. Ihre Partnerschaft, Ihre Freundschaften oder Ihr Verhalten in öffentlichen Situationen verändert?

- Wenn ja, was haben Sie festgestellt, wie andere Personen auf Ihr Verhalten reagieren? Welche (positiven) Erfahrungen haben Sie gemacht?

Die Fokussierung auf die Veränderungen, welche die Patienten in ihrem Umfeld wahrnehmen, ist eine geeignete Hinleitung zum Empathietraining, das den Hauptteil dieser Sitzung ausmachen wird.

Beispiel

Frau Panzer berichtet uns beispielsweise, dass sie ihrem Sohn eine Situationsanalyse gezeigt hätte, die sie in der Gruppe über sich und ihn bearbeitet habe. Daraufhin sei ihr Sohn auf sie zugekommen und hätte sie wortlos umarmt. Ihre Beziehung habe sich auf einmal ganz nah angefühlt und auch als Frau Panzer in der Gruppe von dem Ereignis erzählt, ist sie den Tränen nahe.

Die Gruppentherapeuten können diese oder ähnliche Erfahrungen als eine Einleitung zum Thema Empathie nutzen:

»Wir danken Ihnen dafür, dass Sie diese und andere Beispiele mit uns teilen. Aus vielen Ihrer Erfahrungen geht hervor, dass Sie Veränderungen Ihres eigenen Verhaltens erkennen, aber auch, dass Sie teilweise Veränderungen in den Verhaltensweisen Ihrer Mitmenschen beobachten. Die genaue Wahrnehmung unseres Gegenübers ist ein wichtiger Bestandteil für gelungene Beziehungen. Hierzu gehören die Fähigkeit und die Bereitschaft, sich auf unser Gegenüber einzulassen, dessen Gedanken, Gefühle und Motive zu verstehen. Man bezeichnet dies als Empathie. Die Voraussetzung für empathisches Verhalten ist das Erkennen der Gedanken und Gefühle des anderen. Hierzu dienen uns die Signale der nonverbalen und verbalen Kommunikation. Alle Informationen aus Körpersprache, Mimik und Gestik, der Wortwahl oder des Tonfalls nutzen wir dafür, zu erschließen, wie es unserem Gegenüber geht und auch was er von uns erwartet. Aus der Körpersprache leiten wir beispielsweise ab, wie aktiv oder passiv jemand ist, ob er uns wohlgesonnen oder feindlich gegenübersteht. Anhand der Stimmqualität erfahren wir, ob jemand unsere Unterstützung braucht oder wir Abstand halten sollen.«

Empathietraining: Paul und Paula (40 min). Perspektivübernahme ist eine wichtige Fähigkeit für empathisches Verhalten. Wir nutzen eine Bildergeschichte, die Geschichte von »Paul und Paula« (modifiziert nach Brakemeier & Normann, 2012), um die Patienten für dieses Thema zu sensibilisieren. Diese kann entweder durch die Therapeuten (nachfolgend beschrieben) oder anhand des Arbeitsblattes 15 veranschaulicht werden.

AB 15

Paul und Paula

Die beiden Gruppentherapeuten stellen folgende Szene dar: Paula kommt schwungvoll nach Hause, wo Paul zusammengesunken auf einem Sessel sitzt, traurig ausschaut und Zeitung liest (Bild 1, Abb. 4.14). Paula erzählt schnell, laut und aufgedreht diverse Ereignisse vom Tag und fragt Paul, der weiter Zeitung liest und nicht auf sie reagiert, ob er sie nun morgen auf die Ausstellungseröffnung begleite (Bild 2). Nachdem Paul nur mit den Achseln zuckt, sagt Paula mit lauter Stimme und vorwurfsvollen Tonfall, dass sie wahnsinnig enttäuscht von ihm sei, nie würde er was für sie tun, immer nur denke er an sich (Bild 3). Daraufhin explodiert Paul, wirft die Zeitung hin und schreit sie an, ob sie eine Ahnung habe, wie es ihm eigentlich gehe (Bild 4).

1

Paula kommt schwungvoll nach Hause, wo Paul zusammengesunken auf einem Sesselsitzt, traurig ausschaut und Zeitung liest.

2

Paula erzählt schnell, laut und aufgedreht diverse Ereignisse vom Tag und fragt Paul, der weiter Zeitung liest und nicht auf sie reagiert, ob er sie nun morgen auf die Ausstellungseröffnung begleite.

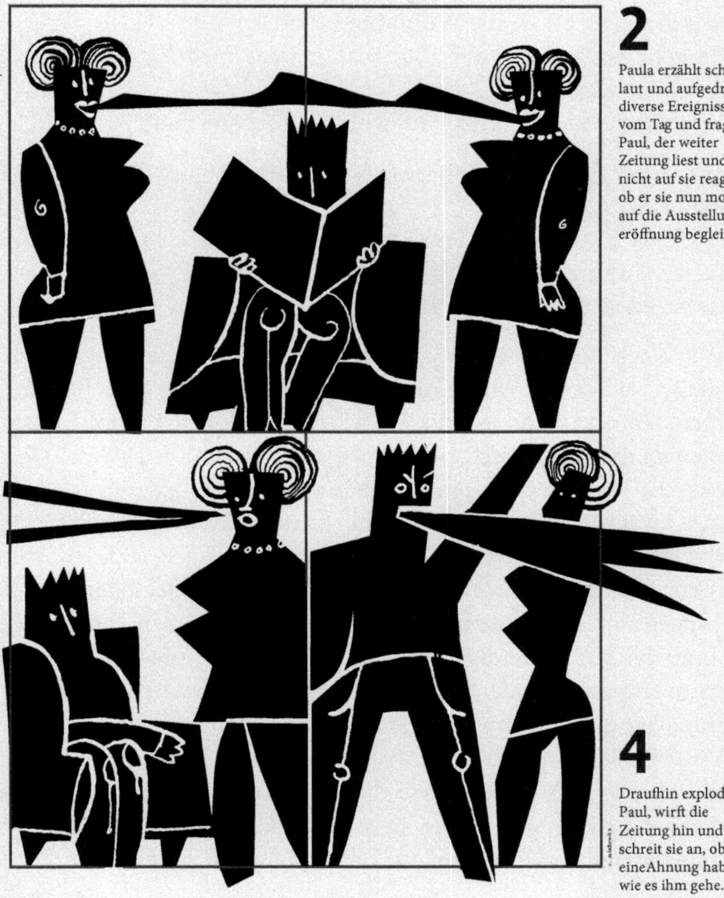

3

Nachdem Paul nur mit den Achseln zuckt, sagt Paula,dass sie wahnsinnig enttäuscht von ihm sei, nie würde er für sie etwas tun, immer nur an sich denken.

4

Draufhin explodiert Paul, wirft die Zeitung hin und schreit sie an, ob sie eineAhnung habe, wie es ihm gehe.

Abbildung 4.14 Interaktion von Paul & Paula

Das Ziel des Empathietrainings besteht darin, dass die Patienten lernen, sich in die dargestellten Personen einzufühlen und deren Verhalten anhand verschiedener Hinweisreize (z. B. Körperhaltung, Mimik) zu »lesen«. Hierzu sollen sie auch den Kiesler-Kreis nutzen, um die Interaktion zwischen Paul und Paula anhand der Zugkräfte zu erklären. Sie sollen also erkennen lernen, ob die Personen durch ihr Verhalten Nähe oder Distanz aufbauen bzw. offen oder verschlossen handeln.

Um diese Ziele zu erreichen, stoppen die beiden Therapeuten nach jedem Bild die Szene, wobei immer ein Therapeut eingefroren wird (z. B. Paul) und der andere (also Paula) die Moderation mit Fragen bzgl. Paul übernimmt. Anschließend kehrt Paula in ihre letzte Position zurück, friert ein, Paul erwacht und moderiert die Fragen zu Paula.
Schritt 1: Die Gruppentherapeuten regen als Moderatoren entsprechend an, für jedes Bild einzeln die Perspektive von Paul und Paula einzunehmen. Sie halten die Antworten jeweils auf dem Flipchart fest:

- Wie geht es Paula gerade? (Bei Bild 1: Was wird Paula vermutlich durch den Kopf gegangen sein, als sie die Wohnung betritt)?
- Wie geht es Paul gerade? (Bei Bild 1: Was mag Paul bewogen haben, mit den Achseln zu zucken?)
- Was wird Paula, was wird Paul wohl als nächstes tun?

Schritt 2: Als nächstes wird der Kiesler-Kreis genutzt, um die Interaktion zwischen Paul und Paula zu erklären.

- In welcher Kiesler-Kreis-Position befindet sich gerade Paula / Paul?
- Wie stehen beide auf dem Kiesler-Kreis zueinander?
- Wie ist Pauls Reaktion zu erklären? Wie Paulas?

Schritt 3: Nach Abschluss der Szene wird die Gruppe dazu angeregt zu überlegen, wie eine derart schwierige Situation für beide Beteiligten von Beginn an hätte besser verlaufen können. Hier sollen die Patienten möglichst darauf kommen, dass beide Personen wenig empathisch mit dem jeweils anderen umgehen. Diskutieren Sie, wie empathische Verhaltensweisen aussehen würden!
Schritt 4: Zwei Patienten können abschließend die Situation noch einmal spielen, jedoch nun von Beginn an empathische Verhaltensweisen zeigen, sodass die Situation nicht wie bei der ersten Variante von Paul und Paula eskaliert. Dabei sollen die Patienten mögliche Erklärungen einfließen lassen, die sie zuvor erarbeitet haben. Beispielsweise könnte Pauls Chef ihm mit einer Kündigung gedroht haben. Die übrigen Patienten können dann wiederum angeregt werden, die neuen Perspektiven beider Personen einzunehmen und die veränderte Situation auf dem Kiesler-Kreis zu beschreiben.
Abschlussblitzlicht (10 min). Im Abschlussblitzlicht kann die Frage diskutiert werden, ob die Patienten Situationen wie die von Paul und Paula auch aus ihren sozialen Beziehungen kennen und woran sie arbeiten können, um Eskalationen zu verhindern und stattdessen mehr Empathie für den anderen zu zeigen.

Stolpersteine: Empathietraining

Problem	Lösungsvorschläge für die Therapeuten
Im Eingangsblitzlicht diskutieren die Patienten ausschließlich negative Erfahrungen mit den	▶ Loben Sie den Mut der Patienten, in schwierigen sozialen Situationen die erlernten Strategien anzuwenden. Oftmals braucht es Zeit, die über teilweise Jahre oder Jahrzehnte angeeigneten sozialen

Problem	Lösungsvorschläge für die Therapeuten
Strategien des KKT bzw. der SA.	Rollen und interpersonellen Verhaltensweisen zu verändern. Dies erfordert einen langen Atem (»steter Tropfen höhlt den Stein«). Fokussieren Sie auf die Gefühle, die mit dem veränderten Verhalten einhergehen. Wenn möglich, geben Sie persönliches Feedback über die sichtbaren (positiven) Veränderungen im Verhalten mit den anderen Gruppenmitgliedern. Betonen Sie, dass regelmäßiges Üben essentiell ist, weshalb die Gruppe ja auch als Training bezeichnet wird.
Im Eingangsblitzlicht steigen die Patienten noch einmal in die Situationsanalysen ein.	▶ Das Interesse an Situationsanalysen (SA) sollte auf jeden Fall bestärkt werden. Die Patienten können beispielsweise angeregt werden, eigenständig, d. h. außerhalb der Gruppentherapie, in Kleingruppen SAs zu bearbeiten. Sofern dies im Sinne der Therapeuten ist, kann den Patienten auch angeboten werden, SAs abzugeben und von den Therapeuten durchsehen zu lassen. Dann sollte jedoch auf das neue Modul verwiesen werden, denn auch Empathie und korrigierende Beziehungserfahrungen sind wichtige Therapieinhalte auf dem Weg zur Verbesserung sozialer Fertigkeiten. Beim Empathietraining kann die Geschichte von Paul und Paula jedoch sehr gut auf die einzelnen Komponenten der SA übertragen werden, sodass gleichzeitig noch einmal SAs trainiert werden (z. B. »Bevor Sie Interpretationen über die dargestellten Bilder benennen, lassen Sie uns zunächst wie bei einer SA die Situation ganz neutral beschreiben. Dann: Wie könnte das Kopfkino beider Personen lauten? Wie ist das Verhalten auf dem Kiesler-Kreis einzuschätzen?« etc.).
Die Patienten sind wenig motiviert, über die Geschichte von Paul und Paula zu diskutieren.	▶ Die Gruppentherapeuten schlagen vor, in Kleingruppen empathischere Verhaltensweisen für die Bildergeschichte zu erarbeiten und diese in der Großgruppe zu demonstrieren. Laden Sie die Patienten ein, eigene Situationen zu berichten und führen Sie die beschriebenen Schritte auch dort durch (Kopfkino, Verhaltensweisen, Konsequenzen, Lösungsvorschläge).

21. Sitzung

Übersicht Sitzung 21

Ziele	Übungen	Zeitaufwand	Materialien
Warm-up	Imaginärer Sport	5 min	
Empathietraining	Laufstegübung	35 min	
Wahrnehmung der Prägungen und Vertrauensaufbau	Vertrauensfall	15 min	
Abschlussblitzlicht		5 min	AB 16

AB 16

Warm-up: Imaginärer Sport (5 min). Um mit einer auflockernden und aktivierenden Übung in die Sitzung zu starten, spielen die Patienten heute in zwei Mannschaften Sport, z. B. Fußball, Volleyball oder Badminton. Hierzu ist jedoch kein Ball notwendig. Das Spiel muss auch nicht ausführlich theoretisch eingeleitet werden, vorausgesetzt die Gruppentherapeuten gehen als gutes Modell als Erste aufs imaginäre Spielfeld. Spielen Sie sich imaginär die Bälle zu und laden Sie die Patienten ein, aufzustehen und mitzuspielen. Sprechen Sie sich mit Namen an, wenn Sie sich zuspielen oder jubeln Sie, wenn der Ball das Netz passiert.

Empathietraining: Laufstegübung (35 min). Bei der Laufstegübung wird die Empathiefähigkeit aktiv trainiert. Es handelt sich um eine Gruppenübung, innerhalb derer jeweils zwei Patienten zusammen trainieren. Ein Patient versucht dabei, jeweils den Zustand des Partners körpersprachlich nachzuahmen, während dieser einen »Laufsteg« auf und ab geht. Der Laufsteg wird aus den übrigen Patienten geformt, die sich jeweils gegenüber und nebeneinander aufstellen, sozusagen einen Spalier bilden.

Ablauf. Patient A beobachtet Patient B, der über den Laufsteg geht. Patient A fühlt sich in die Körpersprache von B ein, um im Anschluss Patient B genau zu imitieren.

Anweisung für Patient B: »Bitte gehen Sie jetzt ganz normal über den Laufsteg, so wie Sie sich gerade fühlen. Sie sollen nichts spielen, sondern versuchen, Ihre gegenwärtige Stimmung durch Ihren Gang und Ihre Körpersprache auszudrücken. Bitte gehen Sie solange den Laufsteg auf und ab, bis Sie von Patient A ein Stoppsignal bekommen. Manchmal benötigt es etwas Zeit, sich genau einzufühlen und alle Körpersprachsignale wahrzunehmen.«

Anweisung für Patient A: »Sie beobachten, fühlen sich ein und stoppen Ihren Spielpartner, wenn Sie bereit sind, ihn zu imitieren. Das bedeutet, dass Sie im Anschluss ebenfalls auf dem Laufsteg auf und ab gehen und darstellen, was Sie beobachtet haben. Es gibt dabei kein richtig oder falsch, jeder von uns könnte etwas anderes sehen und zeigen, das ist ganz normal.«

Sofern Patient B genug gesehen hat, gibt auch er ein Stoppsignal. Danach wird zunächst Patient A befragt, welche Gefühle und Körperwahrnehmungen das Einfühlen in Patient B ausgelöst hat. Patient B kann nun seine eigene Wahrnehmung mit denen von Patient A abgleichen. Zum Abschluss kann auch die Gruppe eingeladen werden, beizutragen, was Sie gesehen hat, bevor Patient A und B die Rollen tauschen und dann auch andere Paare an der Reihe sind. Beim Gruppenfeedback geht es weniger um eine Bewertung dessen, ob Patient A das Verhalten von B »richtig« imitiert hat, sondern darum, über die eigenen Wahrnehmungen in Reaktion auf die Körpersprache von B zu reflektieren. Vielleicht entstehen dabei wichtige Erfahrungen, die für manche Patienten ein Augenöffner sind. So gab eine Patientin unserer Gruppe einmal folgendes Feedback: »Ich fand es interessant zu sehen, wie du dich mit der Zeit verändert hast. Am Anfang hast du nur auf den Boden geschaut. Doch dann hast du dich getraut, hochzuschauen und dabei haben sich unsere Blicke getroffen. Du hast angefangen zu lächeln und das hat in mir gleich einen sympathischen Eindruck hinterlassen.« Eine andere Patientin hat beim Beobachten Ihres Imitators laut aufgeschrien: »Was, so soll ich aussehen? Das sieht ja aus wie ein Zombie. So will ich auf keinen Fall wirken. Bitte helft mir, um nicht mehr wie ein Zombie auszusehen (Appell an die anderen Patienten)!«

Die Laufstegübung kann für viele Patienten, gerade die Patienten mit sozialen Ängsten, zunächst eine unangenehme Übung sein. Wir führen diese Übung deshalb erst zu diesem späten Zeitpunkt der Gruppentherapie ein, weil die Patienten mittlerweile eine feste Gruppenzugehörigkeit besitzen und dementsprechend eher bereit sein sollten, die Erfahrungen aus der Gruppe sinnvoll für sich zu nutzen. Patienten, die sich dennoch aus verschiedenen Ängsten nicht auf die Übung einlassen können, erkennt man meist daran, dass sie nicht authentisch wirken, sondern eher eine Rolle übernehmen bzw. schauspielern. Wir hatten einmal eine Patientin, die wie eine Ballerina über den Laufsteg geschritten ist (im normalen Leben jedoch ganz anders ging). Den anderen Patienten fiel es dementsprechend schwer, empathisch zu vermuten, wie es ihr gehe und was sie durch ihre nonverbalen Signale ausdrücken wolle. Auch in einem solchem Fall sollten die Gruppentherapeuten jedoch empathisch reagieren. Die Übung ist kein Muss und es erfordert Mut, über den Laufsteg zu gehen, ebenso wie es Mut erfordert, in sein Spiegelbild zu schauen.

Wahrnehmung von Prägungen und Vertrauensaufbau: Vertrauensfall (15 min). Diese Übung ist als Sitzungsabschluss gut geeignet. Da es sich um eine der letzten Sitzungen handelt, die Gruppenkohäsion gefestigt sein sollte und in den nächsten zwei Sitzungen ein Therapierückblick erfolgt, kann bereits hier Bezug auf Veränderungen, insbesondere bezüglich Prägungen und neuer Beziehungserfahrungen, gelegt werden.

Die Übung kann in etwa folgendermaßen instruiert werden:

»Zum Ende der Sitzung wollen wir mit Ihnen eine Übung durchführen, in der Sie für sich ausprobieren sollen, ob Sie den anderen Gruppenmitgliedern zutrauen, dass Sie von Ihnen gehalten werden. Sie haben sich nun schon eine Weile kennengelernt, viele Erfahrungen ausgetauscht und Übungen gemeinsam bestritten. Wir möchten Sie bei der heutigen Abschlussübung einladen, zu reflektieren, wie Sie sich mittlerweile in der Gruppe fühlen. Sind Sie ein Teil der Gruppe geworden? Fühlen Sie sich aufgehoben? Welche positiven Erfahrungen haben Sie gemacht? Wir werden gleich diejenigen, die Lust haben, diese Übung auszuprobieren, einzeln bitten, sich in unsere

Mitte zu stellen. Die anderen Patienten bilden einen sehr engen Kreis um die- oder denjenigen. Ihre Aufgabe ist es, der Person in der Mitte Halt zu geben. Die Person in der Mitte soll dann beginnen zu schwanken, wie ein Baumstamm im Wind, erst eine kleine Fallbewegung, dann mehr und mehr, je nachdem, wie viel Sie sich und uns zutrauen. Ebenso ist es Ihnen überlassen, ob Sie während der Übung die Augen offen oder geschlossen halten.«

Wenn Patienten sich auf den Vertrauensfall nicht einlassen können, wird dies validiert (»Das ist völlig ok. Gut, dass Sie auf sich achten«). Diese Patienten stehen trotzdem mit im Kreis und halten die anderen Patienten. Für die Personen, die sich trauen, kann der Vertrauensfall eine wertvolle und korrigierende Beziehungserfahrung sein, z. B. »Menschen halten mich! Vielleicht kann ich doch auf Beziehungen vertrauen«. Auf diese und andere Erfahrungen im Verlauf der Gruppentherapie wird in der Abschlusssitzung Bezug genommen. Dennoch kann es nützlich sein, bereits das Abschlussblitzlicht dieser Sitzung für eine Reflektion der Erfahrungen bezüglich Vertrauen zu nutzen.

Abschlussblitzlicht (10 min). Als Hinführung auf die beiden letzten Abschiedssitzungen sollen die Patienten, die an der Vertrauensfall-Übung teilgenommen haben, über die dabei gemachten Beziehungserfahrungen reflektieren. Da Patienten dabei in der Regel auch Vergleiche zu ihrer Prägungsgeschichte ziehen, können die Patienten gebeten werden, bis zur nächsten Sitzung über die während der Gruppe erlebten Erfahrungen zu reflektieren. Hierfür haben wir ein Arbeitsblatt entworfen (AB 16), das die Patienten als Unterstützung nutzen können.

AB 16

Stolpersteine: Laufsteg und Vertrauensfall

Probleme	**Lösungsvorschläge für die Therapeuten**
Die Patienten üben sehr harte Kritik während der Laufstegübung aus.	► Unbedingt einschreiten! Die Laufstegübung ist keine leichte Übung, da sich die Patienten im wahrsten Sinne auf dem Präsentierteller befinden. Es muss daher unbedingt verhindert werden, dass eine Prägungswiederholung im Sinne einer Retraumatisierung stattfindet. Destruktives Feedback muss daher sofort unterbunden werden. Gleichzeitig sollte der betreffende Patient geschützt werden (»Herr Unruh, ich kann mir gut vorstellen, was es Sie für eine Überwindung gekostet haben muss, überhaupt über den Laufsteg zu gehen. Ich freue mich, dass Sie solchen Mut hatten. Vermutlich wäre dies zu Beginn der Gruppentherapie für Sie nicht denkbar gewesen, oder?«). Zudem muss dafür Sorge getragen werden, dass die Patienten die Übung mit einer Positiverfahrung beenden können. So könnte Herr Unruh zu einem zweiten Durchgang ermutigt werden, in dem

Probleme	Lösungsvorschläge für die Therapeuten
	er sich beispielsweise traut, seinen Kopf zu heben und nach vorn statt auf den Boden zu schauen. Die anderen Patienten sollen dann explizit nur zu den positiven Verbesserungen Feedback geben. Falls dies zu Zeitnot führt, kann der Vertrauensfall auch auf die nächste Sitzung verschoben werden.
Die Patienten haben Lust auf die Vertrauensfall-Übung, aber niemand möchte den Anfang machen.	▶ Ein Gruppentherapeut erklärt sich als Erster bereit und nimmt den Platz in der Mitte des Kreises ein. Machen Sie kleine kontrollierte Fallbewegungen vor und regen Sie so die Patienten an, Ihnen diese nachzumachen.
Bei der Vertrauensfall-Übung erscheinen einige Patienten, die den Kreis bilden, unkonzentriert und unaufmerksam bzw. stellen sich zu weit entfernt auf.	▶ Die Gruppentherapeuten stoppen sofort die Übung, um der Gefahr vorzubeugen, dass der Patient in der Mitte sich verletzt. Erinnern Sie die Patienten an ihre Verantwortung und wiederholen Sie die Instruktion. Wenn sich Patienten nicht in der Lage fühlen, im Kreis als Haltgebender Verantwortung zu übernehmen, werden sie validiert, für sich zu sorgen, und können als Beobachter fungieren.

22. Sitzung (1. Abschiedssitzung)

Übersicht Sitzung 22

Ziele	Übungen	Zeitaufwand	Materialien
Warm-up	Mauerübung	10 min	
Komplimente geben und annehmen können	Warmer Rücken	20 min	kleine Blätter (A5) für jeden Patienten Klebestreifen zum Befestigen Stifte
Reflektion über eigene Beziehungserfahrungen	Revision der Übertragungshypothesen	30 min	AB 16

AB 16

Warm-up: Mauerübung (15 min). Als erste Hinführung auf den Abschied aus der Gruppe, kann die Mauerübung (vgl. Brakemeier & Normann, 2012) durchgeführt werden. Dazu positionieren sich die Patienten in einer Reihe, sie bilden eine Mauer. Ein freiwilliger Patient wird nun instruiert, sich langsam auf die Mauer zuzubewegen. Dabei kann variiert sowie vorher angekündigt werden, ob sich die Mauer öffnet oder verschlossen bleibt, ob Patienten also behutsam aufgefangen werden oder an der

Mauer abprallen. Die Übung kann zudem mit offenen und geschlossenen Augen durchgeführt werden. Jeder Patient, der Lust hat, die Übung auszuprobieren, ist herzlich eingeladen. Es wird jedoch niemand gezwungen. Stattdessen sollten die Gruppentherapeuten mit gutem Vorbild vorangehen, auch um zu demonstrieren, wie die Mauerübung durchgeführt werden soll.

Im Anschluss werden die Erfahrungen mit der Übung reflektiert und in Verbindung mit dem Thema Vertrauen gebracht. Die Patienten sollen angeregt werden, Bezug zu Ihren Prägungen herstellen und Vergleiche anstellen, wie es Ihnen damals und heute gelingt, anderen Personen Vertrauen entgegenzubringen.

Komplimente geben und annehmen können: Warmer Rücken (45 min). Nach dem Warm-up gilt diese Sitzung dem Therapierückblick, der Reflektion von Lernerfahrungen und dem Abschied. Gerade in geschlossenen Gruppen kann und sollten diese Erfahrungen zelebriert werden. Sie stellt damit per se bereits eine korrigierende Beziehungserfahrung dar, weil die meisten Patienten mit interpersonellen Problemen gerade aus Gruppen konfliktreiche Prägungen berichten (vgl. Kap. 1).

Die Übung »Warmer Rücken« ist im Grunde genommen eine Feedbackübung. Jedem Patienten wird ein A5 großes Blatt auf den Rücken geklebt. Jeder Patient soll nun anonym allen anderen Patienten ein Kompliment oder eine positive Botschaft hinterlassen, in dem er mit dem Stift auf dem Blatt etwas notiert. Damit diese Übung im zeitlichen Rahmen bleibt, sollen die Patienten angeleitet werden, nur jeweils einen kurzen Stichpunkt, eine Beobachtung oder einen Wunsch zu vermerken. Es geht darum, den anderen eine Freude zu machen oder ihnen etwas Nettes mit auf den Weg zu geben (s. Abb. 4.15 als Beispiel). Auch die Therapeuten dürfen Eindrücke oder Erinnerungen auf den Rücken der Patienten hinterlassen. Das Blatt kann behalten oder entsorgt werden, das bleibt jedem selbst überlassen. Es kann als ein wertvolles Andenken an die Gruppe fungieren.

Je nachdem, wieviel Zeit für diese Übung vergangen ist, kann ein offener Austausch über die Botschaften erfolgen, muss jedoch nicht. Gerade Patienten mit sehr schwierigen Beziehungserfahrungen haben häufig Probleme damit, sich selbst zu loben. Ebenso schwierig kann es sein, anderen Komplimente zu machen. Dass die Patienten diese Komplimente annehmen, sogar noch laut vor anderen vorlesen sollen, wird dann oft als schambehaftet und aversiv erlebt. Um dies zu vermeiden, können die Patienten angeregt werden, die Botschaften der anderen in ihre eigene Beurteilung über sich aufzunehmen. Denn im nun folgenden Abschnitt geht es um eine Reflektion alter und möglicherweise neuer Prägungen und um korrigierende Beziehungserfahrungen.

Reflektion über Prägungsrevisionen und korrigierende Beziehungserfahrungen (30 min). Die Therapeuten geben folgende Anweisung:

»Sie haben jetzt sehr wertschätzende Botschaften von den anderen Patienten erhalten. Wir hoffen, dass diese eine Grundlage bilden, im letzten Teil der Sitzung über die Erfahrungen zu reflektieren, die Sie im Verlauf der Gruppe sammeln konnten. Einige von Ihnen haben sich vielleicht schon als Therapieaufgabe mit dem Arbeitsblatt (16) beschäftigt. Andere erhalten nun Zeit dafür. Lehnen Sie sich einen Moment lang angenehm und entspannt in Ihrem Stuhl zurück. *[Pause]* Versuchen Sie sich zu erinnern, wie Sie vor ca. vier Monaten *[anpassen]* hier zum ersten Mal auf die anderen Patienten

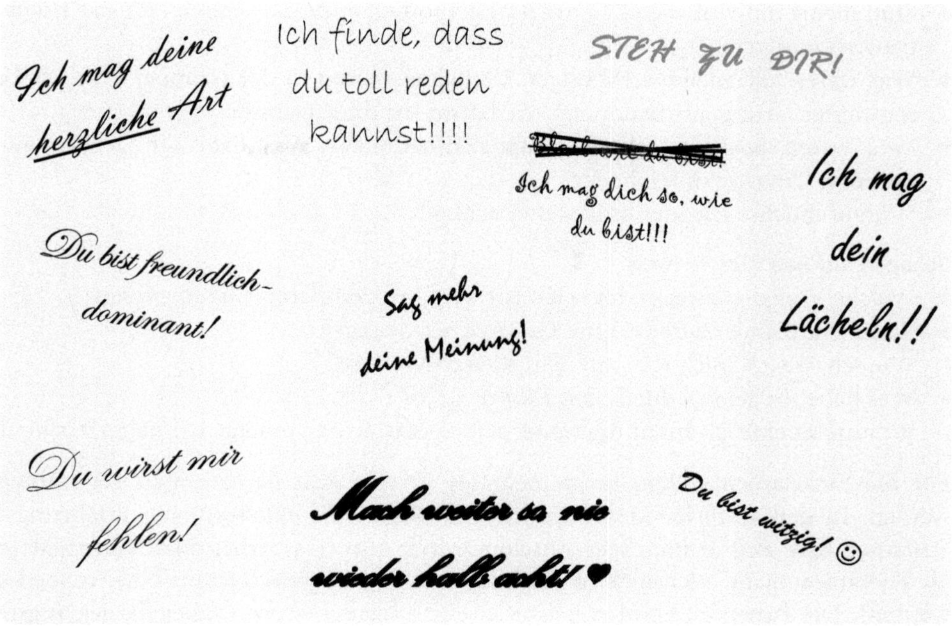

Abbildung 4.15 Übung »Warmer Rücken«

getroffen sind. Welche Erwartungen hatten Sie im Vorfeld? Welche Ängste? *[Pause]* Gehen Sie nun gedanklich wichtige Etappen der Gruppe durch. Wie wir uns zunächst mit dem Kennenlernen des Kiesler-Kreises beschäftigt haben. Wie wir dann erst nonverbal, dann verbal auf alle Positionen des Kiesler-Kreises eingegangen sind. Wie wir geübt haben, das SEW-Schema anzuwenden, um unsere Bedürfnisse auszusprechen und schließlich auch Konflikte zu lösen. Und wie wir schließlich trainiert haben, die Perspektive des anderen einzunehmen und empathisch mit unserem Gegenüber zu sein. Welche Eindrücke haben Sie im Verlauf der Gruppe gewonnen? Was ist aus Ihren Ängsten geworden? Mit welchem Gefühl sind Sie heute zum vorletzten Mal in die Gruppe gekommen? *[Pause]* Nehmen Sie sich einen Augenblick Zeit, über Ihre eigenen Veränderungen zu reflektieren. Haben Sie Ihr erwünschtes Ergebnis, Ihre persönlichen Ziele, erreicht? Haben Sie Ihre Übertragungshypothesen überprüfen, vielleicht sogar revidieren können? *[Pause]* Machen Sie sich, wenn Sie möchten, Notizen auf dem Arbeitsblatt.«

Auf dem Arbeitsblatt 16 sind diese und weitere Fragen zusammengetragen. Es bietet sich an, die Patienten auch auf das erste Arbeitsblatt aus den Vorgesprächen (AB 0) hinzuweisen, auf dem Sie Ihre Prägungen, Übertragungshypothesen und Therapieziele niedergeschrieben haben. Während der Gruppentherapie sollten diese alten Prägungen durch neuen Beziehungserfahrungen in der Gruppe zumindest teilweise korrigiert bzw. überschrieben worden sein. AB 16

Bezogen auf die Prägungen/Übertragungshypothesen

- Sind meine Prägungen in Gruppensituationen aktiviert worden?
- Haben sich meine Prägungen bereits verändert?

- Sind meine individuellen Übertragungshypothesen für die Gruppe / für die Therapeuten eingetreten?
- Was waren ggf. meine schwierigen Verhaltensweisen in der Gruppe? Was waren schwierige Gruppensituationen? Wie haben wir diese gelöst?
- Was waren positive, schöne Gruppensituationen? Was habe ich gelernt aus unserem Umgang miteinander?
- Worauf möchte ich zukünftig weiter achten?

Bezogen auf den Kiesler-Kreis

- Welche Verhaltensweisen habe ich vor der Gruppentherapie häufig gezeigt?
- Kann ich mich jetzt frei(er) im Kiesler-Kreis bewegen?
- Wie schätze ich mich jetzt auf dem Kiesler-Kreis ein?
- Was habe ich gelernt durch den Kiesler-Kreis?
- Worauf möchte ich zukünftig weiter achten bzw. woran möchte ich weiterarbeiten?

Für die Einzelarbeit sollten nicht mehr als 10 min Zeit in Anspruch genommen werden. In den verbleibenden 20 min sollte Raum für einen offenen Erfahrungsaustausch bzw. eine ausführliche Abschlussrunde sein (Das Arbeitsblatt kann zudem als Therapieaufgabe oder auch in der nächsten Sitzung weitergeführt bzw. vollendet werden). Die Patienten können beispielsweise angeregt werden, über die wichtigste positive Erfahrung zu berichten, die sie im Verlauf der Gruppe gemacht haben. Sofern jeder Patient etwas beiträgt, kann die Abschlussrunde entfallen. Die Patienten sollten jedoch auf die (Beendigung der) Therapieaufgabe (AB 16) hingewiesen werden.

Stolpersteine: Mauerübung und »warmer Rücken«

Probleme	Lösungsvorschläge für die Therapeuten
Schon bevor es losgeht, drohen einige Patienten die Komplimente-Übung zu boykottieren.	► Validieren Sie, dass es meist unangenehm ist, Komplimente zu bekommen. ► Geben Sie, sofern authentisch, persönlich preis, dass es auch Ihnen schwerfällt, »richtig« auf ein Kompliment zu reagieren. ► Erklären Sie, dass die Übung zwei Aspekte hat: Zum einen stellt die Übung einen Abschied dar, weil die meisten sich vermutlich nicht mehr in dieser Gruppenkonstellation treffen werden. Zum anderen kann man sich erst auf Beziehungen einlassen, wenn man auch weiß, welche (positive Eigenschaften) man selbst in eine Beziehung einbringen kann. ► Kündigen Sie notfalls an, dass das Preisgeben (offene Vorlesen) der Komplimente und Wünsche nicht Teil der Übung sein wird, sondern dass jeder seinen Zettel

Probleme	Lösungsvorschläge für die Therapeuten
	für sich behalten und als Andenken aus der Gruppe mitnehmen kann.
Einige Patienten bekommen weniger Komplimente als andere.	▶ Es muss unbedingt verhindert werden, dass bestimmte Patienten leer ausgehen! ▶ Auch die Gruppentherapeuten dürfen Komplimente verteilen (und dadurch für eine Ausgewogenheit der Komplimente bei den Patienten sorgen) und erhalten. ▶ Instruieren Sie, dass es weniger darum geht, das »perfekte Kompliment« zu formulieren, sondern dass es auch Kleinigkeiten sein können, die Sie am anderen schätzen, beispielsweise auch seinen Kleidungsstil oder seine Pünktlichkeit. ▶ So erhalten im besten Fall alle die gleiche Anzahl an Komplimenten.
Therapieerfolge: Einige Patienten zeigen sich unzufrieden mit dem Erfolg des KKT.	▶ Loben Sie (sofern berechtigt) die Art, wie die Kritik geäußert wird. Wenn gelungen, klappt zumindest die Anwendung des SEW-Schemas – ein wichtiger Schritt! ▶ Betonen Sie, dass es Zeit und eine Vielzahl erfolgreich bewältigter Situationen benötigt, soziale Beziehungen und Rollen zu verändern. ▶ Bemerken Sie, dass bereits die Selbstwahrnehmung in Beziehungen ein erster wichtiger Schritt auf dem Weg zur Veränderung ist. ▶ Nutzen Sie Kritik auch dafür, die Durchführung des KKT zu verbessern.

23. Sitzung (2. Abschiedssitzung)

Übersicht Sitzung 23

Ziele	Übungen	Zeitaufwand	Materialien
Warm-up	Einmal quer durch den Kiesler-Kreis	15 min	
Reflektion über eigene Beziehungserfahrungen	IDÜ und DPE	40 min	AB 17
Abschlussrunde		5 min	Flipchart + Stifte

AB 17

Warm-up: Einmal quer durch den Kiesler-Kreis (5 min). Um auch in der allerletzten Gruppe noch einmal Bezug zum Kiesler-Kreis herzustellen, erfolgt ein weiteres Mal eine freie Exploration im Raum, die durch einen der Gruppentherapeuten angeleitet wird:

»Wir möchten Sie zur letzten Sitzung unseres Kiesler-Kreis-Trainings noch einmal herzlich willkommen heißen. Zur Einstimmung wollen wir heute eine letzte Reise quer durch den Kiesler-Kreis unternehmen. Bitte stehen Sie alle auf und verteilen sich im Raum. Nehmen Sie jetzt eine eindeutig feindselig-unterwürfige Position ein. Vielleicht verschränken Sie die Arme, schauen auf den Boden und versuchen, sich möglichst von den anderen Patienten abzuwenden. *[Pause]* Beginnen Sie, sich langsam in dieser Position durch den Raum zu bewegen. *[Pause]* Mit jeder Bewegung versuchen Sie nun weniger feindselig-unterwürfig zu sein, so als ob Sie sich in Gedanken auf die Mitte des Kiesler-Kreises hinbewegen würden. Lösen Sie langsam Ihre Arme, nehmen Sie eine aufrechtere Körperhaltung ein, atmen Sie ein paar Mal durch. Beginnen Sie, sich allmählich nach den anderen Patienten umzuschauen. Bewegen Sie sich jetzt gedanklich auf eine freundlich-dominante Position zu. Heben Sie Ihr Kinn, legen Sie ein leichtes Lächeln auf, schauen Sie jedem Patienten in die Augen, so als ob Sie ihn ein letztes Mal herzlich in der Gruppe willkommen heißen möchten. Entwickeln Sie ein Zugehörigkeitsgefühl mit der Gruppe, so als ob Sie sich ohne Worte sagen würden ›Hallo! Es ist schön, dass du da bist und ich freue mich, dich heute noch einmal hier zu sehen‹. Wenn Sie jeden Patienten auf diese freundlich-dominante Weise begrüßt haben, beenden Sie die Übung und kehren Sie zu Ihrem Platz zurück.«

Interpersonelle Diskriminationsübung (IDÜ). Eine Methode, um über die Beziehungserfahrungen im Rahmen der Gruppe zu reflektieren, stellt die sogenannte interpersonelle Diskriminationsübung (IDÜ, vgl. McCullough, 2000; Brakemeier & Normann, 2012) dar. Es handelt sich dabei um einen Vergleich der Reaktionen heutiger Interaktionspartner in einer konkreten Situation, mit den Reaktionen, die frühere prägende Bezugspersonen gezeigt hätten. Die Beziehungserfahrung, die im Rahmen der Prägungen gemacht wurde, soll auf diese Weise korrigiert bzw. durch eine neue Beziehungserfahrung ersetzt bzw. ergänzt werden. Im Rahmen der Gruppe bietet es sich an, auch die Reaktion der Gruppe auf ein konkretes Verhalten in einer bestimmten Situation mit einzubeziehen. Bei der Auswahl dieser Situationen helfen die Übertragungshypothesen, die zu Beginn für jeden Patienten individuell erstellt wurden. Sie geben Hinweise auf sogenannte hot spot-Situationen. Herr Unruh, der Patient mit sozialer Phobie und selbstunsicherer Persönlichkeitsstörung, formulierte beispielsweise als Übertragungshypothese: »Wenn ich in der Gruppe zu sehr auffalle, werde ich mich blamieren und ausgelacht werden. *Deswegen* sage ich nur etwas, wenn ich absolut sicher bin, richtig zu liegen.« Herr Unruh kann angeregt werden, sich an eine Situation zu erinnern, in der er – beabsichtigt oder unbeabsichtigt – in der Gruppe aufgefallen ist, um seine prägenden Mitschüler-Erfahrungen mit den aktuellen Reaktionen der Patienten zu vergleichen. Frau Panzer, die Patientin mit chronischer Depression, formulierte: »Wenn ich in der Gruppe etwas Falsches sage, werden die anderen mich für eine totale Versagerin halten und mich ausschließen. *Deswegen* stelle ich meine Bedürfnisse in den Hintergrund und versuche stets den Erwartungen der anderen zu entsprechen.« Sie kann eine Situation reflektieren, in der sie etwas (vermeintlich) Falsches gesagt hat und ihre Befürchtung mit der Realität abgleichen. Haben die anderen Patienten sie beispielsweise tatsächlich ausgeschlossen oder ist etwas anderes passiert? Auch die Übertragungshypothesen, die für die Therapeuten aufgestellt wurden, können für eine IDÜ genutzt werden. Frau Instabils Übertragungshypothese »Wenn ich mich auf die Therapie emotional einlasse und mich zeige wie ich bin, werden sich die Therapeuten von mir distanzieren und mich fallen lassen. *Deswegen* versuche ich möglichst viel Aufmerksamkeit durch die Therapeuten zu bekommen« kann auf diese Weise ebenfalls mit dem realen Verhalten der Therapeuten verglichen und dann mit den für die Übertragungshypothese ursächlichen prägenden Bezugspersonen, im Falle von Frau Instabil ihrem Vater, diskriminiert werden. Die Durchführung der IDÜ folgt einer klaren Struktur. Sie ist nachfolgend am Beispiel von Herrn Unruh dargestellt.

Tabelle 4.12 Durchführung einer interpersonellen Diskriminationsübung (IDÜ) am Fallbeispiel von Herrn Unruh

Schritte der IDÜ	Antworten von Herrn Unruh
(1) Beschreiben Sie kurz die Situation (in der Ihre Übertragungshypothese aktiviert wurde)!	Ich erzähle in der Gruppe von meiner Betriebsfeier und der peinlichen Situation mit Maria. Die Gruppe überredet mich, eine Situationsanalyse dazu zu machen (Sitzung 14).
(2) Wie reagiert die Gruppe/der Therapeut in dieser Situation ganz konkret.	Sie bitten mich, die Situation zu erzählen, damit wir eine Analyse dazu machen können. Während der Stunde helfen sie mir, die Situation zu analysieren. Am Ende spielen sie sogar mehrere Rollenspiele mit mir und unterstützen mich so lange, bis auch ich mit meinem neuen Verhalten einigermaßen zufrieden bin.
(3) Wie hätten Ihre prägenden Bezugspersonen (z. B. Mitschüler) in einer vergleichbaren Situation reagiert.	In der Schule wurde ich von meinen Mitschülern immer ausgelacht, wenn ich vorne an der Tafel stand. Wenn ich ein Gedicht aufsagen musste, haben sie mir Grimassen geschnitten und gelacht, wenn ich einen Fehler gemacht habe. Sie haben nur darauf gewartet, dass sie wieder einen Grund finden, mich fertig zu machen.
(4) Welche Unterschiede bestehen zwischen den Reaktionen der Gruppe/Therapeuten und Ihren prägenden Bezugspersonen (in dem Fall den Mitschülern)?	Ich wurde nicht ausgelacht. Im Gegenteil. Alle haben mich unterstützt, auch als ich mich so schlecht selbst auf dem Kiesler-Kreis einschätzen konnte. Frau Panzer hat sogar gesagt, dass sie genau wie ich nichts rausgebracht hätte.
(5) Was bedeutet es für Sie, dass die Gruppe/Therapeuten anders reagiert/haben als Ihre prägenden Bezugspersonen? Wie fühlt sich das an?	Es gibt Menschen, die es gut mit mir meinen. Ich darf auch mal einen Fehler machen oder etwas nicht wissen. Dann werde ich nicht mehr ausgelacht. Ich werde unterstützt. Das hat sich am Anfang seltsam angefühlt, weil ich das gar nicht kenne. Mittlerweile habe ich mich aber sogar an dieses Gefühl etwas gewöhnt. Daher bin ich auch traurig, dass die Gruppe nun vorbei ist.

AB 17

Damit möglichst alle Patienten die Erfahrung einer korrigierenden Beziehungserfahrung machen, kann jedem das Arbeitsblatt 17 ausgehändigt werden. Es enthält eine Anleitung zur Durchführung der IDÜ. Das Arbeitsblatt kann von den Therapeuten zum Beispiel folgendermaßen eingeleitet werden:

»Zum Abschluss unserer Therapie möchten wir Sie einladen, sich an Ihre individuellen Übertragungshypothesen zu erinnern, die wir zu Beginn des KKT/in den Vorgesprächen aufgestellt hatten. Dabei ging es um die Erwartungen bzw. Befürchtungen, die jeder von Ihnen auf Basis seiner Prägungen an die Gruppe und auch an uns Therapeuten hat. In der jetzigen Übung wollen wir diese Befürchtungen einem Realitätscheck unterziehen. Dazu möchten wir Sie bitten, zu überlegen, ob es während des KKT zu Situationen kam, in denen Sie mit Ihrer Übertragungshypothese konfrontiert wurden. Es sollte möglichst eine gute Erinnerung sein, also eine Situation, in der etwas Positives passiert ist. Füllen Sie anhand dieser Erinnerung nun das Arbeitsblatt aus.«

Sollte dies zu schwierig für die Gruppe sein, kann ein einzelner Patient auch exemplarisch eine Situation vor der Gruppe mit Hilfe der Therapeuten erarbeiten. Die anderen Patienten können dann dazu angeregt werden, zuhause noch einmal über ähnliche, persönliche Situationen nachzudenken, die auch sie als korrigierende Beziehungserfahrung mithilfe des Arbeitsblattes festigen möchten.

DPE durch die Therapeuten. Als Ausklang aus der Gruppe, je nachdem wie freundlich-dominant sich die Patienten bei der Einleitung der Abschlussrunde hervortun, bietet es sich auch an, dass die beiden Gruppentherapeuten ihre Erfahrungen über die Gruppe miteinander austauschen, so als ob sie unter sich wären. Diese Methode ist eine abgewandelte Form des sog. Reflecting Team aus der Systemischen Therapie, das bedeutet, dass die Therapeuten in Anwesenheit der Gruppe über diese reflektieren. Dabei geht es nicht um einzelne Gruppenmitglieder, sondern vielmehr um die Gruppe als Ganzes. Sie äußern sich dabei in einer wertschätzenden, hilfreichen und unterstützenden Art und Weise, was vor der letzten Sitzung kurz abgestimmt werden sollte. Möglicherweise geben die Therapeuten auch ihre eigenen Befürchtungen oder prägenden Gruppenerfahrungen als Therapeuten preis und berichten, inwiefern sie ihre persönlichen erwünschten Ergebnisse für die Gruppe erreicht haben. Dies ist eine spannende Erfahrung für die Zuhörer. Sie lernen einerseits die Perspektive der Therapeuten kennen und können andererseits eine wichtige Überprüfung ihrer Übertragungshypothese für die Therapeuten anstellen, sodass im günstigsten Fall auch hier eine korrigierende oder heilsame Beziehungserfahrung stattfindet.

Ein solcher Dialog könnte in etwa so aussehen:

Therapeut 1: *[wendet sich an die Gruppe]* Bevor wir nun Sie bitten, Ihre Erfahrungen und erreichten Ziele aus der Gruppe preiszugeben, möchten wir Ihnen auch einen Einblick gewähren, wie wir Sie als Gruppe über den Verlauf der Therapie wahrgenommen haben. Wir werden dabei keine Patienten direkt ansprechen, sondern aus unserer Perspektive den Verlauf der Gruppe Revue passieren lassen. Frau / Herr X und ich werden uns miteinander austauschen, so als ob Sie nicht da wären. Sie können dabei schauen, ob Ihre Wahrnehmung mit unserer übereinstimmt oder vielleicht, ob Sie bestimmte Annahmen, Erwartungen oder Befürchtungen, die Sie bezogen auf uns als Therapeuten hatten, revidieren können. Okay? *[bei keinen Einwänden wendet sich Therapeut 1 an den Kollegen]* Weißt du noch, wie es dir in der allerersten Sitzung ging? Wie hast du dich damals in der Gruppe gefühlt?

Therapeut 2: Oh ja, daran kann ich mich gut erinnern. Ich weiß noch, dass ich ganz schön aufgeregt war. Und ich kann mich erinnern, dass ich die Gruppenmitglieder so unterschiedlich fand. Ehrlich gesagt, habe ich mir zunächst Vorwürfe gemacht, dass wir mit einer so großen Gruppe gestartet sind, weil ich nicht dachte, dass wir eine schöne Gemeinschaft bilden können. Und wie war es bei dir?

Therapeut 1: Ja, das ging mir ähnlich. Am Anfang hatte ich das Gefühl, dass wir so viel Aufmerksamkeit bekommen, weil sich ja niemand kannte und auch nicht viele Gespräche stattfanden, bevor die Gruppe losging. Ich habe vor jeder Abschlussrunde ein wenig gezittert, weil ich befürchtet habe, dass wir womöglich von einzelnen Teilnehmern »eins auf die Mütze kriegen«. Das hat mich ganz schön unter Druck gesetzt. Ich hatte immer Angst, dass Patienten nicht mehr zur Gruppe kommen, wenn ich sie enttäusche.

Therapeut 2: Interessanterweise hat sich dieser Eindruck im Verlauf bei mir sehr gewandelt. Ich weiß noch, es war in der 5. Sitzung, diesem Pantomime-Spiel Kiesler-Kreis-Post, da haben die Patienten mehr und mehr angefangen, untereinander den Kontakt zu suchen.

Therapeut 1: Oh ja, das ist mir auch aufgefallen. Das war sehr entspannend. Wir mussten nicht mehr die ganze Zeit die freundlich-dominante Kiesler-Kreis-Position vertreten, weil nun auch die Gruppe insgesamt aktiver geworden ist.

Therapeut 2: Und über die Zeit ist aus den vielen Einzelpersonen wirklich ein richtiges Team geworden.

Therapeut 1: Ja, ich bin jetzt sogar traurig, dass die Gruppe zu Ende geht. Andererseits spüre ich auch, dass wir gar nicht mehr so gebraucht werden. Wo, glaubst du, sind wir jetzt auf dem Kiesler-Kreis?

Therapeut 2: Hm ... vermutlich überwiegend freundlich, manchmal haben wir ja auch über lange Strecken nur freundlich-unterwürfig zugehört. Auf jeden Fall wirken wir wohl weniger dominant als noch am Anfang. Und die Gruppe als Ganzes ist irgendwie von unten links (feindselig-unterwürfig) nach oben rechts (freundlich-dominant) gerückt, das ist ein echt schönes Gefühl. Mir wird die Gruppe fehlen.

Stellen Sie sich im Anschluss an das Reflecting-Team auch für Nachfragen zur Verfügung und lassen Sie die Patienten aus ihrer Sicht schildern, wie Sie die Gruppendynamik erlebt haben. Weitere Ausführungen zur DPE finden sich auch in Kapitel 5 und 6.

Abschlussrunde. An dieser Stelle kann die Abschlussrunde entfallen, sofern die vorangegangene Reflektionsrunde bereits eine Verabschiedung aus der Gruppe beinhaltete. Falls nicht, bietet es sich an, die Abschlussrunde dafür zu nutzen, den individuell wichtigsten Aspekt des KKT zu markieren und eine Selbstverpflichtung zu formulieren, weiter zu arbeiten. Dazu können zwei Satzanfänge am Flipchart visualisiert werden: »Am meisten habe ich gelernt, dass ...« und »Ich möchte weiter darauf achten, dass ich ...« Stellen Sie sicher, dass jeder Patient sich äußert, um sich von der Gruppe zu verabschieden.

Anmerkung zum Abschied: Die letzte Sitzung kann auch durch ein gemeinsames Kaffee- und Kuchenessen zelebrierend abgeschlossen werden. Sehr hilfreich hat sich für derartige Abschiede die Aussicht auf Booster-Sessions gezeigt, die je nach Bedingungen bei geschlossenen Gruppen geplant werden können (z. B. sechs und 12 Monate nach der letzten Sitzung, woraus auch wichtige Forschungsdaten gewonnen werden können, vgl. Kap. 7). Zudem können die Patienten motiviert werden, dass sie Kontaktdaten austauschen – wenn nicht bereits geschehen – und sich in kleineren Grüppchen oder als Großgruppe auch unabhängig von der Therapie und den Therapeuten weiter treffen. Im besten Fall kann aus einer derartigen Gruppe eine Selbsthilfegruppe entstehen.

Stolpersteine: IDÜ

Probleme	Lösungsvorschläge für die Therapeuten
Bei Durchführung der IDÜ erinnern Patienten Situationen, in denen sich ihre Übertragungshypothese (vermeintlich) bestätigt hat.	▶ Versuchen Sie, solch negative Erfahrungen möglichst bereits im Vorfeld zu verhindern, indem Sie die Patienten bewusst dazu anleiten, positive Situationen mit der Gruppe / den Therapeuten zu erinnern. ▶ Sollte es sich dennoch nicht vermeiden lassen, nutzen Sie die negative Situation der Patienten trotzdem für eine IDÜ. Meistens lassen sich Unterschiede zu dem Verhalten der Gruppe / der Therapeuten und dem Verhalten von prägenden Bezugspersonen diskriminieren, z. B. auch was die Intensität, Dauer und v. a. die Intention des Verhaltens angeht. Durch diesen Realitätscheck kann im besten Fall doch noch eine korrigierende Beziehungsbotschaft erarbeitet werden. ▶ Falls sich nach Ansicht des Patienten die Übertragungshypothese erneut bestätigt hat, validieren Sie dennoch den Mut des Patienten (z. B. sich gezeigt zu haben oder zurückgekommen zu sein anstatt Situationen zu vermeiden). Fragen Sie, ob es sich heute anders angefühlt hat als damals. Möglicherweise verfügt der Patient heute über Schutzstrategien, die ihm zur Zeit der Prägungsentstehung noch nicht zur Verfügung standen. Auch das kann eine wichtige Erkenntnis sein.

5 Beschreibung und Durchführung des Kiesler-Kreis-Trainings in der Einzeltherapie

Im Folgenden beschreiben wir praxisnah die Umsetzung von KKT-Übungen in der Einzeltherapie. Im optimalen Fall hat der Leser zuvor die Kapitel 1 bis 4 rezipiert. Wenn dies jedoch nicht geschehen ist, kann der Leser auf die vergleichsweise vielen Verweise in diesem Kapitel (insb. zum im Kap. 4 beschriebenen Gruppenmanual) zurückgreifen, die wir zur Vermeidung von Redundanzen verwendet haben.

5.1 Überblick: Kiesler-Kreis-Training in der Einzeltherapie

Indikation. Auch wenn vieles dafür spricht, zwischenmenschliche Fertigkeiten in der Gruppe zu trainieren (vgl. Kapitel 3), so können die meisten der Übungen aus Kapitel 4 in modifizierter Form auch gewinnbringend in einer ambulanten oder stationären Einzeltherapie durchgeführt werden. Da die Wurzeln der KKT-Übungen in keiner Therapieschule, sondern am ehesten in der interpersonalen Schule bzw. der schulenübergreifenden Psychotherapie CBASP zu suchen sind (vgl. Kap. 2), können diese Übungen integrativ in jeglicher Psychotherapie zum Einsatz kommen.

Der Einbezug von KKT-Übungen in der Einzeltherapie wird generell empfohlen, wenn

- sich beim Patienten zwischenmenschliche bzw. interpersonelle Probleme offenbaren und er auch motiviert ist, seine Verhaltensweisen zu reflektieren und zu verändern,
- er auf die traditionellen interpersonellen Strategien (wie z. B. das soziale Kompetenztraining im Rahmen einer KVT) nicht (ausreichend) angesprochen hat,
- er keinen Zugang zu einer entsprechenden Gruppentherapie hat,
- er zwar an derartigen Gruppentherapien teilnimmt, jedoch eine Vertiefung der Übungen in der Einzeltherapie zur Steigerung der Motivation sowie der Wirksamkeit sinnvoll erscheint.

Wie bereits zuvor mehrfach im Buch erwähnt, bezieht sich die Indikation bzgl. der Störung insbesondere auf die chronische (persistierende) Depression, die soziale Angststörung sowie die Borderline-Persönlichkeitsstörung, da hier per Definitionskriterien zwischenmenschliche Probleme vorliegen. Darüber hinaus kann es jedoch auch für andere Störungsbilder indiziert sein, wie z. B. bei sämtlichen Persönlichkeitsstörungen, bei denen per se Auffälligkeiten im Interaktionsverhalten vorliegen. Als alleinige psychotherapeutische Intervention ist das KKT auch in der Einzeltherapie jedoch nicht ausreichend, da bei vielen psychischen Störungsbildern nicht ausschließlich aktuelle interpersonelle Probleme eine entscheidende Rolle (als auslösender Faktor oder aufrechterhaltende Bedingung) spielen. Allerdings erscheinen derartige erlebnisbasierte interpersonelle »Trainings-Übungen« in der traditionellen »Gesprächstherapie« als eine willkommene, auflockernde und hilfreiche Ergänzung.

Fallbeispiele. Um auch dieses Kapitel praxisnah zu gestalten, integrieren wir eines unserer drei bereits bekannten Fallbeispiele: Frau Instabil erhält parallel zu der KKT-Gruppe eine Einzeltherapie, in welcher der Therapeut abgesehen von DBT-Strategien die KKT-Übungen zur Vertiefung integriert. Zudem führen wir ein neues Fallbeispiel ein, an dem wir zeigen wollen, wie die KKT-Übungen auch ohne eine begleitende Gruppentherapie in eine Einzeltherapie integriert werden können: die 58-jährige Frau Einsam befindet sich mit der Diagnose einer chronischen Depression in einer ambulanten CBASP-Therapie. In diese Therapie integriert ihr männlicher Therapeut die KKT-Übungen, da Frau Einsam ausgeprägte interpersonelle Probleme bei frühen traumatisierenden Beziehungserfahrungen aufweist. Die wichtigste Prägung ist durch den Onkel entstanden, bei dem Frau Einsam aufgewachsen ist. Ihre Eltern sind bei einem Verkehrsunfall ums Leben gekommen als sie zwei Jahre alt war.

- Prägung durch den Onkel: Ich bin langweilig und dumm, weshalb keiner mit mir Zeit verbringen will. Daher gehe ich Menschen aus dem Weg und bin am liebsten allein.
- Prägung durch die Eltern: Ich bin allein und einsam und vermisse Liebe.

Struktur. Wir empfehlen, auch Einzeltherapiesitzungen, welche KKT-Übungen beinhalten, nach einer einheitlichen Struktur aufzubauen:

- Sitzungsbeginn mit Nachbesprechung der Therapieaufgabe
- Hauptteil mit einer oder mehreren KKT-Übungen
- Sitzungsende mit Take-Home-Message samt neuer Therapieaufgabe

Deutlich wird, dass den Therapieaufgaben eine wichtige Stellung zukommt, da auch das KKT im Rahmen einer Einzeltherapie als »Hilfe zur Selbsthilfe« (bzw. Selbsttherapie) konzipiert ist, wobei ja bereits der Begriff »Training« regelmäßiges Üben impliziert.

Besonderheiten der Rolle des Einzeltherapeuten. Das allerwichtigste für den KKT Einzeltherapeuten ist, dass er sehr gerne selbst aktiv Rollenspiele und Demonstrationen durch- und vorführt. Bei einigen Übungen (insb. »Führen & Folgen«, s. Abschn. 5.2) ist es vorgesehen, dass sich Therapeut und Patient berühren. Wie in Abschnitt 3.3 beschrieben, sollten diese Übungen natürlich nur durchgeführt werden, wenn der Patient sein Einverständnis gegeben hat, dass Körperkontakte durch Berühren für ihn in Ordnung sind. Auch der Therapeut sollte zuvor reflektieren, ob er Berührungen mit Patienten generell und mit diesem Patienten im Besonderen in der Therapeutenrolle als adäquat erachtet. Häufig werden derartige allgemeine Reflektionen in die Therapieausbildung bzw. Selbsterfahrung integriert (z. B. unter den Fragestellungen: »Wenn mein Patient weint, würde ich zum Trost auch seine Hand halten?« »Wie gehe ich damit um, wenn mein Patient mich umarmen möchte?«), sodass jeder Psychotherapeut zur generellen Frage bereits eine innere Haltung gefunden haben dürfte. Wenn ein Therapeut für sich entschieden hat, dass er

Patienten nicht berühren möchte, dann sind diese Übungen für ihn natürlich nicht passend. Wenn er dies generell jedoch als mögliche Variante in Erwägung zieht, empfehlen wir, dass insbesondere die Prägungen und Übertragungshypothesen herangezogen werden sollten, um zu entscheiden, ob Berührungen im Einzelfall hinderlich für die Therapie sein können. Dies könnte zum Beispiel der Fall sein, wenn eine Patientin sexuell oder körperlich missbraucht wurde und diese selbst jedoch sagt, dass Berührungen für sie in Ordnung seien (beispielsweise, weil sie sich nicht traut, diese Grenze aufzuzeigen oder diese Grenze für sich nicht anerkennt). Wenn der Therapeut männlich und ggf. sogar im Alter von dem »Täter« ist, kann es zu Übertragungen kommen, die schlimmstenfalls bei Berührungen in einer Retraumatisierung münden. Nach unseren Erfahrungen stellen derartige Berührungen jedoch für die meisten Therapiesituationen kein Problem dar und können – ganz im Gegenteil – hilfreich für eine vertrauensvolle offene therapeutische Beziehung sein oder im bestmöglichen Fall per se schon heilsame korrigierende Beziehungserfahrungen ermöglichen. Eine weitere Besonderheit bei vielen Übungen bzw. Rollenspielen besteht darin, dass der Therapeut schnell zwischen den Rollen »Therapeut« und »Rollenspielpartner« wechseln können sollte. Dieser Wechsel erfordert etwas Übung und kann gut durch einen zuvor vereinbarten nonverbalen und verbalen Ausdruck unterstützt werden, wie z. B. das Aussprechen des Wortes »Cut« mit entsprechender Handbewegung. Zudem gilt auch für den Einzeltherapeuten – genau wie für die Gruppentherapeuten – bei den KKT-Übungen die Regel, den Patienten niemals zu Übungen zu zwingen, sondern stets zu kommunizieren, dass die vorgeschlagenen Übungen Angebote bzw. Einladungen für den Patienten darstellen, die er auch ablehnen darf. Schließlich sollte der Therapeut vor Feedback – analog der Gruppenregeln (vgl. Kap. 4, Abb. 4.1) – stets fragen, ob er dem Patienten rückmelden darf, wie dieser gerade auf ihn wirkt.

Beziehungsgestaltung. Patienten mit interpersonellen Problemen aufgrund von frühen traumatisierenden Beziehungserfahrungen können die Tendenz zeigen, den Therapeuten mit einer wichtigen verletzenden Bezugsperson aus ihrer Vergangenheit gleichzusetzen (Übertragung). Dadurch können Veränderungsmotivation und Verhaltensänderung behindert werden, da Patienten implizit erwarten, dass auch der Therapeut sie beispielsweise zurückweist, bestraft oder missbraucht. Daher sollte sich der Therapeut während einer Einzeltherapie möglichst oft bewusst persönlich einbringen (diszipliniert-persönliches Einlassen, disciplined personal involvement, DPE). Dies bedeutet, dass er seine eigenen Gefühle und Reaktionen als Konsequenz für das Verhalten des Patienten einsetzt. Anschließend werden durch interpersonelle Diskriminationsübungen (IDÜ) die Reaktion des Therapeuten verglichen mit Reaktionen der prägenden Bezugspersonen in ähnlichen Situationen. DPE, auch als Oberbegriff für IDÜ und kontingente persönliche Reaktion genutzt, stammt aus der CBASP-Therapie (z. B. McCullough, 2000, 2006; McCullough et al., 2015). Therapeuten sollten diese Strategien nur dann anwenden, wenn sie sicher in der Durchführung sind. Klinische Kontraindikationen für diese spezielleren Beziehungsgestaltungstechniken sind psychotische Störungen, manische Phasen sowie antisoziale, schizoide und schizotype Persönlichkeitsstörungen (PS).

Zudem erscheint es wichtig, den Patienten zuvor auch auf diese besondere Beziehungsgestaltung vorzubereiten, was in einem Committment (Einwilligung) des Patienten bzgl. dieser Strategie münden sollte (vgl. folgendes Fallbeispiel).

Fallbeispiel

Therapeut:	Ich möchte unsere Einzeltherapie sehr gerne auch dafür nutzen, dass ich Ihnen immer wieder mitteilen werden, was Sie in mir auslösen – also welche Gefühle und Verhaltensimpulse Ihr Verhalten bei mir persönlich hervorruft.
Frau Instabil:	Warum das denn?
Therapeut:	Sehr gute Frage. Der Grund dafür ist, dass wir beide jetzt ja auch eine Beziehung haben – es ist natürlich eine therapeutische Beziehung und keine freundschaftliche –, aber eben eine Beziehung, die wir nutzen können, um zu reflektieren, was zwischen uns passiert. Oft bekommen wir Menschen ja gar nicht mit, was wir in anderen auslösen. Hier erhalten Sie jedoch die Chance, dass wir beide immer wieder reflektieren, wie es uns miteinander geht. Sie haben mir doch beispielsweise erzählt, dass Sie eigentlich nicht verstehen, warum Ihre Beziehungen mit Männern oft so schnell enden und Sie keine wirklichen Freundinnen haben. Ich hoffe, dass unsere Therapie Ihnen hilft, das besser zu verstehen und ggf. auch Ihr Verhalten zu verändern, sodass Ihre Beziehungen länger dauern, befriedigend verlaufen und sie auch Freundinnen bekommen.
Frau Instabil:	Das wäre natürlich toll. Und Sie meinen, so etwas kann erreicht werden durch unsere Therapie?
Therapeut:	Es wäre einen Versuch wert. Ist es also okay, wenn ich Ihnen immer wieder rückmelde, was Sie in mir auslösen?
Frau Instabil:	Naja, das klingt trotzdem noch seltsam, aber versuchen wir es!

Diese Art der Beziehungsgestaltung fordert also eine nicht-neutrale, sehr persönliche, »menschliche« Rolle der Psychotherapeuten, wobei diese der im Kap. 2 beschriebenen Therapeutenrolle der interpersonalen Schule ähnelt, jedoch nahezu im Gegensatz zu stehen scheint zum »klassischen« psychodynamischen oder »rogerianischen«, nicht persönlich agierenden, abstinenten Therapeuten.

Für früh traumatisierte Patienten mit interpersonellen Problemen erscheint dieses Vorgehen aus drei Gründen relevant:

(1) Therapeuten können ihren Patienten nur dann vermitteln, wie diese mit anderen Menschen empathisch umgehen, wenn sie selbst bereit sind, persönliche Gefühle und Reaktionen preiszugeben (Modelllernen, Empathietraining)

(2) Wenn sich die Therapeuten so persönlich und menschlich zeigen, können die Patienten Diskriminationskriterien entdecken, um die aktuelle therapeutische Beziehung mit früheren dysfunktionalen Beziehungen zu vergleichen und zu unterscheiden (vgl. IDÜ)

(3) Schließlich kann feindselig wirkenden Patienten vor allem die persönliche Reaktion der Therapeuten helfen, zu erkennen, dass ihr feindseliges oder destruktives Verhalten bei anderen Mitmenschen verletzende Auswirkungen hat (vgl. Fallbeispiel von Frau Instabil aus Kap. 6)

Um diese Form der Beziehungsgestaltung als Therapeut zu verstehen und anzuwenden, ist es hilfreich, sich die Bedeutung jedes einzelnen Wortes des DPE zu verdeutlichen (nach Brakemeier & Normann, 2012; Brakemeier et al., 2017):
Diszipliniert (auch im Sinne von kontrolliert oder überlegt): Therapeuten werden angehalten, sich vor dem persönlichen Einlassen genau zu überlegen, welches Ziel bzw. welche heilsame Beziehungserfahrung sie verfolgen. DPE ist also kein »Freibrief«, persönliche Gefühle und Reaktionen ungefiltert oder impulsiv einfach herauszulassen.
Persönlich: Therapeuten sind bereit, Patienten eine persönliche, authentische, offene, gefühlsmäßige Reaktion mitzuteilen, sie sollen also als »menschliche Wesen« reagieren.
Einlassen: Die Therapeuten sind grundsätzlich bereit, sich auf den Patienten derart persönlich einzulassen. Die Voraussetzung dafür sollte immer sein, dass sie den Patienten grundsätzlich mögen, da sie aufgrund der ihnen bekannten frühen Beziehungserfahrungen (Prägungen) auch schwierige Verhaltensweisen einordnen und verstehen können.

Tabelle 5.1 fasst einen Leitfaden für die Anwendung des DPE zusammen.

Tabelle 5.1 Ein Leitfaden für das diszipliniert-persönliche Einlassen (DPE) für Therapeuten (nach Brakemeier et al., 2017)

DPE-Technik für den Therapeuten	Konkrete Beispiel-Äußerungen
▶ DPE-Situation wahrnehmen, mich bereit fühlen, Ziel für mich bestimmen	
▶ wenn passend: fragen, wie Patient darauf kommt oder warum er den Satz gerade sagt bzw. das Verhalten zeigt	▶ Wie kommen Sie darauf, dass ich müde sein muss? ▶ Warum sprechen Sie heute nicht mit mir?
▶ wenn passend: fragen, was Bemerkung wohl in mir auslöst, und Patient auffordern, mich anzuschauen und mich bezüglich Mimik und Gestik zu »lesen« (Ziel: Empathietraining)	▶ Was meinen Sie, was löst Ihre Bemerkung, dass all unsere Therapiestunden Zeitverschwendung seien, in mir aus? ▶ Schauen Sie mich mal an, wie sehe ich aus?
▶ optional: Erlaubnis einholen, dass Patient meine Reaktion auch hören möchten	▶ Möchten Sie wissen, was ich gerade fühle und denke?
▶ DPE: positive und / oder negative Gefühle diszipliniert (!) preisgeben und – wenn passend – Verhalten im Kiesler-Kreis einordnen	▶ Ich merke, dass ich mich sehr freue, weil ... ▶ Ich fühle mich verletzt durch ... ▶ Wie wirken Sie gerade im Kiesler-Kreis?

Tabelle 5.1 (Fortsetzung)

DPE-Technik für den Therapeuten	Konkrete Beispiel-Äußerungen
▶ ggf. fragen: Warum machen Sie das?	▶ Warum kommen Sie hier in die Stunde und machen mich wütend?
▶ möglichst immer Einbezug der Prägungen und Übertragungshypothesen ▶ möglichst immer im Anschluss: Durchführung der interpersonellen Diskriminationsübung (IDÜ)	▶ Kann es sein, dass da gerade eine Prägung aktiviert worden ist? ▶ Kennen Sie dieses Gefühl des Alleinseins von früher bzw. den Prägungen? ▶ Lassen Sie uns jetzt noch mal schauen, wie ich eben reagiert habe, als Sie ... ▶ Genau – und wie hätte Ihre Mutter / Ihr Vater/... in einer vergleichbaren Situation reagiert? ▶ Welche Unterschiede können Sie erkennen? ▶ Was bedeutet es für Sie, dass ich so anders reagiere als Ihre Eltern? ▶ Wie fühlt sich das an?

Das positive DPE – also die Rückmeldung von positiven Gefühlen wie »Ich freue mich, dass Sie heute so motiviert in die Stunde kommen und die Therapieaufgaben gemacht haben«, »Es berührt mich, dass Sie mir heute so viel anvertraut haben« – werden viele Therapeuten auch ohne DPE-Strategie nutzen. Wirkungsvoller ist es jedoch, wenn diese Interventionen eingebettet werden in die komplette DPE-Strategie und sich eine IDÜ anschließt, wie das folgende Fallbeispiel mit Frau Einsam zeigt.

Fallbeispiel

Frau Einsam äußerte große Bedenken, Therapieaufgaben allein zu Hause zu lösen. Sie hat dennoch die Therapieaufgabe »Vertiefung des KK« (vgl. Abschn. 5.2.2) daheim gemacht und zeigt dem Therapeuten zögernd ein Foto, auf welchem die Adjektivkärtchen den Kiesler-Kreis-Positionen zugordnet liegend abgebildet sind.

Frau Einsam: Es tut mir echt leid, aber drei Kärtchen konnte ich einfach nicht zuordnen.

Therapeut: Frau Einsam, wissen Sie wie es mir gerade geht?

Frau Einsam: Vermutlich sind Sie enttäuscht, dass ich die Karten nicht zuordnen konnte.

Therapeut: Schauen Sie mich mal an. Wie sehe ich denn aus?

Frau Einsam: Mmh, Sie lächeln mich an – eigentlich sehen Sie sehr nett aus.

Therapeut: Darf ich Ihnen sagen, wie es mir gerade geht?

Frau Einsam: Ja, schon.

Therapeut:	Ich kann Ihnen sagen, dass ich mich wirklich sehr freue. Ich freue mich, weil Sie sich trotz Bedenken zuhause hingesetzt haben und die Kärtchen zugeordnet haben. Und dass Sie drei Karten nicht zuordnen konnten, ist überhaupt kein Problem. Da können wir beide gleich gemeinsam überlegen, zu welcher Dimension die vielleicht doch passen. Wie ist das für Sie, wenn Sie eine derartige Rückmeldung von mir bekommen?
Frau Einsam:	Ich bin überrascht und erleichtert. Und Sie finden es wirklich nicht schlimm, dass ich drei Kärtchen nicht zuordnen konnte?
Therapeut:	Nein, wirklich überhaupt nicht schlimm. Die Aufgabe war auch echt schwer und ich freue mich sehr, wie toll Sie diese gelöst haben. Bevor wir diese genau anschauen, möchte ich Sie fragen, wie Ihr Onkel reagiert hat, wenn Sie eine Aufgabe erledigt haben?
Frau Einsam:	Ach, der... Der hätte jetzt gesagt, ich sei zu dumm, die drei Karten zuzuordnen. Der hat ja eh geglaubt, ich sei dumm, und mir das auch immer eingeredet.
Therapeut:	Und wie habe ich jetzt reagiert?
Frau Einsam:	Na ja, Sie haben gesagt, dass Sie sich freuen und es gar nicht schlimm sei, dass ich die drei Karten nicht zugeordnet habe.
Therapeut:	Genau, ich freue mich einfach, dass Sie es versucht haben und finde es wirklich großartig, wie Sie diese Aufgabe gelöst haben. Welche Unterschiede sehen Sie zwischen meiner Reaktion und der von Ihrem Onkel?
Frau Einsam:	Oh, sehr große. Er hat mich immer abgewertet und Sie loben mich ja sogar.
Therapeut:	In der Tat. Wie fühlt sich das gerade an?
Frau Einsam:	Sehr ungewohnt, aber irgendwie auch sehr schön ...

Situationen, in denen »negatives DPE« im Gruppenkontext eingesetzt wird, können in Kapitel 6 nachgelesen werden. Für weitere praxisnahe Informationen zur Durchführung verweisen wir auf das CBASP Praxisbuch (Brakemeier & Normann, 2012), ein Überblickskapitel (Brakemeier et al., 2017) sowie auf entsprechende Video-Learning Sequenzen (Brakemeier & Jacobi, 2017).

5.2 Vorstellung der Kiesler-Kreis-Training-Übungen in der Einzeltherapie

Die folgende Tabelle dient zur Orientierung als Übersicht der KKT-Übungen, welche in der Einzeltherapie gut durchführbar erscheinen und nachfolgend praxisnah beschrieben werden. Zudem finden sich die Verweise zu den jeweiligen Modulen und Übungen der KKT-Gruppentherapie sowie die Zuordnung der entsprechenden Arbeitsmaterialien.

Tabelle 5.2 Überblick über die KKT-Übungen in der Einzeltherapie

Verweis Kap. 5	KKT-Inhalte der Einzeltherapie	KKT-Übungen der Einzeltherapie	Materialien	Modul Gruppentherapie (vgl. Kap. 4)	Verweis Gruppen Sitzungen
5.2.1	Grundlagen für das KKT	Identifikation der relevanten interpersonellen Probleme Erarbeitung der Prägungen Formulieren von Übertragungshypothese Einführung der interpersonellen Diskriminationsübungen	AB 1a ET AB 1b ET		Vorgespräche (Abschn. 3.3)
5.2.2	Kennenlernen des Kiesler-Kreises	Ü1: Einführung des KK (mit vielen Demonstrationen) Ü2: Vertiefung des KK (als Therapieaufgabe mit anschließender Nachbesprechung sinnvoll) Ü3: Identifizieren des Kiesler-Kreis-Profils (auch unter Nutzung des IMIs)	AB 2 ET M 1 ET M 2 ET AB 3 ET M 3 ET	I	1 2 3
5.2.3	Nonverbale Kommunikation	Ü4: Diskriminationstraining nonverbale Kommunikation Ü5: Übungen zur Kontrollachse Ü6: Übungen zur Beziehungsachse Ü7: Übungen zur Mimik	AB 4 ET, AB 5 ET AB 6 ET M 5 ET	II	4 bis 8
5.2.4	Verbale Kommunikation	Ü8: Diskriminationstraining verbale Kommunikation Ü9: Anwendungen des SEW-Schemas für Bedürfnisse	M 6 ET M 7 ET AB 6 ET AB 7 ET AB 8a und 8b ET	III	9 bis 12
5.2.5	Konflikttraining	Ü10: Anwendungen des SEW-Schemas für Konflikte Ü11: Durchführung von Situationsanalysen	AB 9 ET bis AB 15 ET	IV	13 bis 19
5.2.6	Empathie und korrigierende Beziehungserfahrungen	Ü12: Empathietraining Ü13: Fazit über die interpersonellen Veränderungen	AB 16 ET AB 17 ET	V	20 bis 23
5.2.7	Reflexion der Beziehung mit einer Bezugsperson	Vertiefung einiger Übungen in zwei bis vier Bezugspersonen-Gesprächen			

Anmerkungen: KKT = Kiesler-Kreis-Training, Ü = Übungen, AB ET= Arbeitsblatt für die Einzeltherapie, M = Material

Die im Kapitel 4 detailliert vorgestellten Module sind gemäß ihrem inhaltlichen Aufbau insbesondere für eine geschlossene Gruppe konzipiert. In der Einzeltherapie können die Übungen dagegen beliebig kombiniert und intensiviert werden, wobei das grobe Einhalten der Reihenfolge aufgrund der aufeinander aufbauenden Struktur empfehlenswert erscheint. Grundlage aller Module bildet der Kiesler-Kreis (vgl. AB 2 ET).

Allgemeine Ziele der KKT-Übungen. Auch in der Einzeltherapie zielen sämtliche Übungen auf die Überwindung von rigiden und extremen zwischenmenschlichen Verhaltensweisen ab. Dabei soll eine interpersonelle Flexibilität erzielt werden, die es unter Berücksichtigung der jeweiligen Erfordernisse der Situation ermöglicht, alle acht Kiesler-Kreis-Positionen einnehmen zu können.

5.2.1 Grundlagen zur Durchführung der KKT-Übungen in der Einzeltherapie

Um die Patienten auf KKT-Übungen vorzubereiten und gleichzeitig die Grundlage der Übungen zu bilden, erscheint die Erreichung folgender drei Ziele sinnvoll, welche bei der Gruppentherapie in Form der beiden Einzelvorgespräche behandelt werden:

(1) Die Definition individueller zwischenmenschlicher Probleme / Fertigkeitendefizite
(2) Die Erarbeitung und Vermittlung eines individuellen Störungsmodells durch Prägungen und Übertragungshypothesen
(3) Die Ableitung von individuellen Therapiezielen

AB 1a ET

AB 1b ET

Wie diese drei Ziele auf die Einzeltherapie-Sitzungen aufgeteilt werden, kann individuell je nach den Problemen und Bedürfnissen des Patienten und Ermessen des Therapeuten vollzogen werden. Die beiden Arbeitsblätter AB 1a ET und AB 1b ET erleichtern in diesem Zusammenhang die therapeutische Arbeit und können auch zur Unterstützung von Therapieaufgaben genutzt werden.

Insbesondere der Erarbeitung des individuellen Störungsmodells (Erarbeitung der Prägungen) sollte während der Einzeltherapie entsprechend Zeit eingeräumt werden, da hier der biographische Kontext beleuchtet wird, in dem das problematische Verhalten bzw. die problematischen Verhaltensweisen entstanden ist bzw. sind. Wenn hierfür wenig Zeit zur Verfügung steht (z. B. im Rahmen einer stationären Einzeltherapie oder einer ambulanten Kurzzeittherapie), kann das Vorgehen der Vorgespräche exakt übernommen werden (vgl. Kap. 3). Wir empfehlen bei ausreichend Zeit, die Erarbeitung von Prägungen (kausal-theoretische Schlussfolgerungen) und Übertragungshypothesen nach dem CBASP-Konzept vorzunehmen, was in etwa drei bis fünf Psychotherapiesitzungen in Anspruch nimmt (für eine genaue Beschreibung s. Brakemeier & Normann, 2012, sowie die entsprechenden Video-Learning Sequenzen aus Brakemeier & Jacobi, 2017). In jedem Fall fokussiert sich die Übertragungshypothese bei einer Einzeltherapie ohne Gruppe rein auf den Therapeuten. Bei einer begleitenden Einzeltherapie kann zusätzlich zu den Übertragungshypothesen für die Gruppe und die Gruppentherapeuten eine dritte Übertragungshypothese formuliert werden, wenn durch die Konstellation ein zusätzlicher

Hotspot zum Tragen kommt. Bei Frau Instabil war dies der Fall, da für die Gruppentherapie die Prägung des Vaters herangezogen wurde, welche auch als Basis der Übertragungshypothesen für die Gruppe sowie für die Gruppentherapeuten diente (vgl. 3.4). Da ihre Einzeltherapeutin jedoch eine Frau war, wurde hier die Beziehungserfahrung mit ihrer Mutter relevant. Die Erarbeitung der Prägung sowie der Übertragungshypothese von Frau Instabil kann der interessierte Leser im Online Material 1 nachlesen.

Zudem wird an dieser Stelle das Arbeitsblatt AB 1b zu interpersonellen Diskriminationsübungen eingeführt, was wie folgt geschehen kann (nach Brakemeier & Buchholz, 2013).

Therapeut: »Um die Korrektur der Prägungen, die vor allem durch frühe Beziehungserfahrungen entstanden sind, aktiv voranzutreiben, möchte ich Ihnen eine sehr hilfreiche Strategie vorstellen, die interpersonelle Diskriminationsübung, abgekürzt IDÜ. Was bedeutet dieser Begriff genau? Interpersonell bedeutet ›zwischen Menschen‹ und Diskrimination ›Unterscheidung‹. Gemeint ist also eine Übung, bei der Sie zwischen den Reaktionen und Einstellungen verschiedener Menschen auf Ihr Verhalten unterscheiden lernen. Das Arbeitsblatt *[AB 1b ET]* hilft Ihnen, diese Übung zu lernen und durchzuführen. Bei der IDÜ wird zunächst eine Situation festgehalten, in der eine andere Person – Ihr Gegenüber (also z. B. auch Ich als Ihr Therapeut) – auf Ihr Verhalten reagiert hat. Dies sollte möglichst eine bedeutsame Situation sein, eine Situation, in der Ihre Prägungen ›hochkommen‹ oder aktiviert werden, also der erste Teil Ihrer Übertragungshypothese angesprochen wird. Im Englischen bezeichnen wir solche Situationen auch als ›hot spot‹-Situationen. Das bedeutet wörtlich ›heiße Situationen‹ oder besser ›Brennpunkt‹-Situationen. Nachdem ich Ihnen nun das Ziel dieser wertvollen Technik vorgestellt habe, möchte ich Sie einladen, sich selbst eine Situation auszusuchen, in der sich eine Ihrer schwierigen Prägungen in den Vordergrund drängte und das Steuer übernahm. Wenn Sie jetzt für sich eine Situation festgelegt haben, beschreiben Sie bitte genau, wie Ihr Gegenüber reagiert hat. Versuchen Sie dabei ganz konkret zu beschreiben, was Sie bei Ihrem Gegenüber wahrgenommen haben. Denn je allgemeiner Sie bleiben, desto mehr Macht haben Ihre Prägungen! Überlegen Sie sich im Anschluss, wie Ihre prägenden Bezugspersonen – also die Menschen auf Ihrer Liste der prägenden Bezugspersonen – in dieser Situation reagiert hätten. Schließlich vergleichen Sie die Reaktionen der prägenden Bezugspersonen mit der tatsächlichen Reaktion Ihres Gegenübers. Dieser bewusste Vergleich ist sehr wichtig. Hier wird es häufig so sein, dass Sie aufgrund Ihrer Prägung eine negative Reaktion erwarten, erleben aber eine positive. Wenn es hierbei Unterschiede gibt, fühlen Sie nach, was diese Unterschiede für Sie bedeuten.«

Nach einer Erläuterung dieser Strategie wird der Patient motiviert, wann immer seine negativen Erwartungen (also Befürchtungen) an andere Personen nicht eintreten, mit Hilfe des AB 1b ET eine IDÜ über diese Situation zu schreiben.

5.2.2 Übungen aus dem Modul I: Kennenlernen des Kiesler-Kreises

Überblick. Bei diesen ersten Übungen soll der Patient mit dem Herzstück des KKT – dem sogenannten Kiesler-Kreis – vertraut werden. Hierzu lernt er die zwei Achsen

(Kontrolle: *dominant/offen – unterwürfig/verschlossen*, Affiliation: *freundlich/nah – feindselig/distanziert*) des Kiesler-Kreises kennen, erhält einen ersten Einblick in die komplementären Reaktionstendenzen (Zugkräfte) der einzelnen Positionen, ordnet verschiedene Adjektive den acht Positionen des Kiesler-Kreises zu und setzt sich mit seinem eigenen Kiesler-Kreis-Profil auseinander.

Lernziel und Übungen. Lernziel für die Übungen aus dem ersten Modul ist das Kennenlernen des Kiesler-Kreises. Hierzu können auch in der Einzeltherapie folgende Übungen mit kleineren Modifikationen (s. unten) gut durchgeführt werden

- Übungen 1: Einführung des Kiesler-Kreises
- Übungen 2: Vertiefung des Kiesler-Kreises
- Übungen 3: Identifikation des eigenen Kiesler-Kreis-Profils aus verschiedenen Perspektiven möglichst unter Einbezug einer heutigen Bezugsperson

Übungen 1: Einführung in den Kiesler-Kreis

(Materialien: AB 2 ET)

Analog zur Gruppentherapie kann der Therapeut seinem Patienten auch in der Einzeltherapie den Kiesler-Kreis mit seinen zwei Achsen (*Kontrolle: dominant vs. unterwürfig, und Affiliation/Beziehung: freundlich vs. feindselig*) und acht KK-Positionen vorstellen. Zur leichteren Verständlichkeit sollte dieser während der Erläuterung am Flipchart angezeichnet werden. Im Unterschied zur Gruppentherapie sollte der Patient direkt z. B. durch kleinere Demonstrationen involviert werden. Auch können die Pfeile bzw. Zugkräfte bereits bei dieser Einführung erläutert werden, was in der Gruppe erst im zweiten Schritt vorgenommen wird. Dieses Vorgehen kann in den Online-Materialien am Fallbeispiel Frau Einsam nachgelesen werden (siehe hierzu Online Material 2).

AB 2 ET

OM 2

Es hat sich gezeigt, dass Patienten den Kiesler-Kreis besser annehmen, wenn die vier Oberbegriffe *Nähe vs. Distanz* (zusätzlich zu *freundlich vs. feindselig*) und *Offenheit vs. Verschlossenheit* (zusätzlich zu *dominant vs. unterwürfig*) verwendet werden. Vor allem der Begriff *feindselig* wird von Patienten oft missverständlich als rein negative Dimension im Sinne von streitsüchtig und ablehnend interpretiert. Ebenso ist der Begriff *dominant* im deutschsprachigen Raum mit einer eher negativen Konnotation behaftet, obwohl er im Sinne des Kiesler-Kreises als neutral bewertet werden sollte. Erfahrungsgemäß fällt es Patienten leichter, beispielsweise feindselige Reaktionsmuster bei sich zu identifizieren, wenn sie verstehen, dass damit Distanzsignale gemeint sind.

Wenn noch Zeit in der Sitzung vorhanden ist, kann mit einer weiteren praktischen Demonstration der acht Kiesler-Kreis(KK)-Positionen und deren Zugkräften fortgefahren werden. Hierbei stellt der Therapeut jeweils im Rollenspiel eine KK-Position dar, während der Patient während oder nach der kurzen Demonstration motiviert wird, auf das Verhalten des Therapeuten zu reagieren und danach einzuschätzen, um welche Position es sich handelt. An dieser Stelle kann das Beispiel aus der Gruppentherapie (Einleitung des Endes der Gruppentherapie, s. Tab. 5.3) angepasst auf die Einzeltherapie (Hinführung zum Abschluss der Sitzung) genutzt werden. Es können natürlich auch andere Situationen gewählt werden. Bewährt hat sich im Einzelsetting die Demonstration anhand folgender Ausgangssituation: Der Therapeut kommt in die

Einzeltherapie mit dem Ziel, dem Patienten anhand des Arbeitsblattes AB 2 ET den Kiesler-Kreis vorzustellen. Eine konkrete Arbeitsanleitung zur Durchführung dieser Übung für den Therapeuten findet sich in den Online Materialien 3.

Anschließend wird in einer Nachbesprechung explizit darauf hingewiesen, dass es nicht per se eine Idealposition im Kiesler-Kreis gibt, sondern jede der acht Positionen in bestimmten Situationen zielführend ist. In diesem Zusammenhang bietet es sich an, gemeinsam mit dem Patienten nach Beispielen aus seinem Alltag zu suchen, in denen der Einsatz von jeder der acht Dimensionen des Kiesler-Kreises zielführend sein kann. In den Online Materialien 3 finden sich Beispiele, auf die Frau Instabil während der Einzeltherapie kam. Aus dieser Sammlung von Beispielen sollte abschließend hervorgehen, dass das Ziel des Kiesler-Kreis-Trainings darin besteht, interpersonelle Flexibilität im Kiesler-Kreis zu gewinnen, nicht etwa ausschließlich eine Position einzuüben.

Übungen 2: Vertiefung des Kiesler-Kreises

Diese Übungen können in der Einzeltherapie sehr gut in Form einer Therapieaufgabe mit anschließender Nachbesprechung umgesetzt werden. Dem Patienten werden die Kiesler-Kreis Position- und Adjektivkärtchen (M 1 ET + M 2 ET) mit nach Hause gegeben. Er erhält folgende Instruktion:

»Ich möchte Sie motivieren, diese Adjektivkärtchen *[Anleitung M 2 ET]* daheim auf einem Tisch auszulegen. Aufgabe ist es nun, alle Adjektive den entsprechenden Kiesler-Kreis(KK)-Positionen zuzuordnen. Wenn Sie alle Karten zugeordnet haben, können Sie sehr gerne ein Foto von der Zuordnung machen. In unserer nächsten Stunde können wir dann die Zuordnung entweder anhand des Fotos oder anhand einer erneuten Zuordnung auf unserem Therapietisch besprechen. Wenn Sie Adjektive nicht klar zuordnen können, lassen Sie diese einfach liegen, damit wir sie gemeinsam zuordnen können.«

In der nächsten Sitzung sollte diese Therapieaufgabe ausführlich nachbesprochen werden. In der Abbildung 4.2 in Kapitel 4 werden Adjektive den am besten passenden KK-Positionen zugeordnet. Zudem finden sich dort weitere Informationen zur Durchführung dieser Übung.

Eine weitere Therapieaufgabe kann durch die Zusammenstellung einer Reihe von Situationen im Material M 3 ET erteilt werden. Auf den Bildern sind zumeist zwei Personen in einer sozialen Interaktion abgebildet. Der Patient wird motiviert, auf Basis seiner Kiesler-Kreis Erfahrungen einzuschätzen, wie die dargestellten Personen auf dem Kiesler-Kreis eingeordnet werden können.

Übungen 3: Identifizieren des eigenen Kiesler-Kreis-Profils

(Materialien: AB 3 ET sowie IMI Fragebögen samt Auswertung)

Nachdem der Kiesler-Kreis wie oben beschrieben eingeführt wurde, kann der Therapeut in dieser Sitzung seinen Patienten bitten, sein eigenes Profil im Kiesler-Kreis einzuschätzen, wofür das Arbeitsblatt AB 3 ET verwendet werden kann. Dafür ist es hilfreich, dass der Patient sich zunächst mit seinen persönlichen Stärken und Schwächen in zwischenmenschlichen Situationen auseinandersetzt, was der Therapeut wie folgt anregen kann: »Was fällt Ihnen leicht, wenn Sie mit anderen zusammen sind? Was gelingt Ihnen bisher weniger? Womit sind Sie unzufrieden?« Nachdem der Patient mit Unterstützung vom Therapeuten Stärken und Schwächen benannt hat, kann der Therapeut folgende Fragen stellen: »Welches Kiesler-Kreis-Profil ergibt sich aus Ihren Stärken und Schwächen?« Allgemeiner betrachtet können auch folgende Fragen gestellt werden: »Wo stehen Sie im Kreis? Sind Sie eher ein Mensch, der viel Nähe zu anderen zulassen kann, oder eher jemand, der auf Distanz zu anderen Menschen geht bzw. distanziert wirkt? Und sind Sie eher ein Mensch, dem es leichtfällt, offen über sich zu sprechen, oder sind Sie eher ein verschlossener Mensch?«

Der Patient sollte anschließend versuchen, sich auf den acht Dimensionen des Kiesler-Kreises selbst einzuschätzen, wobei er sein Profil direkt in das AB 3 ET eintragen kann. So entsteht am Ende eine Art Spinnennetz, welches als persönliches Kiesler-Kreis-Profil des Patienten bezeichnet wird.

Die meisten Patienten mit einer chronischen Depression ordnen sich als distanziert-verschlossen ein, also bei feindselig-submissiv. So antwortet beispielsweise Frau Einsam auf die obigen Fragen ihres Therapeuten: »Ach, das wär' schön, wenn ich Nähe herstellen und selbstbewusst meine Meinung vertreten könnte. Aber das ist ja gerade mein Problem. Ich sage nichts, mache nichts und ziehe mich wann immer möglich hinter meine Mauer zurück.« Sie ordnet sich passend bei feindselig-submissiv im Sinne von distanziert-verschlossen ein. Danach stellt der Therapeut eine weitere wichtige Frage: »Können Sie sagen, wo Sie vielleicht in der Therapie durch meine Unterstützung hinkommen möchten im Kreis?« Frau Einsam: »Naja, etwas mehr Nähe zu anderen wäre schön. Vor allem will ich eigentlich wieder mehr Nähe zu meinem Mann aufbauen. Und zu lernen, offen das zu sagen, was ich will, wäre natürlich ein Traum, aber das schaffe ich eh nicht.« Daher hält der Therapeut fest, dass sie sich als Ziel vor allem in Richtung »freundlich-dominant« verändern möchte, und weist sie schon darauf hin, dass folgende KKT-Übungen wie insbesondere die Situationsanalyse ihr helfen werden, ihr Kiesler-Kreis-Profil zu verändern.

Patienten mit einer Borderline Persönlichkeitsstörung hingegen ordnen ihr Verhalten auch bei feindselig-dominant ein. Frau Instabil sieht entsprechend in der Einzelsitzung ein: »Na ja, ich sage ja schon sehr oft sehr offen, was ich denke, wobei ich dann schon merke, dass ich dadurch andere oft vor den Kopf stoße. Also ist das wohl eher ein feindselig-dominantes Verhalten.«

Nach dieser Selbsteinschätzung kann zusätzlich der »IMI-Fragebogen« Impact Message Inventory vgl. Kap. 1 und Abschn. 2.3) herangezogen werden, da das IMI genau das soeben beschriebene Kiesler-Kreis-Profil von Personen im interpersonellen Kontext als Fremdbeurteilungsinstrument erfasst. In der Einzeltherapie hat es sich als sehr hilfreich erwiesen, wenn der IMI vice versa übereinander ausgefüllt wird, also der Therapeut diesen über den Patienten und der Patient den IMI über seinen Therapeuten ausfüllt. So lassen sich anschließend die Profile beider Personen in einem Kreis einzeichnen, was die derzeitige Beziehungsdynamik widerspiegelt. Sinnvoll erscheint es zudem, den IMI zu Beginn, in der Mitte und am Ende einzusetzen. Daher kann der IMI dem Patienten auch direkt nach der ersten (oder einer der ersten) Sitzung(en) mitgegeben werden (Instruktion: »Bitte füllen Sie diesen Fragebogen über mich aus.

Wenn Ihnen manche Fragen seltsam vorkommen, kreuzen Sie einfach »aus dem Bauch heraus« die entsprechende Antwort an, die Ihnen als erstes in den Sinn kommt. Manche Fragen sind nämlich in der Tat für unseren Einsatz etwas seltsam, da der IMI nicht für therapeutische Beziehungen entwickelt wurde.«) Auch wenn die Therapie an dieser Stelle bereits fortgeschritten ist, können sich beide an die erste Begegnung bzw. erste Sitzung erinnern und retrospektiv den IMI bezüglich dieses ersten Eindrucks ausfüllen.

Frau Instabil und ihre Einzeltherapeutin haben den IMI füreinander nach der ersten Sitzung ausgefüllt. Die Abbildung 5.1 gibt das Resultat beider Auswertungen wieder. Entsprechend ihrer Selbsteinschätzung nahm auch die Therapeutin Frau Instabil nach der ersten Sitzung vor allem dominant, feindselig-dominant (distanziert und offen) wahr. Allerdings sieht man auch höhere Werte bei feindselig-unterwürfig, was durch das verschlossene Rückzugsverhalten, welches Frau Instabil auch in der ersten Sitzung gezeigt hatte, resultierte. Insgesamt sind die Werte in der gesamten rechten Kreishälfte (freundlich) eher niedrig. Komplementär hierzu wird die Therapeutin von Frau Instabil auch weniger freundlich wahrgenommen und ebenfalls schwankend zwischen dominant und sogar etwas verschlossen, auch wenn ihr Profil insgesamt etwas mehr auf der rechten oberen Seite angesiedelt ist. Therapeuten sollten sich an dieser Stelle nicht wundern, wenn sie relativ hohe Werte bei der Dimension Dominanz und – v. a. bei Borderline Patienten – auch Feindseligkeit bekommen, da sie in der ersten Sitzung die Therapie ja auch klar strukturieren und den Patienten immer wieder fokussieren sollen. Durch eine offene und möglichst freundliche Art »kontrolliert« der Therapeut in gewisser Hinsicht den Prozess, was sich meist im Patienten-IMI wiederspiegelt.

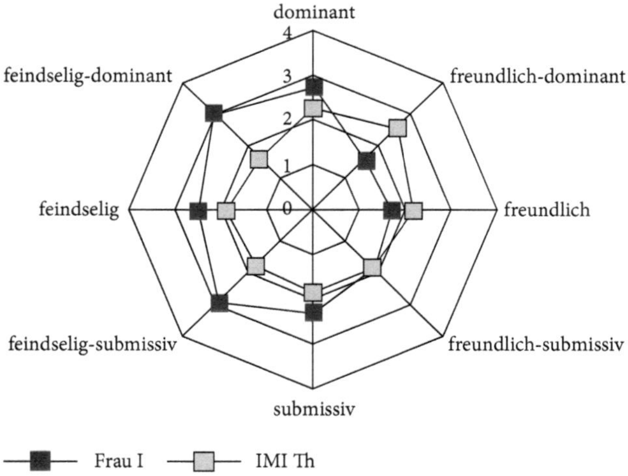

Abbildung 5.1 Ergebnisse der Einschätzung der Therapeutin über Frau Instabil (schwarze Linie) und von Frau Instabil über ihre Therapeutin (graue Linie) bezogen auf die Dimensionen des Kiesler-Kreises zu Beginn der Einzeltherapie anhand des Impact Message Inventory (IMI)

Die Auswertung soll in der Einzeltherapie besprochen werden, wobei es nun sehr hilfreich ist, die Prägungen und Übertragungshypothesen einzubeziehen. So kann einerseits ein Verständnis für das heute gezeigte Verhalten gezeigt werden, d. h. es kann validiert werden, bei gleichzeitiger Frage, ob der Patient damit zufrieden ist oder etwas verändern möchte. Anschließend können Patient und Therapeut gemeinsam überlegen, ob sie etwas an ihrer therapeutischen Beziehung ändern möchten.

Therapieaufgabe. Am Ende einer derartigen Stunde kann der Therapeut darauf verweisen, dass seine Einschätzung über den Patienten natürlich subjektiv ist und sich von Person zu Person unterscheiden mag, je nach dem, in welcher Rolle wir dem anderen gegenüber auftreten. Hier kann auch eine Diskussion angeregt werden, inwiefern wir uns je nach Kontext und Rollen im Kiesler-Kreis unterscheiden (z. B. beruflicher Kontext, Freizeit, Beisammensein mit der Familie oder Freunden). Es hat sich als hilfreich erwiesen, wenn der Therapeut durch eine Selbstöffnung beschreibt, dass er in der Rolle des Therapeuten bestimmt dominanter wirkt als wenn er beispielsweise als Schüler im Yoga Kurs ist oder abends mit dem Partner / Freunden Essen geht. Daher wird der Patient anschließend motiviert, eine aktuelle wichtige Bezugsperson (z. B. den Partner oder eine gute Freundin / einen guten Freund, Kollege / in, Kind, Elternteil etc.) zu bitten, den IMI über ihn durchzuführen, wobei wieder vice versa der Patient auch den IMI über diese Person ausfüllen möge. Wenn immer möglich, sollte diese Bezugsperson in eine der nächsten Psychotherapiesitzungen auch eingeladen werden, um die daraus resultierenden Kiesler-Kreis-Profile zu besprechen und zu reflektieren, ob Veränderungen in der Beziehungsdynamik wünschenswert sind (was bei Patienten mit interpersonellen Problemen natürlich meist der Fall ist). Die Bezugspersonen-Gespräche werden im Abschnitt 5.2.7 näher beschrieben.

Selbsterfahrung

Da der Kiesler-Kreis und der IMI ursprünglich nicht explizit für den klinischen Kontext, sondern für interpersonelle Beziehungen im Allgemeinen entwickelt wurden, können Sie als Therapeut beide Strategien auch gut im Rahmen von Selbsterfahrungen nutzen. Beispielsweise kann der interessierte Leser überlegen, welches Kiesler-Kreis-Profil er in vielen Situationen hat und ob er mit seiner Wirkung zufrieden ist oder diese ändern möchte. Zudem lässt sich der IMI natürlich gut wechselseitig in privaten Beziehungen wie zum Beispiel einer Paarbeziehung füreinander ausfüllen. Wir empfehlen, die Auswertung in Ruhe gemeinsam zu erstellen und zu besprechen.

5.2.3 Übungen aus dem Modul II: Nonverbale Kommunikation

Überblick. Bei den Übungen aus dem Modul II des KKT geht es um nonverbale Kommunikation, also jenen Teil sozialer Interaktionen, bei der Kommunikation nicht sprachlich, sondern über den Einsatz von Körpersprache, Mimik und Gestik erfolgt. Die Umsetzung dieser Übungen erscheint geradezu prädestiniert zu sein für eine

Gruppe, sodass sich der Leser fragen mag, wie denn derartige Übungen im Einzelsetting umgesetzt werden können. Die Antwort ist leicht: der Therapeut wird nun sehr aktiv und übernimmt auch spielerische Aufgaben als Rollenspielpartner.

Die hier vorgeschlagenen Übungen verfolgen folgende Lernziele:

- Übungen 4: Das Diskriminationstraining zur nonverbalen Kommunikation verstehen und anwenden lernen
- Übungen 5: Die Kontrollachse vertiefen (Führen und Folgen)
- Übungen 6: Die Beziehungsachse vertiefen (Nähe und Distanz)

Wichtig erscheint an dieser Stelle zu betonen, dass insbesondere diese Übungen nicht unbedingt alle in der Einzeltherapie durchgeführt werden müssen. Wir möchten dem Therapeuten ein breites Repertoire an Übungen zur Verfügung stellen, sodass dieser dann je nach Bedürfnis des Patienten und eigenen Vorlieben Übungen auswählen kann.

Übungen 4: Diskriminationstraining

(Materialien: AB 4 ET, AB 5 ET)

In diesen Übungen geht es um die Unterscheidung der acht Kiesler-Kreis-Positionen hinsichtlich wesentlicher Attribute der nonverbalen Kommunikation: Gang, Körperhaltung, Gestik und Mimik. Im Kapitel 4 sind diese Übungen (Abschn. 4.2) ausführlich beschrieben. Im Folgenden wird lediglich die konkrete Durchführung in der Einzeltherapie dargelegt, wenn beispielsweise auf die spielerische Teamarbeit bei der Übung Diskriminationstraining verzichtet werden muss. Als Opener bzw. zur Erleichterung dieser Diskriminationsübungen in der Einzeltherapie kann der Therapeut seinen Patienten auf die symbolischen Männchen aus dem Arbeitsblatt AB 2 ET verweisen. Es hat sich als sehr hilfreich erwiesen, dass der Therapeut während der nun folgenden pantomimischen Demonstrationen stets auf die Zugkräfte verweist, indem er auf das gezeigte Verhalten des Patienten zum einen reagiert und zum anderen im Anschluss auch berichtet, was das gezeigte Verhalten in ihm ausgelöst hat. Wenn der Patient sich nicht traut, mit einer Position zu beginnen, demonstriert der Therapeut die erste Dimension, wobei der Patient dabei motiviert wird, darauf nonverbal und anschließend verbal zu reagieren (»Was löst meine Darstellung der feindselig-dominanten Position bei Ihnen aus? Was würden Sie jetzt am liebsten machen?«). Zudem können im Verlauf der Übung immer wieder Unterschiede markiert werden (»Worin unterscheidet sich die gerade demonstrierte feindselig-unterwürfige Position durch Sie von der durch mich vorgestellten freundlich-unterwürfigen Position?«).

AB 2 ET

Therapieaufgaben. Nach dieser Übung kann der Patient motiviert werden, bis zur nächsten Sitzung seine Körpersprache genau zu beobachten und ggf. eine Kiesler-Kreis-Position gezielt zu üben. Außerdem kann der Patient angeregt werden, bis zur nächsten Sitzung auch andere Menschen aus dem Freundes- und Bekanntenkreis oder auch berühmte Persönlichkeiten/VIPs zu beobachten und diese auf dem Kiesler-Kreis einzuschätzen. Schließlich sollte er das Arbeitsblatt AB 4 ET (Diskriminationstraining nonverbale Kommunikation) bearbeiten, in welchem er für alle acht Dimensionen charakteristische Merkmale für den Gang, die Körperhaltung, die Gestik sowie die

AB 4 ET

Mimik festhalten möge. In der darauffolgenden Sitzung werden seine Einträge nachbesprochen und diskutiert, wobei das Arbeitsblatt AB 5 ET (Diskriminationstraining Auflösung) ausgeteilt werden kann. AB 5 ET

Übungen 5 und 6 zur Kontroll- und Beziehungsachse
(Materialien: Seile oder Stöcke, 50 cm Länge)
Die Übungen 5 »Führen und Folgen« basieren in erster Linie auf der Achse »Kontrolle« des Kiesler-Kreises: Es geht darum, Erfahrungen mit Dominanz und Unterwürfigkeit zu erleben. Wie ist es, die Führung zu übernehmen? Wie ist es, jemandem die Führung zu überlassen? Durch die Übungen »Nähe & Distanz«, welche sich auf die Beziehungsachse beziehen, kann der Patient auch in der Einzeltherapie lernen, wieviel Nähe er im zwischenmenschlichen Kontakt zulassen möchte und wie er auf der anderen Seite Distanzsignale setzen kann, wenn es notwendig erscheint, eigene Grenzen zu verteidigen.

Diese Übungen zur Kontroll- und Beziehungsachse können nahezu identisch zur Gruppentherapie auch in der Einzeltherapie umgesetzt werden, weshalb sie im Kapitel 4 nachgelesen werden mögen (Abschn. 4.2, Sitzung 5 und Sitzung 6). Da dies Paarübungen sind, besteht die Besonderheit in der Einzeltherapie darin, dass sich für diese Übungen erneut der Therapeut als Partner zur Verfügung stellt.

Bei den Übungen »Führen und Folgen« sollte der Patient möglichst in beiden Rollen Erfahrungen sammeln, sodass er gefragt werden kann, ob er zunächst führen oder folgen möchte. Nach dem ersten Durchlauf erfolgt ein Austausch über die Erfahrungen. Anschließend wechseln beide ihre Positionen. Als Hilfsmittel kann für diese Übung ein Timer genutzt werden, der jeweils nach drei Minuten die Übung beendet, sodass der Therapeut sich nicht gleichzeitig um die Zeit kümmern muss.

Bei den Übungen zur »Nähe & Distanz« ist es in der Regel am wichtigsten, dass der Patient sich in der Position (A) erlebt, also beispielsweise in der ersten Übung mithilfe eines Seils oder eines Stocks vor sich auf dem Boden eine Grenze markiert, die seinem persönlichen Raum, seiner Privatsphäre, entspricht. Der Therapeut übernimmt entsprechend die Rollen des Partners (B). Wenn der Patient Schwierigkeiten mit einer Übung hat oder sich wünscht, auch die Rolle (B) zu erleben, kann der Therapeut selbstverständlich auch die Rolle (A) übernehmen. Bei der Übung zur Markierung und Verteidigung von Grenzen bietet es sich an, in jedem Fall den Rollentausch vorzunehmen, sodass sich der Patient auch in der Rolle des Grenzüberschreitenden erfahren kann.

Der Vorteil bei diesen Übungen in der Einzeltherapie ist, dass der Therapeut je nach Patient (z. B. inwieweit dieser in der Vergangenheit schwierige Erfahrungen mit Grenzverletzungen gemacht hat) die Schwierigkeit bzw. das Tempo der Übungen dem Bedürfnis des Patienten anpassen kann. Einen weiteren therapeutisch wertvollen Vorteil sehen wir darin, dass die Reflexion im Anschluss an die jeweiligen Übungen länger und intensiver erfolgen kann als in der Gruppentherapie (vgl. Abschn. 4.2, Sitzung 6). Hierbei wird der Patient in der Einzeltherapie insbesondere motiviert und unterstützt, seine Erfahrungen in den Übungen vor dem Hintergrund seiner Prägungen zu reflektieren.

Fallbeispiel

Bei Frau Einsam haben diese Übungen viele Erinnerungen an ihre Kindheit getriggert. Ihr dominanter Onkel habe sie lieblos durch das Leben »geführt« und über vieles bestimmt (z. B. dass sie kein Abitur machen sollte, sondern nach der 10. Klasse eine Lehre absolvieren musste). Sie habe sich nicht wehren können und sei ihm einfach traurig »gefolgt«. Dieses Gefühl kam bei der Übung wieder hoch, als sie die »Folgende« war. Auch ihr Mann würde sie ja ständig quasi führen. Die Übung, in der sie selbst die führende Rolle übernommen hat, habe sich sehr fremd angefühlt – aber auch gut.

Therapieaufgabe. Um diese ggf. konstruierten und artifiziell wirkenden Interaktionsübungen auch auf reale zwischenmenschliche Beziehungen übertragen zu können, sollte der Patient am Ende der Sitzung angeregt werden, bis zur nächsten Sitzung Beispiele aus seinem Umfeld zu sammeln, die stellvertretend für die heute durchgeführten Übungen zu »Führen und Folgen« sowie »Nähe und Distanz« stehen (»Was für Erfahrungen haben Sie heute gemacht? Wie können Sie diese Erfahrungen auf Ihr Leben und Ihre zwischenmenschlichen Beziehungen übertragen?«).

Übungen 7 zur Mimik

(Materialien: M 4 ET, 2 kleine Handspiegel)

Bei den folgenden Übungen wird trainiert, allein über die Mimik Stimmung, Gedanken oder Intentionen auszudrücken und über diese mit dem Gegenüber zu kommunizieren, wobei erneut der Kiesler-Kreis als Orientierung dient. Da das Vorgehen in der Einzeltherapie bei diesen Übungen weitestgehend dem Vorgehen in der Gruppentherapie entspricht, sei an dieser Stelle auf die entsprechenden Beschreibungen verwiesen (Abschn. 4.2, Sitzung 7).

Für die »Psychoedukationsübung« hat es sich in der Einzeltherapie als hilfreich erweisen, dass der Therapeut zwei kleine Handspiegel zur Verfügung hat, sodass er selbst ebenfalls verschiedene Positionen ausprobieren und dadurch die Diskussion beflügeln kann.

Die »Spiegelübungen« dienen dazu, sich seiner Wirkung nach außen bewusst(er) zu werden, sich flexibel im Kiesler-Kreis bewegen zu können, und zu lernen, die gewünschte Wirkung gezielt zu steuern. Sie können exakt von der Gruppentherapie übernommen werden, wenn der Patient und sein Therapeut bereit sind, diese intensiven Übungen als Paar durchführen. Da Patient und Therapeut sich gegenübersitzen und wechselweise als ein Spiegel des jeweils anderen fungieren, können diese Übungen als besonders intensiv, nah oder sogar intim empfunden werden. Auch hier sollten sich wieder sowohl der Patient als auch der Therapeut mit der Durchführung dieser Übung wohl fühlen. Wenn die Situation als zu intim wahrgenommen wird, kann der Abstand zwischen beiden vergrößert werden.

Schließlich kann die erworbene Bewusstheit über die mimische Wirkung auch in der Einzeltherapie durch die Übung »Kurze Rollenspiele« mit kurzen Sätzen gekoppelt werden, um Alltagsnähe herzustellen. Auch diese Übung kann aus der Gruppentherapie übernommen werden (vgl. Abschn. 4.2, Sitzung 7), wobei die Aussagen auf die Einzeltherapie-Situation angepasst werden sollten (z. B. siezen statt duzen).

Therapieaufgaben. Der Patient kann instruiert werden, sich als Therapieaufgabe zuhause selbst noch einmal mit seinem Spiegelbild zu beschäftigen und alle Kiesler-Kreis-Positionen einnehmen und beschreiben zu lernen (anhand AB 6 ET, Auflösung AB 7 ET). Material M 4 ET enthält zudem Bilder von Personen mit verschiedenen emotionalen Gesichtsausdrücken, die der Patient zuhause auf dem Kiesler-Kreis einordnen kann, was in der darauffolgenden Sitzung nachbesprochen und diskutiert wird. Auch kann er motiviert werden, eine Zusammenstellung aus Zeitschriftenbildern vorzunehmen, um verschiedene Gesichtsausdrücke und deren individuelle Wirkung im Kiesler-Kreis anzuordnen.

AB 6+7 ET

M 4 ET

5.2.4 Übungen aus dem Modul III: Verbale Kommunikation

Überblick und Lernziele. Auf der Grundlage von den traditionellen und bewährten Kommunikationstheorien von Paul Watzlawick (2011) und Friedemann Schulz von Thun (1981), welche im Kapitel 4, Abschnitt 4.3 genauer beschrieben werden, verfolgen die hier vorgeschlagenen Übungen zur verbalen Kommunikation zwei Ziele: (1) Der Patient soll lernen, eindeutig verbal zu kommunizieren und (2) seine Interpretationen kritisch zu hinterfragen. Hierzu wird erneut der Kiesler-Kreis genutzt, den der Patient nun schon verinnerlicht hat. Die Übungen verfolgen die Lernziele

- Übungen 8: Das Diskriminationstraining zur verbalen Kommunikation verstehen und anwenden lernen
- Übungen 9: Das »Sag-endlich-was«(SEW)-Schema zur Äußerung von Bedürfnissen kennenlernen und in ausgewählten Situationen praktisch einüben

Übungen 8: Diskriminationstraining

(Materialien: AB 6 ET, AB 7 ET, M 5 ET)

Die Übungen 8 zum Diskriminationstraining setzen sich aus mehreren kleineren Übungen zusammen (nähere Beschreibung s. Abschn. 4.3, Sitzung 9): »Verbale Kommunikation«, »Diskriminationstraining verbale Kommunikation« und »Kommunikationslose«. Diese Übungen können unter Einsatz der oben erwähnten Arbeitsmaterialien aus dem Gruppenmanual übernommen werden. Anstelle von Team oder Gruppenarbeit wird der Patient motiviert, im Austausch mit dem Therapeuten beispielsweise die Diskriminationstabelle (s. Abschn. 4.3, Tab. 4.6) zu erarbeiten. Auch beim Kommunikationslose ziehen, können sich Patient und Therapeut abwechseln, um so spielerisch die verbale Diskrimination zu untermauern.

Therapieaufgaben. Als Therapieaufgabe kann der Patient angeregt werden, seine Kommunikation mit Partnern / Freunden / Familienangehörigen genau zu beobachten, um zu identifizieren, was ihm schwerfällt oder warum es möglicherweise zu Missverständnissen kommt. Zudem kann ihm – analog zu den Arbeitsblättern AB 4 ET

AB 6 ET

und AB 5 ET – nun auch das Arbeitsblatt AB 6 ET zum Diskriminationstraining der verbalen Kommunikation mitgegeben werden. Der Patient wird instruiert, in die Tabelle jeweils pro Kiesler-Kreis-Dimension Adjektive in die Spalten Stimme & Lautstärke, Wortwahl (typische Formulierungen) sowie Beziehungsebene vorzunehmen. In der darauffolgenden Einzelsitzung kann der Therapeut diese Tabelle mit dem Patienten nachbesprechen auf der Basis der AB 7 ET, welches entsprechende Lösungsvorschläge enthält. Wenn es eine Bezugsperson gibt, welche auch bereits in der Therapie einbezogen wurde (vgl. Bezugsperson-Gespräch 1, Abschn. 5.2.7), kann der Patient natürlich gerne auch mit dieser über den Kiesler-Kreis informierten Person das Kommunikationslose-Spiel unter Nutzung des Materials M 5 ET (Sammlung der Kommunikationslose) durchführen. Für den weiteren therapeutischen Paarprozess ist es extrem wertvoll, wenn beide Partner eindeutig verbal kommunizieren können.

Übungen 9 zum SEW Schema

(Materialien: AB 8a ET, AB 8b ET)

Wichtig erscheint für die Einzeltherapie die Vermittlung des »Sag-endlich-was«(SEW)-Schemas. Da in der Einzeltherapie nicht die in Abschnitt 4.3, Sitzung 11 vorgeschlagene Demonstration erfolgen kann, die zwei Therapeuten erfordert, kann der Einzeltherapeut folgendes Beispiel zur praktischen Demonstration wählen, was hier praxisnah aus einer Stunde mit Frau Einsam wiedergegeben wird.

Therapeut: Liebe Frau Einsam, heute habe ich leider ein Problem. Gerade hat der Kindergarten angerufen. Ich soll meine Tochter so schnell wie möglich abholen, weil sie ganz plötzlich Fieber bekommen hat. Es ist mir wirklich sehr unangenehm, dass sich dieses Ereignis auf unsere wertvolle Therapiestunde auswirkt. Aber da meine Partnerin heute auf Dienstreise ist und auch sonst keine anderen Bezugspersonen verfügbar sind, möchte ich Sie ausnahmsweise bitten, dass wir uns heute nur kurz über das Wichtigste austauschen und diese Stunde dann sehr zeitnah – gerne auch schon morgen – wiederholen. Wäre das für Sie ausnahmsweise in Ordnung? Das wäre wirklich sehr nett von Ihnen.

Nach dem kleinen Rollenspiel fragt der Therapeut den Patienten, was ihm aufgefallen ist und in welcher Kiesler-Kreis-Position er seinen Therapeuten soeben wahrgenommen hat (v. a. freundlich-dominant, am Ende freundlich-unterwürfig). Es bietet sich auch an, eine zweite, ungünstigere Version vorzuspielen. Diese könnte z. B. folgendermaßen formuliert werden:

Therapeut: »Sorry, aber heute können wir keine Therapie machen – bei mir gibt es einen Notfall. Vielleicht morgen wieder!« *[Therapeut verlässt den Raum ohne auf eine Reaktion des Patienten zu warten.]*

Nach diesem kurzen Rollenspiel wird der Patient erneut motiviert zu berichten, was ihm aufgefallen ist, und in welcher Kiesler-Kreis-Position er jetzt seinen Therapeuten wahrgenommen hat (v. a. feindselig-dominant).

Anschließend wird dem Patienten das SEW-Schema erläutert, das einen Fokus auf die freundlich-dominante Kommunikation legt. *Wie* und *Was* muss kommuniziert werden? Hierbei soll der Patient unter Hilfestellung seines Therapeuten die Kriterien für S, E und W erarbeiten (vgl. auch AB 8a ET).

AB 8a ET

Kriterien des SEW-Schemas

Situation
- neutrale Beschreibung
- Ziel: dafür sorgen, dass der andere weiß, wovon ich rede

Emotion
- das durch die Situation ausgelöste Gefühl beschreiben
- Verwendung von ICH-Sätzen
- keine Unterstellungen oder Mutmaßungen äußern

Wunsch
- Wünsche und Bedürfnisse äußern durch die Verwendung von ICH-Sätzen
- Bei Unsicherheiten nachfragen (»Ist das in Ordnung für dich?«, »Kannst du mich verstehen?«, »Was denkst du darüber?«)

Wenn der Patient das Schema verstanden hat, kann in der Stunde begonnen werden, Lösungsmöglichkeiten für verschiedene Situationen nach dem SEW-Schema zu erarbeiten. Im Unterschied zur Gruppentherapie können Patienten in der Einzeltherapie schneller motiviert werden, das SEW-Schema auf persönliche Situationen anzuwenden, in denen es ihnen nicht gelungen ist, Wünsche und Bedürfnisse zu kommunizieren. Bei diesen Situationen kann der Einzeltherapeut dann entsprechend des SEW-Schemas mit dem Patienten Lösungen erarbeiten und im Rollenspiel einüben. Sollten dem Patienten keine Situationen einfallen, kann auf die Beispielszenarien zurückgegriffen werden.

Therapieaufgaben. Der Patient wird motiviert, bei den Beispielen von den Arbeitsblättern AB 8a ET und AB 8b ET (wenn noch nicht in der Therapie geschehen) das SEW-Schema anzuwenden. Zudem wird dem Patienten als Therapieaufgabe nahegelegt, in passenden sozialen Situationen entsprechend des SEW-Schemas zu versuchen, seine Bedürfnisse zu äußern.

AB 8a + b ET

5.2.5 Übungen aus dem Modul IV: Konflikttraining

Überblick. In diesem Modul sollen die bisher erarbeiteten Übungen kombiniert werden, um zwischenmenschliche Konflikte des Patienten zu lösen. Neben der Berücksichtigung der Lernziele aus den Themen nonverbale (Übungen Modul II) und verbale Kommunikation (Übungen Modul III), werden nun solche Situationen bearbeitet, die wahrscheinlich ausschlaggebend dafür waren und sind, dass der Patient sich in Psychotherapie begeben hat. Es geht um die relevanten interpersonellen Themenbereiche *negative Gefühle (v. a. Wut) äußern*, *sich abgrenzen* und *Nein sagen* *können.* Grundlage aller Übungen des Konflikttrainings beinhaltet das zuvor eingeführte SEW-Schema, da sich dieses insbesondere in Konfliktsituationen anwenden lässt. Hierfür enthalten die Übungen eine Reihe typischer Situationen zum Einüben in Rollenspielen. Anschließend wird dem Patienten ein sehr hilfreiches Werkzeug an die Hand gegeben, mit dem er auf strukturierte Weise eigene Situationen analysieren und Lösungen erarbeiten lernen soll, die sog. Situationsanalyse. Es handelt sich dabei um eine modifizierte, da verkürzte, Form der Situationsanalyse von James P. McCullough (2000), dem Begründer von CBASP (s. Kap. 1 sowie Brakemeier, 2017).

Lernziele und Übungen. Der Patient kann und soll in diesem Modul auf jeden Fall angeregt werden, eigene Situationen aus seinem persönlichen Umfeld einzubringen und einzuüben (nähere Informationen s. Abschn. 4.4).

Zu den allgemeinen Lernzielen dieser Übungen gehören zusammenfassend:

- Übungen 10: das SEW-Schema für Konflikte anwenden lernen
- Übungen 11: die Situationsanalyse kennenlernen und für die Bewältigung persönlicher interpersonell schwieriger Situationen anwenden können

Übungen 10: Anwendung das SEW-Schemas für Konflikte

(Materialien: AB 9 ET, AB 10 ET, AB 11 ET, AB 12 ET)

Gesunde und ungesunde Wut. Die Übungen zur »gesunden und ungesunden Wut« sowie das »4-Felder-Schema zu den Folgen von ungesunder Wut« können nahezu 1:1 aus dem Gruppenmanual auch in die Einzeltherapie umgesetzt werden (vgl. Abschn. 4.4, Sitzung 13). Statt Gruppendiskussionen erfolgen in der Einzeltherapie entsprechend Zweier-Diskussionen zwischen dem Patienten und seinem Therapeuten. In der Einzeltherapie kann allerdings intensiver der Zusammenhang zwischen ungesunder / problematischer Wut und den Prägungen bzw. Übertragungshypothesen des Patienten herausgearbeitet werden. So kann das Zeigen ungesunder / problematischer Wut durch den Therapeuten einerseits vor dem Hintergrund der Prägungen validiert werden, anderseits sollten die Konsequenzen dieser Wut herausgearbeitet und hinterfragt werden, ob der Patient diese Konsequenzen erreichen möchte oder nicht. Wenn dies nicht der Fall ist, können alternative Verhaltensweisen herausgearbeitet werden, um die Wut gesund zu zeigen.

Konflikte ansprechen durch das SEW-Schema. Ein geeignetes Schema dafür, Konflikte und negative Gefühle anzusprechen, kennt der Patient bereits: Das »Sag-endlich-was«-Schema. Es soll nun zunächst auf ein Beispiel-Szenario angewendet werden (vgl. Abschn. 4.4, Sitzung 14), wobei die Psychoedukation über die Ich- und Du-Botschaften integriert wird (s. Arbeitsblatt 10 ET). Anschließend können weitere Situationen eingeübt werden, am besten aus dem persönlichen Kontext des Patienten. Auch hier kann das Vorgehen aus der Gruppentherapie übernommen werden.

AB 10 ET

Selbstsicherheitstraining. Als Vorbereitung auf die verschiedenen Eskalationsstufen, die in dieser hier vorgeschlagenen Übung Inhalt des Konflikttrainings sind, kann das kurze, aber effektive Selbstsicherheitstraining aus der Gruppentherapie zum »Nein« sagen angewendet werden (vgl. Abschn. 4.4, Sitzung 15 Warm-Up)

Konflikttraining auf dem Kiesler-Kreis – »Coaching«-Übung. Auch diese Übung kann vom Gruppenmanual in die Einzeltherapie direkt übernommen werden (s. Abschn. 4.4, Sitzung 15), wobei der Therapeut statt eines zweiten Therapeuten den Patienten einbezieht: Der Therapeut führt also unter Anleitung des Patienten mehrere Rollenspiele durch. Er wird dabei von dem Patienten zu einer Konfliktlösung gecoacht. Dieses Vorgehen kann solange wiederholt werden, bis der Patient bestenfalls seinen Therapeuten von einer freundlich-dominanten über eine rein dominante zu einer feindselig-dominanten Kiesler-Kreis-Position gecoacht hat. Zum Abschluss wird das erarbeitete Vorgehen auf dem Kiesler-Kreis veranschaulicht (vgl. Abb. 4.12).

Therapieaufgaben zum Modul III. Für alle in diesem Modul thematisierten Strategien stehen Arbeitsblätter zur Verfügung. Mithilfe des Arbeitsblattes AB 9 ET »Wut äußern« kann der Patient eigenständig verschiedene Reaktionsmöglichkeiten zum Umgang mit Wut erarbeiten, diese dem Kiesler-Kreis zuordnen und zwei extreme Verhaltensweisen hinsichtlich der kurz- und langfristigen Konsequenzen analysieren. Zur Vertiefung des SEW-Schemas bei Konflikten kann Arbeitsblatt AB 11 ET verwendet werden. Die Eskalationsstufen für den Umgang mit Konflikten können anhand der vorgegebenen Konfliktszenarien auf Arbeitsblatt AB 12 ET trainiert werden. Darüber hinaus kann und sollte der Patient angeregt werden, eigene Konfliktszenarien in seinen Beziehungen zu analysieren und die vorgegebenen Strategien darauf anzuwenden. Diese können dann in der folgenden Therapiesitzung unter Nutzung von Rollenspielen mit dem Therapeuten eingeübt und korrigiert werden.

AB 9 ET

AB 11 ET

AB 12 ET

Fallbeispiel

Frau Instabil erzählt in der Einzeltherapie, dass ihr Vater sich bei ihr nach Jahren Kontaktabbruch gemeldet hätte. Er wolle sie treffen, um mit ihr über ihre wohl pflegebedürftige Oma zu sprechen. Sie denkt, dass er sie fragen wird, ob sie die Oma pflegen könne. Sie habe aber überhaupt keine Beziehung zu dieser Oma, die sich während ihrer Kindheit nie um sie gekümmert habe. Zudem habe sie ja auch endlich einen Job in einer KiTa gefunden und derzeit auch keine Zeit. Sie wolle sich zwar kurz mit ihm treffen, aber dem Vater klar sagen, dass sie die Oma nicht pflegen könne und wolle. In der Therapie wenden Frau Instabil und ihre Therapeutin die Eskalationsstufen an, indem sie drei Varianten durchspielen: Frau Instabil sagt ihrem Vater (1) freundlich-dominant, (2) dominant und (3) feindselig-dominant, dass sie die Oma nicht pflegen will und kann, wobei die Therapeutin die Schwierigkeit jeweils variiert (von leicht bis schwierig). Am Ende gelingt es Frau Instabil, auch in der feindselig-dominanten Variante nicht ungefiltert Wut zu zeigen, sondern klar, deutlich die Meinung zu sagen und danach die Situation zu beenden. In der folgenden Therapiestunde erzählt sie erleichtert, dass die rein dominante Variante gereicht hätte, da ihr Vater danach »eingeknickt« sei. Er habe ihr sogar zu ihrem neuen Job gratuliert und gemeint, dass er dann wahrscheinlich die Oma ins Heim bringen müsse. Sie habe geantwortet, dass sie die Oma gegebenenfalls einmal in der Woche besuchen würde, was sie sich auch wirklich vorstellen könne: »Immerhin ist es ja meine leibliche Oma, der ich sogar ähnlich sehe«.

Übungen 11: Durchführung von Situationsanalysen

(Materialien AB 13 ET, AB 14 ET)

Die einzelnen Komponenten der Situationsanalyse (SA) werden im Detail in Abschn. 4.4 (Sitzung 16) vorgestellt, weshalb an dieser Stelle ein praktisches Beispiel aus der Einzeltherapie erfolgt. Für eine Vertiefung der klassischen SA sei auf Brakemeier und Normann, 2012 (SA als stationäre und ambulante Gruppentherapie), Schramm et al., 2012 (SA als ambulante Gruppentherapie), Brakemeier und Jacobi, 2017 (SA als Video-Learning im Einzel- und Gruppensetting) sowie Brakemeier, 2017 (Umsetzung der SA zusammengefasst in einem Buchkapitel) verwiesen. Im Unterschied zur Originalversion nach McCullough ist der kognitive Anteil der SA, wie sie im KKT vorgeschlagen wird, geringer. In der Einzeltherapie kann selbstverständlich auch die Original-SA durchführt werden. Es bietet sich in jedem Fall an, die Erarbeitung der SA auch in der Einzeltherapie am Flipchart oder direkt auf einem Arbeitsblatt zu gestalten, sodass der Patient am Ende der Stunde seine Situationsanalyse als Foto vom Flipchart oder als ausgefülltes Arbeitsblatt mit nach Hause nehmen kann. Je nach Patient kann die Anleitung durch den Therapeuten mehr oder weniger aktiv gestaltet werden. Das Ziel sollte dabei sein, in jedem Fall die Sitzung mit Rollenspielen, der Take-Home-Message und der Frage nach der Generalisierung zu beenden und nicht vorher unterbrechen zu müssen. Dies kann in einigen Fällen dazu führen, dass der Therapeut recht freundlich-dominant den Patienten durch die Explorations- und Lösungsphase der Situationsanalyse führt. Das AB 13 ET sollte bei jeder Situationsanalyse genutzt werden.

AB 13 ET

Beispiel

Frau Instabil möchte während der Einzeltherapie unbedingt folgende sehr persönliche Situation bearbeiten (vgl. Kap. 1), die sie sich nicht traut, in der Gruppentherapie einzubringen:

Erhebungsphase	
(1) Situationsbeschreibung: Was ist passiert? (konkreter Anfangs- und Endpunkt, ohne Wertung, rein beschreibend wie in einer Filmszene)	Alex und ich tanzen auf einer privaten Party. Alex sagt zu mir: »Ich bin durstig und hol mir ein Bier. Willst du auch eins?« Ich antworte: »Nein, ich will mit dir tanzen.« Er sagt, dass er gleich wiederkomme und verlässt die Tanzfläche. Ich sehe, dass eine Frau ihn anspricht. Er lächelt und beide unterhalten sich. Dabei sind die Köpfe ganz nah. Als beide laut lachen springe ich dort hin, schreie Alex laut an: »Das war es mit uns, du Arsch!« und laufe aus der Wohnung.

Erhebungsphase	
(2) Kopfkino: Welcher Gedanke führte zu dem oben beschriebenen Verhalten?	»Das war ja klar. Das Arschloch betrügt mich: Alle Männer nutzen mich nur aus!«
(3) Verhalten: Wie lässt sich das Verhalten auf dem Kiesler-Kreis beschreiben?	feindselig-dominant
(4) Tatsächliches Ergebnis (TE): Wie ist die Situation ausgegangen? Was war die Konsequenz? Wie haben Sie sich gefühlt?	Ich schreie Alex laut an: »Das war es mit uns, du Arsch!« und laufe aus der Wohnung. Ich bin heimgerannt, hab geheult und mich geritzt. Ich habe drei Tage lang auf keinen Anruf von ihm reagiert und mich total zurückgezogen.
(5) Erwünschtes Ergebnis (EE): Wie hätten Sie sich anders verhalten wollen und können? (konkretes Verhalten)	Ich nutze meinen Igelball zum herunterskillen, gehe zu Alex und sage ruhig: »Hey Alex, du wolltest dir doch nur ein Bier holen. Hör bitte auf, mit den Frauen zu flirten.«
(6) Vergleich TE und EE: Haben Sie erreicht, was Sie wollten? Warum nicht?	Nein, ich bin wie so oft ausgeflippt und hab den Angriffsmodus angeschaltet.
Lösungsphase	
(1) Revision: Welcher Gedanke ist hilfreich(er), um das erwünschte Ergebnis zu erreichen?	»Er unterhält sich ja lediglich mit der Tussi. Vielleicht kennt er sie von früher.«
(2) Verhalten: Welche Kiesler-Kreis-Position passt am besten zum EE?	freundlich-dominant bis dominant
(3) Rollenspiele	Erproben des neuen EE durch verschiedene Varianten mit Nutzung von Shaping (Verhaltensformung); während der Rollenspiele verändert Frau Instabil ihren zweiten Satz in: »Wer bist du denn? Ich bin Dörthe, die Freundin von Alex!«
(4) Neues Gefühl: Vergleichen Sie TE und EE. Welchen Unterschied macht es, ob Sie sich (TE) oder (EE) verhalten?	Vermutlich wäre der Abend nicht so ein Desaster geworden und wir hätten uns nicht getrennt. Vielleicht hätte ich die Tussi ganz in Ordnung gefunden, die sah nämlich auch okay aus. Vielleicht hätten wir nach der Party mal in Ruhe über sein Flirt-Verhalten und meine Eifersucht sprechen können, was für unsere Beziehung super wäre.
(5) Generalisierung: Was nehmen Sie mit? Kennen Sie so etwas auch aus anderen Situationen? Wie würden Sie sich jetzt in diesen Situationen verhalten?	Na klar, Angriff ist für mich oft die beste Verteidigung. Aber daran arbeite ich ja, auch mit diesem ganzen Gedöns (meint die Skills). Durch den Angriff stoße ich alle von mir weg, das will ich ja nicht! Ich versuche jetzt, netter zu sein und meine schnell aufsteigende kochende Wut nicht so ungefiltert raus zu lassen, v. a. nicht bei Menschen, die mir wichtig sind.

An dieser Stelle möchten wir lediglich auf die Besonderheiten der Durchführung der SA in der KKT Einzeltherapie im Vergleich zur Gruppe hinweisen.

- **Fünfter Schritt der Explorationsphase: Erwünschtes Ergebnis (EE).** Wenn dem Patienten nicht direkt ein realistisches und in ihm verankertes EE einfällt, kann er ermutigt werden, erstmal durch »lautes Denken« verschiedene Varianten für das EE zu überlegen, wobei dann auch der Therapeut Vorschläge einbringen kann. Um noch einmal die Flexibilität auf dem Kiesler-Kreis zu betonen, kann der Patient alternativ auch versuchen, zu jeder KK-Position ein EE zu finden. Dadurch wird ihm aufgezeigt, wie viele unterschiedliche Möglichkeiten des Handelns zur Verfügung stehen. Der Patient sollte abschließend natürlich auswählen, welches Verhalten für ihn am realistischsten ist. In allen Varianten geht es darum, ein Verhalten zu finden, das in ihm selbst verankert ist.
- **Erster Schritt der Lösungsphase: Revision.** In diesem Schritt geht es um die Umformulierung des in der Explorationsphase unter (2) herausgearbeiteten Gedanken. Hierbei wird lediglich erörtert, ob der Gedanke hilfreich für das neue, erwünschte Ergebnis ist oder nicht. Nicht hilfreiche Gedanken enthalten häufig kognitive Fehler und hängen mit den Prägungen zusammen. In diesem Fall bietet es sich in der Einzeltherapie an, diesen Zusammenhang herauszuarbeiten und sich so viel Zeit zu nehmen, dass der Patient selbst den Zusammenhang zu seinen Prägungen erkennt. Anschließend kann der Therapeut diesen Gedanken vor dem Hintergrund der Prägung validieren und gleichzeitig seine heutige Funktionalität hinterfragen (»Genau, dieser Gedanke hängt also mit der Prägung Ihres Vaters zusammen. Daher ist es sehr nachvollziehbar und menschlich, dass dieser Gedanke auch in dieser Situation auftaucht. Aber lassen Sie uns gemeinsam schauen: Was ist in dieser Situation hilfreich, um zu Ihrem neuen EE zu kommen – nämlich zu Alex zu gehen und ihm im ruhigen Ton zu sagen: »Hey Alex, du wolltest dir doch nur ein Bier holen. Hör bitte auf mit den Frauen zu flirten.«)

Situationsanalysen-Training. Wir empfehlen mindestens zwei weitere Sitzungen für ein SA-Training zu nutzen. Das Vorgehen entspricht dem Ablauf der vorangegangenen Sitzung, wobei die Durchführung einer SA immer auf dem Flipchart oder einem Arbeitsblatt begleitet werden sollte. Zudem sollte der Patient motiviert werden, auch zwischen den Sitzungen SAs als Therapieaufgaben zu schreiben und in die Einzeltherapie mitzubringen, wofür das Arbeitsblatt AB 13 ET genutzt werden kann.

AB 13 ET

Variante Zukunfts-Situationsanalyse. Die Zukunfts-Situationsanalyse stellt eine besonders hilfreiche Variante der SA dar, da hier schwierige zukünftige interpersonelle Situationen vorbereitet werden. Das Vorgehen entspricht in vielen Aspekten der SA, allerdings wird die Reihenfolge der Schritte geändert, da nach dem kurzen Umschreiben, wie die zukünftige Situation wahrscheinlich verlaufen wird (z. B. Situation von Frau Einsam »Gespräch mit meinem Mann beim Abendessen«), direkt das erwünschte Ergebnis formuliert wird (z. B. »Ich möchte ihm sagen, dass ich mal wieder mit ihm ins Kino gehen möchte«). Danach überlegt sich der Patient – in unserem Fall Frau Einsam –, welche hilfreichen Interpretationen sie zu ihrem Ziel bringen (z. B. »Ich will nicht mehr so kalt nebeneinander her leben«, »Vor 20 Jahren waren wir das letzte Mal im Kino und da fand er es glaub ich gut«, »Ich möchte so gern mal wieder ausgehen und ins Kino gehen«) und durch welches Verhalten sie das Ziel erreichen wird (z. B. Mann anschauen, ihn auch anlächeln, laut und klar sprechen, Kiesler-Kreis: freundlich dominant). Abschließend soll in Rollenspielen die Situation geübt werden.

Das Arbeitsblatt AB 14 ET gibt das Schema für die Zukunfts-Situationsanalyse wieder. AB 14 ET

Die sog. innere Situationsanalyse stellen wir in diesem Buch nicht vor, da sie sich primär auf intrapersonelle Probleme bezieht (vgl. Brakemeier & Normann, 2012; Brakemeier, 2017).

Ja und Nein sagen. Letztlich beinhaltet das Gruppenmanual noch wertvolle Übungen zum Ja und Nein sagen, welche auch in die Einzeltherapie integriert werden können. Wenn es für den Patienten ein Problem darstellt, sich durch Nein sagen abzugrenzen, kann er mit Hilfe vom Arbeitsblatt AB 15 ET angeregt werden, anhand einer konkreten Situation aus seinem Alltag die kurz- und langfristigen Konsequenzen des Ja und Nein Sagens gemeinsam mit dem Therapeuten zu erarbeiten. AB 15 ET

Therapieaufgabe. Als Therapieaufgabe kann der Patient auf die Rückseite des Arbeitsblattes AB 14 ET verwiesen werden. Dieses enthält Beispielszenarien, die zum Üben von Nein sagen genutzt werden können. Sofern der Patient das Thema wichtig findet, kann auch eine weitere Sitzung zum Thema Nein sagen verwendet werden. Die Szenarien können dann nicht nur theoretisch eingeübt, sondern in Kombination mit Rollenspielen trainiert werden. Beim Thema Ja und Nein sagen kann der Patient angeregt werden, bis zur nächsten Sitzung gezielt nach einer Möglichkeit zu suchen, in der er Nein sagen könne. »Was nehmen Sie sich dabei vor? Worauf wollen Sie achten?« In dem Zusammenhang kann es sich auch lohnen, gezielt die Reaktionen des Gegenübers zu beobachten, sofern man eine negative Konsequenz (Ablehnung, Gegenwehr, Rückzug des anderen) erwartet. Dies entspricht einer Realitätsprüfung, die gleichzeitig vermutlich eine korrigierende Beziehungserfahrung darstellt und bei den folgenden Übungen aus dem Modul V (Empathie und korrigierende Beziehungserfahrungen) sehr wichtig wird.

5.2.6 Übungen aus dem Modul V: Empathie und korrigierende Beziehungserfahrungen

Überblick. Unter dem Begriff Empathie versteht man die Fähigkeit und Bereitschaft eines Menschen, die Gefühle, Gedanken, Absichten, Motive und Persönlichkeitseigenschaften einer anderen Person zu erkennen und zu verstehen. Dabei kann man die kognitive Empathie, das Wissen um das Fühlen des anderen (vergleichbar mit der Theory of Mind), von der emotionalen Empathie, die Fähigkeit, mit einer anderen Person mitzuempfinden, unterscheiden. In Abschnitt 4.5 finden sich weitere Informationen zum Konstrukt Empathie. Ohne Zweifel ist die Verbesserung der Empathie für Patienten mit interpersonellen Problemen wertvoll und rundet die vorherigen

Übungen ab. Zudem werden im Folgenden Übungen vorgeschlagen, welche im letzten Abschnitt einer Einzeltherapie als Therapierückblick sowie einer interpersonellen Rückfallprophylaxe eingesetzt werden können.

Lernziele und Übungen. Als Lernziele der entsprechenden Übungen können folgende genannt werden

- Übungen 12: Übernahme der Perspektive eines anderen durch Empathietraining
- Übungen 13: Reflexion der interpersonellen Diskriminationsübungen
- Übungen 14: Revision der Prägungen und Übertragungshypothesen und Reflexion der korrigierende Beziehungserfahrungen

Übungen 12: Empathietraining

(Materialien: AB 16 ET)

Zur Einleitung des Themas Empathie bietet es sich an, Situationsanalysen (z. B. in Form von Therapieaufgaben) des Patienten hinsichtlich möglicher Empathiedefizite des Patienten zu reflektieren. Diese werden v. a. bei der Revision der Interpretationen deutlich. Um erneut das Fallbeispiel der SA von Frau Instabil heranzuziehen, leitet die Therapeutin diese Übung wie folgt ein.

Therapeut:	Bei der SA mit Ihrem Freund Alex haben wir ja erkannt, dass Sie voreilig dachten, er will Sie auch nur betrügen. Im Nachhinein haben Sie erfahren, dass er Melanie von seiner Ausbildung kannte und sich lediglich nett mit ihr unterhalten hat. Wie erklären Sie sich heute Ihre Reaktion?
Frau Instabil:	Na ja, da ist der Wut Modus bei mir sofort hochgefahren und ich bin ausgetickt.
Therapeut:	Ja, genau. Haben Sie Alex genau beobachtet in der Situation?
Frau Instabil:	Ne, eigentlich nicht. Ich habe ihn nur lachen sehen und mir sofort ausgemalt, dass die beiden gleich knutschen.
Therapeut:	Ja, wie gesagt – nachvollziehbar aufgrund Ihrer Prägungen. Aber heute wollen wir uns dem Thema Empathie widmen, was bedeutet, den anderen genau lesen lernen und sich in ihn einfühlen. Haben Sie darauf Lust?
Frau Instabil:	Na ja, ich fürchte, das Thema ist für mich total wichtig! Also schießen Sie los.

Empathietraining: Paul und Paula. Perspektivübernahme ist eine wichtige Fähigkeit für empathisches Verhalten. Auch in der Einzeltherapie bietet es sich an, eine Bildergeschichte, die Geschichte von »Paul und Paula« (nach Brakemeier & Normann, 2012) zu nutzen, um den Patienten für dieses Thema zu sensibilisieren (vgl. Arbeitsblatt AB 16 ET).

AB 16 ET

Das Ziel des Empathietrainings besteht darin, dass der Patient lernt, sich in die dargestellten Personen einzufühlen und deren Verhalten anhand verschiedener Hinweisreize (z. B. Körperhaltung, Mimik) zu »lesen«. Hierzu soll er auch den Kiesler-Kreis nutzen, um die Interaktion zwischen Paul und Paula anhand der Zugkräfte zu erklären. Er soll also erkennen lernen, ob die Personen durch ihr Verhalten Nähe oder Distanz aufbauen bzw. offen oder verschlossen handeln. Das Prozedere folgt dem der Gruppentherapie, sodass die einzelnen Schritte im Abschnitt 4.5, Sitzung 20 nachgelesen werden mögen. Beim Schritt 4 können der Patient und sein Therapeut die Rollen von Paul und Paula übernehmen und die Situation mit jeweils empathischen Verhaltensweisen nachspielen, wobei auch ein Rollentausch erfolgen kann.

Abschließend kann der Therapeut mit seinem Patienten die Frage diskutieren, ob er Situationen wie die von Paul und Paula auch aus seinen sozialen Beziehungen kennt und wenn ja, woran er arbeiten könne, um Eskalationen zu verhindern und stattdessen mehr Empathie für den anderen zu zeigen.

Übungen 13: Mein Fazit bzgl. der interpersonellen Veränderungen
(Materialien: AB 17 ET)
Diese Übungen verstehen sich als Teil eines Therapierückblicks und ermöglichen eine Reflexion der interpersonellen Lernerfahrungen. Dabei gilt es zu beachten, dass sie keine ausführliche Rückfallprophylaxe ersetzen (s. dazu z. B. Bohnacker & Brakemeier, 2017). Anstelle der Übung »Warmer Rücken« (vgl. Abschn. 4.5, Sitzung 22) kann in der Einzeltherapie ein ausführlicher Rückblick entweder als Imagination oder im Dialog erfolgen. Bei einer Imagination kann die Anleitung wie folgt sein:

»Lehnen Sie sich einen Moment lang angenehm und entspannt in Ihrem Stuhl zurück. *[Pause]* Versuchen Sie sich zu erinnern, wie Sie vor ca. X Monaten *[anpassen]* hier zu mir zum Erstgespräch erschienen sind. Wie ging es Ihnen damals? Was hat Sie bewogen, mich aufzusuchen? Welche Erwartungen hatten Sie im Vorfeld? Welche Befürchtungen? Welche Ängste? *[Pause]* Wie war der erste Eindruck von mir? Wie habe ich auf Sie gewirkt? Gehen Sie nun gedanklich wichtige Etappen unserer Therapie durch. Wie wir uns zunächst mit dem Kennenlernen des Kiesler-Kreises beschäftigt haben. Erinnern Sie sich an die erste Stunde, als wir X *[Bezugsperson]* einbezogen haben. Wie wir dann erst nonverbal, dann verbal auf alle Positionen des Kiesler-Kreises eingegangen sind. Wie wir dann geübt haben, das SEW-Schema anzuwenden, damit Sie lernen, Bedürfnisse auszusprechen und schließlich auch Konflikte zu lösen. Wie wir hier erneut X einbezogen haben. Und wie wir schließlich trainiert haben, die Perspektive des anderen einzunehmen und empathisch mit unserem Gegenüber zu sein. Welche Eindrücke haben Sie im Verlauf unserer Therapie gewonnen? Was ist aus Ihren Ängsten geworden? Mit welchem Gefühl sind Sie heute zum vorletzten Mal zu mir gekommen? *[Pause]* Nehmen Sie sich einen Augenblick Zeit, über Ihre eigenen Veränderungen zu reflektieren. Haben Sie Ihr erwünschtes Ergebnis, Ihre persönlichen Ziele, erreicht? Haben Sie Ihre Übertragungshypothesen überprüfen, vielleicht sogar revidieren können? *[Pause]* Erzählen Sie mir sehr gerne jetzt von Ihren Gedanken. Dann werde ich Ihnen auch von meinen bezüglich unserer Therapie berichten.«

Auf dem Arbeitsblatt AB 17 ET sind diese und weitere Fragen zusammengetragen. Es bietet sich an, dass der Patient das erste und zweite Arbeitsblatt (AB 1 ET und AB 2 ET) hinzunimmt, auf dem er seine Prägungen, Übertragungshypothesen und Therapieziele sowie interpersonelle Diskriminationsübungen am Anfang der Thera- AB 17 ET

AB 1 + 2 ET

pie aufgeschrieben hat. Während der Einzeltherapie sollten bestenfalls diese alten Prägungen durch neue Beziehungserfahrungen korrigiert bzw. überschrieben worden sein. Anbei folgt ein Ausschnitt des ausgefüllten Arbeitsblattes von Frau Einsam.

Fallbeispiel

Fallbeispiel Frau Einsam

Meine alten und neuen Prägungen (vgl. Arbeitsblatt AB 1 ET)
Alte Prägung meines Onkels: *Ich bin langweilig und dumm. Keiner mag mich.*
Neue Prägung: *Anscheinend bin ich doch nicht so langweilig und dumm. Manche Menschen (wie mein Therapeut, mein Mann und eine neue Freundin vom VHS Kurs) verbringen doch sehr gerne Zeit mit mir.*

Meine wichtigste Übertragungshypothese – Ist diese eingetreten? (vgl. AB 1 ET)
Übertragungshypothese: *Wenn ich mich zeige, wie ich wirklich bin, werde ich abgelehnt.*
Ist diese eingetreten?
Nein, denn mein Therapeut hat mich nicht abgelehnt, obwohl ich mich versucht hab so zu zeigen, wie ich wirklich bin (mit all meinen Ängsten und Schwächen).

Habe ich interpersonelle Diskriminationsübungen durchgeführt?

- Wenn ja, in welchen Situationen?
- Was ist dabei herausgekommen?
- Welche Gefühle habe ich jeweils am Ende notiert?

Oh ja, in einigen Situationen (z. B. als ich beim VHS-Kurs das erste Mal war, als ich meinem Therapeuten das erste Mal von meinen Ängsten, zu sterben, erzählt habe, als ich meinem Mann gesagt habe, dass ich so kalt nicht mit ihm weiterleben möchte etc.).

Entscheidende Unterschiede zwischen den heutigen Personen und meinen Bezugspersonen?
V. a. hat keiner so kalt und abweisend reagiert wie mein Onkel.
Ich fühle: Erleichterung, komisches Gefühl, Unglaube, Misstrauen, Freude, Glück.

Zudem dienen folgende Fragen der Rückfallprophylaxe und sollten daher in der Einzeltherapie ausführlich besprochen werden:

- Welche Schwierigkeiten im zwischenmenschlichen Bereich könnten in Zukunft bei mir auftreten? Wie könnte ich diesen Schwierigkeiten ganz konkret begegnen?
- Woran möchte ich in Zukunft weiterarbeiten? Was nehme ich mir vor? Welche Hilfe und Unterstützung benötige ich ggf., um meine begonnene Arbeit gut weiterzuführen?

In der Einzeltherapie kann abgesehen von der Routine-Diagnostik unter Einbezug interpersoneller Instrumente (vgl. auch Kap. 7), welche selbstverständlich mit dem Patienten transparent besprochen werden sollten, abschließend erneut der IMI wechselseitig ausgefüllt werden. Meist zeigen sich deutliche Veränderungen der beiden »Spinnennetze«, wie auch im Fallbeispiel von Frau Instabil und ihrer Therapeutin

(s. Abb. 5.2b). Derartige Veränderungen zu sehen, ist für Patienten meist viel eindrucksvoller als die Mitteilung: »Ihr Hamilton Gesamtscore hat sich um 14 Punkte verringert und Ihr BDI Gesamtcore um 12.«

a)

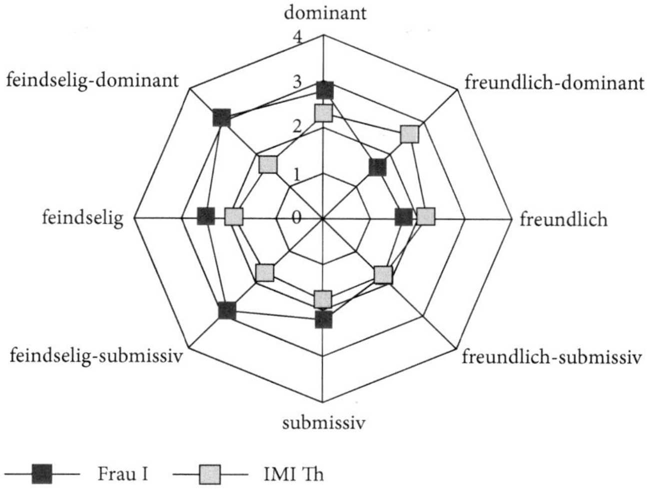

b)

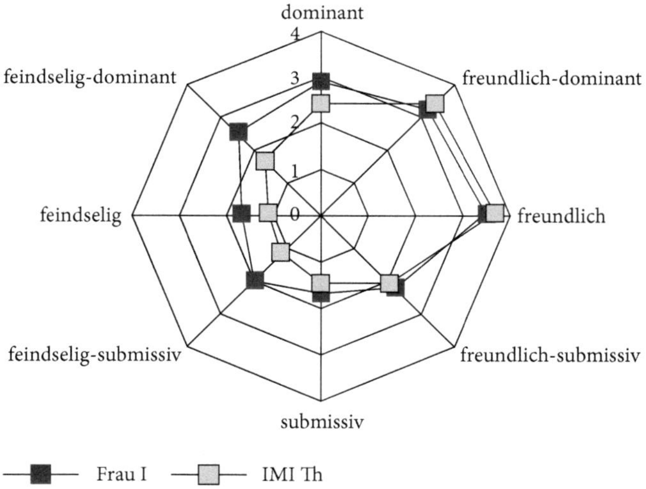

Abbildung 5.2 IMI Auswertung (Kiesler et al., 1997; deutsche Übersetzung IMI; Caspar, 2016): Ergebnisse der Einschätzung der Therapeutin über Frau Instabil (schwarze Linie) und von Frau Instabil über ihre Therapeutin (graue Linie) bezogen auf die Dimensionen des Kiesler-Kreis zu Beginn (5.2a) und am Ende (5.2b) der Einzeltherapie

Wie auch in anderen Psychotherapien bietet es sich in dieser interpersonellen Einzeltherapie ganz besonders an, Booster-Sitzungen zu planen, sodass die therapeutische

Beziehung nicht abrupt beendet werden muss. Nach 6 und 12 Monaten können beispielsweise Booster-Sitzungen stattfinden, in denen reflektiert werden kann, ob das in der Therapie Erreichte zur langfristigen Stabilität geführt hat oder ob weiterer Bedarf an Unterstützung besteht.

5.2.7 Bezugspersonen Gespräche: Reflexion und Bearbeitung

Bezugspersonen Gespräch 1

Den Einbezug von Bezugspersonen in jegliche Psychotherapie und insbesondere in Psychotherapien, in denen es um interpersonelle Probleme geht, empfehlen wir wegen folgender Gründe:

- Wichtig- und Ernstnehmen des Lebensumfeldes des Patienten
- objektive und subjektive Diagnostik der »Paardynamik«
- Informationsvermittlung / Psychoedukation für die Bezugsperson
- Bearbeitung, Unterstützung, Hilfe zur Verbesserung der Beziehung bzw. ggf. auch im späteren Stadium der Auflösung von Beziehungen
- Vermeidung der Therapie im Elfenbeinturm bzw. Gefahr der Abhängigkeit vom Therapeuten

Zur Vorbereitung des ersten Gespräches mit der Bezugsperson ist es sehr hilfreich, wenn beide den IMI zuvor übereinander ausfüllen, sodass dieser in der Stunde besprochen werden kann. Folgende Struktur empfiehlt sich:

(1) Begrüßung mit Erfragen der jeweiligen Wünsche und Ziele für das Gespräch, welche mit dem Patienten zuvor besprochen wurden
(2) Ggf. zunächst Beantwortung der Fragen und Anliegen der Bezugsperson (Informationsvermittlung und Psychoedukation)
(3) Erläuterung des Kiesler-Kreises (möglichst) durch den Patienten für seine Bezugsperson
(4) Reflexion der Beziehung anhand der IMI-Auswertungen
(5) Reflexion, ob und wie sich das Paar bzgl. der Kiesler-Kreis-Profile verändern möchte, was möglichst in Festlegung von Zielen der Veränderung mündet

Im Folgenden werden Schritt 3 bis 5 anhand des Fallbeispiels von Frau Einsam und ihrem Mann beschrieben.

Fallbeispiel

Nachdem Frau Einsam ihrem Mann den Kiesler-Kreis erläutert hat, zeigt der Therapeut beiden die Auswertung (Abb. 5.3a, s. u.). Beide sind zunächst überrascht, wie feindselig sie einander wahrnehmen. Der Therapeut betont, dass statt feindselig der Begriff »Distanz« besser passt und fragt, ob sie in der Beziehung Distanz wahrnehmen, was beide bejahen. Sie würden z. B. seit Jahren in getrennten Zimmern schlafen und sich generell durch einen verschobenen Arbeits- und

Biorhythmus selten begegnen (Herr Einsam hat oft als Pfleger Frühschicht oder Nachtdienst und Frau Einsam arbeitet in ihrem Blumenladen zu regelmäßigen Arbeitszeiten). Da sich Herr Einsam auch wundert, dass er einen relativ hohen Wert bei feindselig-dominant hat und Frau Einsam bei feindselig-unterwürfig, fragt der Therapeut nach Beispielen aus dem Paaralltag, in denen Herr Einsam beispielsweise wütend ist und sich Frau Einsam zurückzieht. Daraufhin fallen beiden viele derartige Situationen ein. Beispielsweise erzählen Sie, dass es jedes Mal bei der Urlaubsplanung zu Konflikten kommt, weil Herr Einsam bestimmen würde, wohin sie fahren (jedes Mal in die Berge) und Frau Einsam sich enttäuscht zurückzieht, weil sie lieber ans Meer fahren möchte. Herr Einsam zeigt sich in der Stunde überrascht, da er gar nicht wisse, dass seine Frau lieber ans Meer fahre, da sie ihm dies nicht klar sage. Sie habe nur so oft schlechte Laune und ziehe sich in ihr Zimmer zurück, was ihn wütend mache, da er sich ja um alles kümmere. An diesem Beispiel kann der Therapeut sehr gut die Zugkräfte des Kiesler-Kreis bezüglich der Dimensionen feindselig-dominant und feindselig-unterwürfig erläutern, was beide verstehen. Sie nehmen sich vor, diesen Teufelskreis zu durchbrechen, indem Frau Einsam versucht, klarer ihre Wünsche und Bedürfnisse zu kommunizieren und Herr Einsam geduldiger nachfragt und nicht alles sofort entscheidet. Zudem wollen beide versuchen, wieder mehr Nähe herzustellen, indem sie trotz verschiedener Arbeitszeiten bewusst gemeinsame Zeit im Alltag einplanen wollen.

Bezugspersonen Gespräche 2 und 3

Bei einem zweiten und ggf. auch dritten Gespräch mit der Bezugsperson erscheinen folgende Möglichkeiten sinnvoll:

- Aufgreifen des ersten bzw. vorherigen Gesprächs und den dort vereinbarten Zielen: Was hat sich seit dem Gespräch bzgl. der Paardynamik ergeben? Wurden die Ziele erreicht?
- Erläuterung des SEW-Schemas (und ggf. auch der Situationsanalyse) (möglichst) durch den Patienten für seine Bezugsperson
- Fokus auf Bedürfnisse und / oder Konflikte: Anhand von schwierigen persönlichen Situationen des Paares können die zuvor erarbeiteten Strategien angewendet werden (insb. das SEW-Schema als Kommunikationstraining)
- Vereinbarung von Zielen bis zur nächsten gemeinsamen Sitzung

Im Folgenden erfolgt eine kurze Beschreibung des zweiten Bezugspersonengesprächs von Frau Einsam und ihrem Mann.

Fallbeispiel

Bei der Reflexion, ob beide Ihre Ziele erreicht haben, können Teilerfolge festgestellt werden: Frau Einsam habe ein paar Mal versucht, klarer ihre Wünsche und Bedürfnisse zu kommunizieren. So hätten beide tatsächlich für die nächsten Ferien einen Meerurlaub geplant. Herr Einsam erzählt, dass er sich auf diesen Urlaub jetzt auch freue – v. a. weil es dort am Meer auch direkt Berge geben würde. Schwierig sei es jedoch weiter, im Alltag mehr Zeit miteinander zu verbringen, da die Arbeitszeiten einfach so unterschiedlich seien, woran man nichts ändern könne. Frau Einsam bestätigt das. Daher wird Frau Einsam gebeten, ihrem Mann das SEW-Schema kurz zu erläutern. Beide werden anschließend instruiert, gemäß des SEW-Schemas Bedürfnisse bzw. Wünsche an den anderen zu formulieren. Nach Coaching durch den Therapeuten gelingt es beiden. Herr Einsam sagt beispielsweise: »Wir essen fast nie mehr gemeinsam zu Abend. Jeder stopft meist ungesundes Fast-Food-Essen in sich hinein (= Situation). Ich merke, dass mich das frustriert, weil wir doch früher gerne zusammen gekocht und gegessen haben; außerdem werden wir beide immer dicker (= Emotion). Ich würde so gern mit dir öfters gemeinsam gesund kochen und essen. Kannst du an den Tagen, an denen ich Frühschicht habe, nicht früher aus dem Laden kommen? Ich würde dann auch versuchen, fürs Kochen einzukaufen (= Wunsch).« Frau Einsam freut sich über diesen Wunsch und überlegt, wie sie es schafft, an den Tagen den Blumenladen eher zu verlassen. Sie will ihre Aushilfe fragen, ob diese dann für die letzte Stunde den Laden übernehmen könne.

Bezugspersonen Gespräch 4

Bei einem vierten und womöglich letzten Gespräch mit der Bezugsperson erscheinen folgende Strategien sinnvoll:

- Aufgreifen des letzten Gesprächs und den dort vereinbarten Zielen: Was hat sich seit dem Gespräch bzgl. der Paardynamik ergeben? Wurden die dort vereinbarten Ziele erreicht?
- Fokus auf individuelle Anliegen / Probleme: Anhand der individuellen weiteren Anliegen bzw. Probleme des Paares (z. B. Konflikte) können entsprechende Strategien (z. B. erneut SEW-Schema) eingesetzt werden.
- Zum Abschluss der Paar-Gespräche bietet es sich an, dass beide Partner die IMIs erneut vor dem Gespräch übereinander ausfüllen und die Auswertung in der Stunde bzgl. Veränderungen und Zielerreichung besprochen wird. In der Abbildung 5.3b ist die Veränderung von Frau Einsam und ihrem Mann vom ersten Gespräch bis zum vierten und letzten abgebildet.
- Ausblick: Ein Ausblick, wie sich beide die Paarbeziehung in einem, fünf, zehn (in Abhängigkeit des Alters ergänzen) Jahren vorstellen, kann diese Sitzung abrunden.

a)

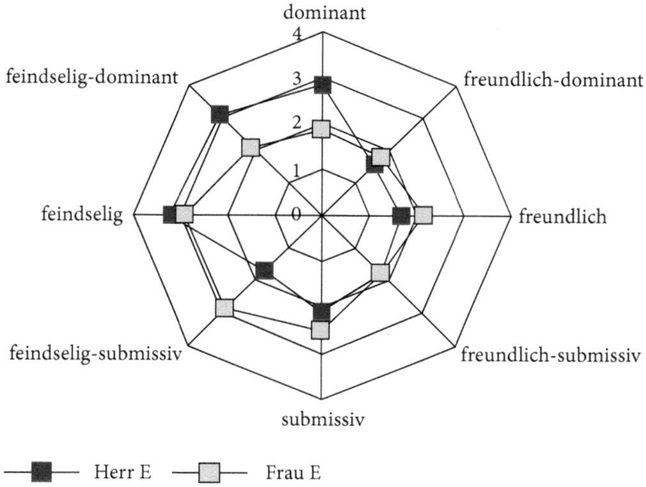

b)

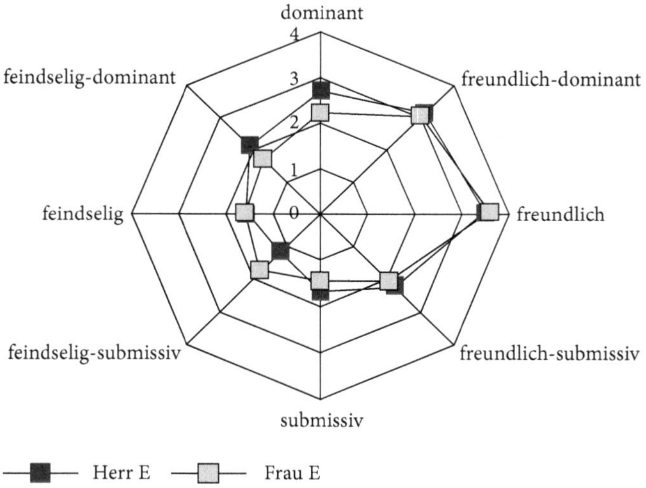

Abbildung 5.3 IMI Auswertung (Kiesler et al., 1997; deutsche Übersetzung IMI; Caspar, 2016): Ergebnisse der Einschätzung von Frau Einsam über Ihren Mann (schwarze Linie) und von Herrn Einsam über seine Frau (graue Linie) bezogen auf die Dimensionen des Kiesler-Kreis beim ersten Paargespräch (5.3a) und beim letzten (5.3b)

Fallbeispiel

Die IMI Auswertungen spiegeln eindrucksvoll wider, dass bei dem Ehepaar Einsam wieder mehr Nähe entstanden ist. Auch konnten sie tatsächlich ihren Teufelskreis – feindselig-dominantes Verhalten triggert feindselig-unterwürfiges und vice versa – auflösen. Sie berichten, dass sie vom Kiesler-Kreis sehr profitierten, der nun auch in ihrer Küche hänge. So könnten sie sich in schwierigen Situationen immer wieder spiegeln, wo sie den anderen gerade wahrnehmen würden. Zudem erzählt Herr Einsam, dass sie nun tatsächlich öfters gemeinsam kochen und ausgehen. Er habe auf der Arbeit durchgesetzt, dass er etwas weniger Nachtdienste mache und seine Frau ließe sich häufiger im Blumenladen vertreten, damit beide mehr gemeinsame Zeit verbringen. Etwas verschmitzt berichtet Frau Einsam, dass sie nicht mehr jede Nacht getrennt schlafen würden. So freuten sie sich nun sehr auf den gemeinsamen Meerurlaub mit Bergen.

6 Umgang mit schwierigen Therapiesituationen im Rahmen des Kiesler-Kreis-Trainings

Die psychotherapeutische Arbeit mit Patienten, die Störungen auf der Beziehungsebene aufweisen, ist oftmals herausfordernd, da sich die interpersonellen Probleme des Patienten natürlich auch im Therapieraum abbilden. Die meisten interpersonellen Situationen können Therapeuten mit Hilfe ihres Methoden-Repertoires und/oder ihrer therapeutischen Erfahrung gut meistern. Erfahrene Therapeuten wie auch Novizen sind jedoch immer wieder mit Therapiesituationen konfrontiert, in denen sie spontan nicht sofort weiterwissen.

Schwierige Interaktionssituationen. Nach Sachse (2004) sind schwierige Interaktionssituationen solche Phasen im Prozess der Psychotherapie, in denen das Verhalten des Patienten eine kurzfristige Krise erzeugt, auf die der Therapeut zeitnah reagieren muss, wenn er eine Gefährdung der therapeutischen Beziehung verhindern will. Schwierige Interaktionssituationen sind daher durch folgende Anforderungen gekennzeichnet: Therapeuten müssen meist direkt reagieren, können also nicht lange analysieren und nachdenken, wobei sie nicht sofort eine Methode aus ihrem üblichen Repertoire anwenden können, sodass sie unter Handlungsdruck geraten und Sorge haben, die Krise zu verschlimmern oder sogar einen Abbruch der therapeutischen Beziehung zu verursachen. Aus diesen Gründen erscheint es uns wichtig, Therapeuten gut auf derartige Situationen vorzubereiten – insbesondere dann, wenn die »Eintrittskarte« in die Psychotherapie interpersonelle Probleme sind.

Interpersoneller Teufelskreis. Sullivan (1953), Kiesler (z. B. 1996) und andere Vertreter der Interpersonalen Theorie sehen in interpersonell schwierigen Therapiesituationen generell eine Chance, dem Patienten dabei zu helfen, seinen unbewussten Kreislauf aus sich gegenseitig verstärkenden Verhaltensweisen zu durchbrechen. Sie fokussieren dabei auf die Rolle des Therapeuten, da der Patient im Verlauf der Therapie mit hoher Wahrscheinlichkeit die gleichen problematischen Reaktionen seinem Therapeuten gegenüber zeigt, die auch außerhalb des therapeutischen Kontextes zu interpersonellen Problemen führen. Dies passiert in der Regel dadurch, dass der Patient frühere Erfahrungen in zwischenmenschlichen Beziehungen (vgl. Prägungen, Kap. 1 und 3) auf den Therapeuten bzw. in der Gruppe auf andere Gruppenmitglieder projiziert (vgl. Übertragungen, Kap. 1 und 3). Frau Panzer beispielsweise, die in der Kindheit gelernt hat, dass sie in Beziehungen nicht vertrauen kann (vgl. Mutter und beste Freundin), fühlt sich im Rahmen ihrer chronischen Depression überfordert und hilflos gegenüber ihrem Ehemann und ihrer Familie. Nach außen signalisiert sie durch ihr Verhalten ebendiese Hilflosigkeit. Damit provoziert sie eine dominante Gegenreaktion ihres Ehemannes, die wiederum bei ihr zu weiterem Rückzug führt und ihre Selbstannahme, hilflos zu sein, verstärkt – ein interpersoneller Teufelskreis.

Therapeutische Metakommunikation. Therapeuten können das während der Therapie gezeigte schwierige Verhalten innerhalb des Einzel- oder Gruppenkontextes dafür nutzen, Patienten behutsam mit ihren rigiden oder extremen Interaktionsverhaltensweisen zu konfrontieren und die komplementären Reaktionen anderer Personen zu erklären (z.B. Wagner & Safran, 2010). Hierzu versucht der Therapeut zunächst anhand seiner eigenen emotionalen und kognitiven Reaktionen auf den Patienten (impact messages) nachzuvollziehen, warum andere Personen den Patienten beispielsweise ablehnen oder ausgrenzen oder warum es zu Streit kommt. Er unterbricht dazu seine eigenen automatischen Reaktionen (evoking messages), die vermutlich ähnlich zu denen anderer Personen außerhalb der Therapie sind, das heißt er diszipliniert sich (vgl. McCullough, 2006) und verhält sich akomplementär. Als sich Frau Panzer in einer ähnlich gearteten Situation wie der oben beschriebenen also auch gegenüber ihrem Einzeltherapeuten feindselig verschließt, reagiert dieser bewusst nicht feindselig-dominant, macht ihr beispielsweise keine Vorwürfe über die vermeintlich ungenügende Therapiemotivation. Er kreiert stattdessen eine Sicherheitszone, indem er über die Gefühle spricht, die durch das Verhalten von Frau Panzer in ihm ausgelöst werden. Kiesler (1996) nennt diesen Prozess »therapeutische Metakommunikation«. Er meint damit die explizite Lenkung der Aufmerksamkeit des Patienten auf seine unbewussten verbalen oder nonverbalen Verhaltensweisen (engl. shaping in-session interactions). Erst das Explizieren der interpersonellen Konsequenzen kann den interpersonellen Teufelskreis bewusstmachen und durchbrechen, indem (1) eine Revision von Prägungen und (2) eine Korrektur früherer schwieriger bzw. traumatisierender Beziehungserfahrungen stattfinden kann und (3) neue, funktionalere interpersonelle Verhaltensweisen erlernt und ausprobiert werden können.

In nahezu jeder Gruppensitzung mit Patienten mit interpersonellen Schwierigkeiten manifestieren sich derartige Probleme, die ggf. zunächst – gerade für Novizen – schwierig erscheinen, jedoch wie eben dargelegt therapeutisch sehr heilsam genutzt werden können. Mit diesem Kapitel wollen wir nicht den Eindruck erwecken, dass jede schwierige Situation entsprechend aufgegriffen werden *muss*. Dazu sind die Module und Themen zu umfangreich und zeitlich zu eng konzipiert. Zudem werden die Bedingungen (v.a. zeitlich) auch nicht immer gegeben sein, in der Art in das Therapiegeschehen einzugreifen. Es gibt jedoch schwierige Therapiesituationen, die den Fortgang der Gruppe so erheblich stören können, dass erst eine Thematisierung ein Weiterkommen mit den eigentlichen Themen ermöglicht. Es sei aber darauf verwiesen, dass jede der vorgeschlagenen Interventionen auf Kosten anderer Therapieinhalte geht. Es sollte daher stets gut abgewogen werden, ob eine Intervention notwendig erscheint oder nicht.

Dieses Kapitel widmet sich der Bewältigung einer Reihe von typischen schwierigen Therapiesituationen. Hierzu wird auf zwei Interventionstechniken zurückgegriffen, die sowohl in der Einzel- als auch der Gruppentherapie angewendet werden können:
(a) der Einsatz des Kiesler-Kreises und
(b) der Einsatz von therapeutischer Selbstöffnung mit anschließender interpersoneller Diskriminationsübung.

Die Konfrontation mit dem Kiesler-Kreis entspricht in der Regel einer weniger intensiven Form der Konfrontation als das Einbringen von persönlichen Gedanken und Gefühlen des Therapeuten im Rahmen einer therapeutischen Selbstöffnung und eignet sich daher besonders gut für die Gruppensituation. Die Nutzung des sogenannten disziplinierten persönlichen Einlassens (DPE) als eine besondere Art der therapeutischen Selbstöffnung mit anschließender interpersoneller Diskriminationsübung (IDÜ) empfehlen wir nachdrücklich für die Einzeltherapie (vgl. Kap. 5). Während einer Gruppentherapie sollten DPEs und IDÜs nur eingesetzt werden, wenn die Therapeuten sich bzgl. der Strategien therapeutisch ausreichend kompetent und sicher fühlen, genügend Zeit vorhanden ist und das Gruppenklima ausreichend »offen« bzw. »freundlich-nah« ist. Bevor die Verwendung beider Techniken an ausgewählten Situationen abgeleitet wird, erfolgt daher zunächst eine kurze theoretische Einführung zu therapeutischer Selbstöffnung, deren Wirksamkeit und Indikation.

6.1 Therapeutische Selbstöffnung

Unter dem Begriff therapeutische Selbstöffnung oder Selbstoffenbarung lassen sich zunächst alle verbalen Äußerungen zusammenfassen, die persönliche Informationen (Gedanken, Gefühle, Erfahrungen) des Therapeuten gegenüber dem Patienten beinhalten (Knox & Hill, 2003). Therapeutische Selbstöffnung kann dabei ganz unterschiedliche Formen und Funktionen einnehmen, unter Berücksichtigung des interpersonalen Ansatzes insbesondere das Mitteilen eigener Erlebnisse oder Gefühle im Sinne einer unmittelbaren persönlichen Rückmeldung auf das Verhalten des Patienten.

Obwohl Selbstöffnung in verschiedenen Formen in der überwiegenden Anzahl der Psychotherapien Anwendung findet und Hinweise für einen positiven Effekt auf das Behandlungsergebnis bestehen, ist die wissenschaftliche Grundlage hinsichtlich diverser Aspekte der Selbstöffnung (welche Form, Frequenz, welches Ziel, zu welchem Zeitpunkt) bisher kaum beforscht (Henretty & Levitt, 2010). In bestimmten Verfahren der sog. dritten Welle der Verhaltenstherapie wird der strukturierte Einsatz therapeutischer Selbstöffnung jedoch als zentraler Bestandteil der Beziehungsgestaltung konzeptualisiert (Köhler et al., 2017), insbesondere in der Arbeit mit Patienten mit Persönlichkeitsstörungen. Als Beispiel soll hier kurz die therapeutische Beziehungsgestaltung in CBASP erläutert werden.

Wie bereits in Kapitel 1 und 2 ausführlich dargestellt, gelten traumatisierende Beziehungserfahrungen mit prägenden Bezugspersonen als zentral für die Entstehung von chronischen Depressionen. Sie führen zu einer Entkopplung der Wahrnehmung des Betroffenen von seiner Umwelt, der sog. interpersonellen Mauer (McCullough, 2000). Nach McCullough (2000) führt dieses sog. präoperatorische Funktionsniveau (vgl. Kapitel 1) zu dysfunktionalen Denk- und Verhaltensweisen, mit denen chronisch-depressive Patienten in interpersonellen Situationen seltener ihre erwünschten Ziele und Bedürfnisse erreichen. In CBASP ist deshalb das stetige Thematisieren der therapeutischen Beziehung zentral. Die Beziehungsgestaltung soll über eine sichere, authentische und menschliche Begegnung mit dem Therapeuten realisiert werden (McCullough, 2006). Hierbei wird die sogenannte kontingente persönliche Rückmeldung des Therapeuten auf das Verhalten des Patienten als Quelle zwischenmenschlicher Interaktion genutzt, sodass maladaptive Beziehungsmuster zunächst mit dem Therapeuten und später mit anderen Personen korrigiert werden können. Für die Erreichung dieser Ziele wird eine ausdrücklich nicht-neutrale Therapeutenrolle gefordert. Verglichen mit der Selbstöffnung in anderen Therapien, dienen die persönlichen Reaktionen des CBASP-Therapeuten demnach spezifischen Zielen. Sie stellen in erster Linie eine Konsequenz auf das oftmals feindselig-unterwürfige Interaktionsverhalten der Patienten dar, welches laut einer aktuellen Metaanalyse ein spezifisches Charakteristikum von Patienten mit einer chronischen Depression auch im Unterschied zu Patienten mit einer episodischen Depression darstellt (vgl. Bird et al., 2018). Die therapeutische Beziehungsgestaltung im CBASP ist damit stets an der Übertragung des Patienten orientiert und nicht etwa an bestimmten Phasen der Therapie wie in anderen Ansätzen, wie beispielsweise der Interpersonellen Therapie (siehe dazu auch Guhn et al., 2018). Voraussetzung für eine authentische und menschliche Beziehungsgestaltung in CBASP ist zweifellos die Bereitschaft zur Selbstöffnung auf Seiten des Therapeuten. Die interpersonelle Arbeit verlangt daher ein diszipliniertes persönliches Einlassen (DPE) auf den Patienten, das weniger der emotionalen Stabilisierung des Therapeuten – ein ungerechtfertigter, wenn auch gelegentlich formulierter Kritikpunkt – als vielmehr der Bewusstmachung typischer, depressionsaufrechterhaltender interpersoneller Verhaltensweisen auf Seiten des Patienten sowie einer korrigierenden heilsamen Beziehungserfahrung dienen soll. Dabei birgt eine fehlende Authentizität des Therapeuten ein hohes Risiko, als »Schauspielerei« erlebt zu werden. Dies kann neben dem Verlust des therapeutischen Arbeitsbündnisses auch eine Wiederholung traumatisierender Beziehungserfahrungen mit prägenden Bezugspersonen zur Folge haben, beispielsweise wenn sich die Annahme des Patienten, seine Bedürfnisse seien unwichtig, in der Beziehung mit dem Therapeuten zu bewahrheiten scheint. Um einer nicht-disziplinierten Gegenübertragung vorzubeugen, bedarf das DPE daher einer hohen Selbstreflektion des Therapeuten bezüglich eigener Prägungen sowie einer kontinuierlichen Super- bzw. Intervision, auch und insbesondere zur Bewältigung therapeutischer Krisen.

Bedeutung von Selbstöffnung im Therapieprozess. Die wenigen randomisiert-kontrollierten Untersuchungen, welche die Effektivität von therapeutischer Selbstöffnung untersucht haben, konnten zeigen, dass Patienten, welche Psychotherapien mit einem erhöhten Anteil an therapeutischer Selbstöffnung erhielten, einen geringeren Symptomstress sowie eine stärkere affektive Beteiligung gegenüber dem Therapeuten berichteten als Patienten mit einer Psychotherapie unter sehr restriktiven Bedingungen bezogen auf die Selbstöffnung (Barrett & Berman, 2001; Ziv-Beiman & Shahar, 2016). Hinsichtlich CBASP weisen mehrere RCTs auf die generelle Wirksamkeit als Einzel- und Gruppentherapie hin (z.B. Michalak et al., 2016; Schramm et al., 2017; Wiersma et al., 2014; für einen Überblick siehe Negt et al., 2016). Bezüglich der spezifischen Wirkfaktoren von CBASP besteht aber weiterhin Forschungsbedarf. Es gibt jedoch Evidenz, dass bereits die frühe enge therapeutische Allianz die Verbesserung der depressiven Symptomatik im Therapieverlauf prädiziert, unabhängig von frühen Symptomverbesserungen in der Therapie und verschiedenen Patientenvariablen (Arnow et al., 2013; Klein & Santiago, 2003). Darüber hinaus zeigte sich CBASP insbesondere für reaktive Patienten als wirksam, was möglicherweise darauf zurückzuführen ist, dass durch die kontingente persönliche Rückmeldung die submissiven und feindseligen (also reaktanten) interpersonellen Interaktionsstile direkt in der Therapiesitzung thematisiert, hinsichtlich der Prägungen ggf. auch validiert und anschließend bearbeitet bzw. verändert werden können (Arnow et al., 2013).

6.2 Ausgewählte schwierige Therapiesituationen in der Gruppe

6.2.1 Patienten beteiligen sich nicht

Fallbeispiel

Es ist der Beginn der 5. Gruppensitzung. Nachdem Sie den Patienten in der letzten Sitzung als Therapieaufgabe mitgegeben haben, sich mit den nonverbalen Merkmalen der Kiesler-Kreis-Positionen vertraut zu machen und gezielt eine Position auszuprobieren, sind Sie gespannt darauf zu hören, welche Erfahrungen die Patienten mit der Aufgabe gesammelt haben. Enthusiastisch starten Sie in das Anfangsblitzlicht: »Herzlich Willkommen zum KKT! Schön, Sie alle wiederzusehen. Heute wollen wir mit einem Anfangsblitzlicht beginnen. Welche Erfahrungen haben Sie mit der Therapieaufgabe gemacht? Sie sollten sich ja bewusst mit den nonverbalen Kiesler-Kreis-Positionen auseinandersetzen. Haben Sie vielleicht sogar ganz aktiv etwas ausprobiert?«. Doch der erhoffte Austausch bleibt aus. Sie sehen betretene Mienen vor sich sitzen, die meisten starren auf den Boden, auf Ihre direkte Ansprache folgen nur einsilbige Antworten oder gar Schulterzucken. Sie wissen gar nicht, wen Sie ansprechen sollen. Was ist nur passiert? Und wie sollen Sie jetzt nur weitermachen?

Diese Situation passiert jedem, auch noch so guten Gruppentherapeuten und es gibt verschiedene Möglichkeiten, mit ihr umzugehen. Der ziel- und verhaltensorientierte Therapeut mag denken: »Was soll's! Irgendwie ist heute anscheinend der Wurm drin« und wird das Anfangsblitzlicht womöglich überspringen und zur eigentlichen Übung der Sitzung übergehen, schließlich gibt es noch andere Themen zu vermitteln. Der psychodynamisch ausgebildete Gruppentherapeut wird das Schweigen aushalten und vielleicht sogar als willkommene Möglichkeit sehen, psychodynamische Gruppenprozesse in dieser Stunde zu bearbeiten (einschließlich der Konsequenz, in dieser Stunde gegebenenfalls ganz vom Manual abzuweichen). Der interpersonell-orientierte Therapeut dagegen wird dies als eine ausgezeichnete Situation wahrnehmen, die Teilnehmer mit ihren komplementären Beziehungsmustern zu konfrontieren. Wir wollen an dieser Stelle weder die ziel- und verhaltensorientierte noch die psychodynamische abwartend-klärende therapeutische Haltung diffamieren. Es ist wichtig, dass es im KKT auch um die Vermittlung von Theorie und Praxis geht und nicht jede interpersonelle Situation thematisiert werden kann und sollte. Wir wollen diese Situation vielmehr nutzen, Therapeuten Umgangsweisen aufzuzeigen, wie sie explizit mit den interpersonellen Vorgängen in der Gruppe therapeutisch arbeiten können – ohne dabei gänzlich vom Manual abweichen zu müssen.

Möglichkeit 1: Der Kiesler-Kreis

Nutzen Sie den Kiesler-Kreis zum Explizieren der komplementären Reaktionstendenzen. Dabei sollten Sie zunächst sicherstellen, dass die Teilnehmer wissen, auf welche Situation Sie sich beziehen. Seien Sie deshalb möglichst konkret in Ihrer Beschreibung und leiten Sie anschließend auf die Zugkräfte des Kiesler-Kreises und das erwünschte Verhalten über.

Therapeut:	Ich möchte das Anfangsblitzlicht kurz unterbrechen und Ihre Aufmerksamkeit auf einen anderen Punkt lenken. Die meisten von Ihnen sehe ich gerade in diesem Moment mit verschränkten Armen vor mir sitzen. Viele schauen auf den Boden. Die Berichte aus der vergangenen Woche kommen nur zögerlich oder gar nicht. Ich würde Sie gern fragen, was mit uns gerade auf dem Kiesler-Kreis passiert. Können Sie sich vorstellen, wie wohl ein Außenstehender diese Szene einschätzen würde, wenn er uns jetzt in diesem Moment beobachten könnte. Was meinen Sie? [*Die Gruppe wird etwas unruhig, manche trauen sich, verstohlen hochzugucken.*] Frau Panzer, darf ich Sie einmal ansprechen? Was glauben Sie, in welcher Kiesler-Kreis-Position Sie sich befinden?
Frau Panzer:	Na ja, irgendwie sind wir heute alle so verschlossen. Ich weiß auch nicht so richtig, woran das liegt.
Therapeut:	Danke für Ihre Rückmeldung. Auch ich empfinde Sie heute verschlossen und ehrlich gesagt auch etwas distanziert. Zu meiner Begrüßung am Beginn haben einige von Ihnen nur auf den Boden geschaut oder in ihrem Hefter geblättert. Sie haben den Kontakt zu mir vermieden. Können Sie also nachvollziehen, dass ich den heutigen Beginn mehrheitlich als feindselig-unterwürfig auf dem Kiesler-Kreis einordnen würde? [*Therapeut wartet (non)verbale Rückmeldung ab*] Wie ist die Zugkraft in Reaktion auf feindselig-unterwürfiges Verhalten? Wer erinnert sich? [*Therapeut wartet ab oder spricht jemanden direkt an*] Herr Unruh, darf ich Sie einmal fragen? Was war die typische Reaktion auf feindselig-unterwürfiges Verhalten im Kiesler-Kreis?
Herr Unruh:	Feindselig-dominant.
Therapeut:	Genau. Wir als Therapeuten könnten jetzt also dominant werden und ebenfalls aus dem Kontakt gehen, also z. B. die Stunde beenden und sowas sagen wie »Sie haben anscheinend eh keine Lust auf die Gruppe! Dann können wir ja gleich wieder gehen!«. [*Pause*] Aber das ist vermutlich nicht das Ziel, mit dem Sie heute in die Gruppe gekommen sind, oder? Sonst wären Sie ja nicht gekommen …
Frau Instabil:	Nein natürlich nicht. Ich fahre jedes Mal über eine Stunde von zuhause.
Therapeut:	Danke, dass Sie das sagen. Das erleichtert uns! Wir wollen die Gruppe nämlich auch nicht unverrichteter Dinge beenden. Im Gegenteil! Wie haben Sie uns denn im Kiesler-Kreis zu Beginn der Stunde erlebt?
Herr Unruh:	Na ja, Sie waren sehr schwungvoll, lebendig und nett – eigentlich so wie immer!

Therapeut: Das freut uns, dass Sie uns so empfunden haben. So ging es uns auch tatsächlich. Wir sind ganz freundlich auf Sie zugegangen, weil wir uns gefreut haben auf unsere Stunde heute. Wir sind zudem wirklich gespannt, zu erfahren, wie es Ihnen mit der Therapieaufgabe ergangen ist. Damit meinen wir nicht nur positive Erfahrungen. Auch aus missglückten Versuchen können wir lernen. Gibt es denn einen Grund, warum Sie heute so verschlossen und distanziert sind? Ist etwas vorgefallen?

Herr Unruh: Nicht, dass ich wüsste. Irgendwie sind wir heute alle so mit uns beschäftigt, habe ich das Gefühl.

Frau Panzer: Also, ich habe einfach wahnsinnig schlecht geschlafen, weil ich gestern einen Streit mit meinem Mann hatte. Daher bin ich heute besonders still, was mir auch leidtut. Eigentlich freue ich mich auch auf die Gruppe und möchte mich beteiligen. Deshalb bin ich ja auch hier. [*Mehrere andere Patienten äußern sich in ähnlicher Weise.*]

Therapeut: Vielen Dank für Ihre Rückmeldungen. Jetzt können wir Ihr Verhalten schon viel besser verstehen. Da die meisten ja auch gesagt haben, dass sie sich – mehr oder weniger intensiv – auf die Gruppe gefreut haben und deshalb ja auch gekommen sind, schlagen wir vor, dass wir nun gemeinsam ein kleines Experiment machen: Wir werden jetzt noch einmal rausgehen und wieder reinkommen. Bitte nehmen Sie alle eine freundlich-dominante Position auf dem Kiesler-Kreis ein. Setzen Sie sich gerade hin, ziehen Sie Ihre Schultern zurück, nehmen Sie den Kopf hoch. Vielleicht können Sie etwas lächeln, auch wenn es Ihnen künstlich erscheint. Lassen Sie uns noch einmal von vorn starten und sehen, ob sich unsere Gruppendynamik verändert, wenn Sie eine freundliche und offene Kiesler-Kreis-Position einnehmen.

Im besten Fall verschiebt sich durch diese Intervention die Dynamik der Gruppe auf die freundliche Seite des Kiesler-Kreises. Im schlechtesten Fall bleibt die Sitzung zäh. Dennoch dient diese Intervention einem wichtigen Ziel, nämlich dem Explizieren der Beziehungsebene. Die meisten Patienten mit interpersonellen Schwierigkeiten sind sich ihres eigenen Kiesler-Kreis-Profils und der Wirkung ihres Verhaltens auf andere nicht bewusst. Umso notwendiger erscheint es, dass die Therapeuten diese Funktion übernehmen. Am Ende der Stunde kann die Intervention noch einmal aufgegriffen werden, z. B. anstelle des Abschlussblitzlichtes:

Therapeut: Am Ende unserer Sitzung würden wir gern noch einmal auf den Beginn zurückkommen. Wir hatten festgestellt, dass die Gruppe von außen betrachtet überwiegend einer feindselig-unterwürfigen Kiesler-Kreis-Position entsprochen hat. Bitte reflektieren Sie, in welcher Position Sie sich jetzt am Ende befinden und wie sich dies auf die Wahrnehmung Ihrer Gruppenzugehörigkeit oder aber auf Ihre Stimmung auswirkt.

Ebenso kann es hilfreich sein, den Sinn und Zweck der Intervention explizit zu machen:

Therapeut: Wir haben die Situation am Beginn ganz bewusst genutzt, um Ihnen zu verdeutlichen, was es für Auswirkungen auch auf uns als Gruppenleiter hat, wenn Sie sich verschlossen und distanziert verhalten. Jeder einzelne ist ein Teil der Gruppe. Jeder einzelne kann die Dynamik der gesamten Gruppe beeinflussen, auf positive und auch negative Weise. Denken Sie an den Kiesler-Kreis. Verhalten erzeugt immer ein Gegenverhalten, egal in welcher Form. Daher war es eine wichtige Situation, aus der wir noch einmal die Zugkräfte des Kiesler-Kreises ableiten konnten und viel gelernt haben, oder?

Möglichkeit 2: Die therapeutische Selbstöffnung
An dieser Stelle fragen Sie sich als Therapeut, was angesichts der feindselig-unterwürfigen Gruppe in Ihnen persönlich vorgeht? Welche Gefühle haben Sie? Welche Gedanken gehen Ihnen durch den Kopf? Was wünschen Sie sich eigentlich von der Gruppe?

Das Vorgehen der therapeutischen Selbstöffnung kann entweder dem Ablauf des SEW-Schemas (vgl. Kap. 4, Modul 3) folgen: Was ist konkret die *Situation*? Welche *Emotion* wird dadurch ausgelöst? Was *wünsche* ich mir? und zusätzlich mit einem Training zur Perspektivübernahme verknüpft werden.

Therapeut:	Ich bin heute in freudiger Erwartung hergekommen, um zu erfahren, wie es Ihnen wohl mit dem Kiesler-Kreis in der letzten Woche ergangen ist. Seit 5 Minuten versuche ich nun schon, Sie zu motivieren, mit mir zu sprechen. Aber die meisten von Ihnen schauen nur auf den Boden oder geben einsilbige Antworten. Können Sie sich vorstellen wie es mir damit geht? [*sofern niemand reagiert, direkte Ansprache*] Frau Instabil, darf ich Sie einmal fragen, wie es Ihnen an meiner Stelle gehen würde? Was würden Sie fühlen, denken oder tun wollen?
Frau Instabil:	Naja, vermutlich wäre ich sauer. [*optional können weitere Patienten gefragt werden*]
Therapeut:	Schauen Sie mich einmal an. Wie sehe ich aus? Was verrät Ihnen meine Mimik und Gestik, meine Stimmlage und mein Tonfall darüber, wie ich mich fühle und was ich denke?
Frau Instabil:	Sie sehen eher hilflos aus. Vermutlich fragen Sie sich, was mit uns los ist. [*wenn Vermutung nicht richtig, diszipliniert persönliche Gefühle und Gedanken preisgeben*]
Therapeut:	Ja, genau das tue ich. Ich komme voller Freude hier her, weil ich wirklich gerne mit Ihnen arbeite. Aber nun bekomme ich rein gar nichts von Ihnen zurück. Ich komme mir vor wie ein Alleinunterhalter und ich weiß nicht, woran es liegt, dass Sie nicht reagieren. Das verunsichert mich. Und je mehr ich mich darum bemühe, Kontakt aufzunehmen, umso mehr werde ich auch ein wenig sauer, da haben Sie Recht. [*Pause*] Wie ist es für Sie, das zu hören?
Frau Panzer:	[*meldet sich*] Ich weiß nicht, wie es den anderen geht, aber mir geht es heute einfach extrem schlecht. Ich bin wieder richtig depressiv. Dass ich überhaupt hier bin, ist ein Wunder. Aber das hat doch nichts mit Ihnen zu tun!
Therapeut:	Okay, jetzt verstehe ich Sie schon etwas besser. Danke, dass Sie von sich erzählt haben. Denn wenn Sie das nicht tun und einfach nur dasitzen, dann hat Ihr Verhalten Auswirkungen auf mich. Und zwar enorme Auswirkungen. Denn ich war wirklich verunsichert und habe gemerkt, dass ich sogar ein wenig sauer werde, als niemand mit mir geredet hat. Wollen Sie denn, dass ich verunsichert bin und mir die Lust vergeht?
Frau Panzer:	Nein natürlich nicht. Ich dachte einfach, ich könnte heute unsichtbar sein. Irgendwie tut mir die Gruppe immer gut. Aber ich wollte niemanden runterziehen, erst recht nicht Sie.
Therapeut:	Es tut mir wirklich gut, das zu hören. Es erleichtert mich, dass Sie mir das sagen und ich die Situation jetzt besser verstehe. Vielen Dank! Jetzt haben wir gerade etwas Wichtiges gelernt, oder? Können Sie, liebe Frau Panzer, oder jemand anders versuchen, das nochmal zu benennen?

Herr Unruh: Also ich habe gerade verstanden, dass es schwierig ist, wenn wir einfach gar nichts sagen, es aber natürlich okay ist, wenn es uns schlecht geht. Dann wäre es nur wichtig, dies dennoch mitzuteilen, denn dann kommen wir aus dem feindselig-unterwürfigen Bereich raus, der Sie irgendwann sauer macht. So in etwa?

Therapeut: Ja, wunderbar! Besser kann ich es nicht sagen. Unser Verhalten hat eben immer Konsequenzen, auch wenn Sie beispielsweise versuchen, unsichtbar zu sein. Gut, dann würde ich gern noch einmal versuchen, Sie zu fragen, wer Erfahrungen mit der nonverbalen Kommunikation in verschiedenen Kiesler-Kreis-Positionen gesammelt hat. Einverstanden?

Auch diese Intervention sollte zum Abschluss der Sitzung unbedingt noch einmal aufgegriffen werden. Dabei kann einerseits auf das Gruppengefühl im Verlauf der Sitzung eingegangen werden. Andererseits kann auch sehr gut eine interpersonelle Diskriminationsübung (IDÜ, McCullough, 2000, vgl. Kap. 4, Modul 5 sowie Kap. 5) durchgeführt werden. Dabei wird das Verhalten der prägenden Bezugspersonen mit dem Verhalten anderer Personen, z.B. der Therapeuten, kontrastiert, um korrigierende Beziehungserfahrungen zu ermöglichen. Entscheidend ist dabei die genaue Diskrimination zu prägenden Bezugspersonen, die vermutlich auf derart feindselig-unterwürfiges Verhalten auch extrem feindselig-dominant (z.B. geschrien, geschlagen, andere Bestrafungen, raus gerannt, keine Reaktion, Liebesentzug etc.) gehandelt haben. Die Therapeuten haben jedoch zunächst bekundet, dass sie sich auf die gemeinsame Arbeit freuen und danach im ruhigen Tonfall ihre negativen Gefühle rückgemeldet. Sie sind dageblieben, anstatt nach der feindselig-dominanten komplementären Reaktion zu handeln. Hier liegt meist der entscheidende Unterschied zu den prägenden Bezugspersonen. Da in der Gruppe nur wenig Zeit bleibt, sollte die IDÜ folgendermaßen instruiert werden:

Therapeut: [*richtet sich an einen Patienten*] Frau Panzer, lassen Sie uns gemeinsam einen Moment über die heutige Gruppe reflektieren. Erinnern Sie sich an den Anfang der heutigen Sitzung? Als Sie und die Gruppe sich so wenig beteiligt haben. Wie habe ich konkret in dieser Situation reagiert?

Frau Panzer: Sie haben gesagt, dass Sie sauer sind.

Therapeut: Richtig, ich habe Ihnen zurückgemeldet, dass ich verunsichert und auch etwas sauer war, weil Sie und die Gruppe sich auf meine Frage nach der Therapieaufgabe so feindselig-unterwürfig zurückgezogen haben. Wie hätte Ihre Mutter in einer ähnlichen Situation reagiert. Also wenn Sie sie nicht angeschaut und nichts gesagt hätten.

Frau Panzer: Hm ... Ich glaube es wäre ihr ganz recht gewesen. Sie hat mir ja eh zu verstehen gegeben, dass sie lieber mit ihrem neuen Freund zusammen ist.

Therapeut: Und ihre ehemalige beste Freundin aus der Schulzeit?

Frau Panzer: Das habe ich ja genauso erlebt. Die hat sich einfach eine andere Freundin gesucht und ich war abgeschrieben.

Therapeut: Gibt es einen Unterschied zwischen meiner Reaktion und der Ihrer Mutter oder Ihrer Freundin?

Frau Panzer:	Ja, schon. Sie sind dageblieben und haben mit uns gesprochen. Sie haben sich dafür interessiert, wie es uns geht. Als ich Ihnen erzählt habe, dass ich wieder sehr depressiv bin, haben Sie mich ganz freundlich angeschaut und sich sogar bedankt, dass ich es gesagt habe. Das hätte meine Mutter nicht gemacht und auch meine Freundin nicht. Die waren ja froh, wenn ich Ihnen nicht noch mehr Ärger gemacht habe.
Therapeut:	Es freut mich, dass Sie all diese Unterschiede wahrgenommen haben. Wie fühlt sich das für Sie an, wie ich auf Sie reagiert habe?
Frau Panzer:	Hm ... irgendwie neu. Und komisch.
Therapeut:	Das verstehe ich. Die meisten Patienten sind eher misstrauisch, wenn Personen auf einmal anders reagieren, als Sie es erwartet haben. [*Pause*] Was könnte es für Sie bedeuten, dass ich hiergeblieben bin und mich ehrlich dafür interessiert habe, wie es Ihnen geht?
Frau Panzer:	Es fühlt sich so an, als wäre ich wichtig und als sollte ich eher sagen, wenn es mir schlecht geht. Das ist wirklich neu für mich.
Therapeut:	Genau und ja, Sie sind mir wichtig. Sprechen Sie gern gleich zu Beginn an, wenn es Ihnen nicht gut geht, damit wir in der Sitzung darauf achten können, dass Sie aktiv gegen Ihre Prägungen handeln, also z. B. im Kontakt mit uns bleiben und sich nicht noch mehr zurückziehen, in Ordnung? [*wendet sich an die Gruppe*] Wie war es für Sie, Frau Panzer und mir gerade zuzuhören?

6.2.2. Patient verlässt plötzlich die Gruppe

Fallbeispiel

Während des Eingangsblitzlichts schildert Frau Panzer von den Erfahrungen aus der letzten Woche. Plötzlich und ohne Vorwarnung schiebt Frau Instabil, die neben ihr sitzt, ihren Stuhl zurück und stürmt wortlos aus dem Raum. Was sollen Sie jetzt tun? Trotz der aufgestellten Gruppenregel, sich nur unter Ankündigung eine Auszeit nehmen zu dürfen, lässt sich die oben dargestellte Situation mitunter nicht vermeiden. Doch wie handelt man richtig? Den zweiten Gruppentherapeuten hinterherschicken, um zu erfahren, was mit der Patientin los ist? Oder aber ihn auf keinen Fall hinterherschicken, um das Verhalten nicht noch positiv zu verstärken und stattdessen bangen, dass sich die Patientin an die Regel hält und eigenständig zur Gruppe zurückkommt? Aber was ist, wenn nicht?

Einen allgemein akzeptierten und richtigen Umgang für diese schwierige Situation gibt es aus unserer Sicht nicht. Aus der Arbeit mit Patienten mit interpersonellen Schwierigkeiten wissen wir, dass diese Momente eine hohe therapeutische Flexibilität an unser Verhalten als Therapeuten erfordern. Denn es muss stets berücksichtigt werden, dass die Patienten mit unterschiedlichen Prägungen und Motiven die Gruppe verlassen. Würde Herr Unruh beispielsweise die Gruppe verlassen, könnte dies einen Therapiefortschritt darstellen. Schließlich hätte er – anstatt die Situation auszuhalten – für sich gesorgt und sich eine Auszeit genommen. Ihm müsste man also nicht hinterhergehen, sondern stattdessen das Verhalten am Sitzungsende positiv hervorheben, beispielsweise durch: »Herr Unruh, eine Sache ist uns heute positiv aufgefallen. Kann es sein, dass Sie heute das erste Mal für sich gesorgt haben, in dem Sie sich vorhin eine Auszeit genommen haben? Das freut uns wirklich sehr, gerade weil wir wissen, wie schwer es Ihnen fällt, Ihr Bedürfnis wahrzunehmen und danach zu handeln. Danke auch, dass Sie wieder reingekommen sind. Interessiert es Sie, ob es auch für die anderen Teilnehmer in Ordnung war?« (interpersonelle Diskriminationsübung, vgl. Kap. 4, Modul 5). Bei Frau Instabil ist das Problem jedoch anders gelagert. Von ihr wissen wir, dass ihre Konfliktbewältigungsstrategien Kontaktabbruch (Flucht) und Angriff lauten, wann immer sie glaubt, sich vor Verletzung schützen zu müssen. Die Analyse der obigen Situation erscheint demnach wichtig, um andere Möglichkeiten der Konfliktlösung zu erarbeiten, da Frau Instabil hier offensichtlich ein Verhalten zeigt, dass ihr interpersonelles Problem ausmacht. Ihre Impulsivität allein zu regulieren erscheint ein aktuell zu schwieriges Ziel für sie. Auf dieser Grundlage könnte es gerechtfertigt sein, dass ein Gruppentherapeut ihr folgt und versucht, sie zu motivieren, wieder in die Gruppe zurückzukehren indem er sie empathisch mit den Konsequenzen ihres Verhaltens konfrontiert (z. B. »Wie werden Sie sich heute Abend vermutlich fühlen, wenn Sie jetzt nicht in die Gruppe zurückkehren? Was sind die Konsequenzen, die Sie tragen müssten?«, z. B. Selbstvorwürfe und das Verpassen von wichtigen Therapiethemen, Angst vor der Reaktion der Gruppe und im schlimmsten Fall Vermeidung der nächsten Sitzung).

In Bezug auf das obige Beispiel ist es wichtig, Frau Instabil zu vermitteln, dass das Nachkommen der Therapeuten keine Selbstverständlichkeit ist, sondern dazu dient, sie mit den Konsequenzen ihres feindseligen Verhaltens zu konfrontieren, auch wenn auf Basis ihrer Prägungen wahrscheinlich ist, dass sie durch die Eingangsrunde an ihre eigene Geschichte erinnert wurde. Diese Konfrontation beinhaltet auch, dass Frau Instabil die Situation für sich nutzt, um beim nächsten Mal Alternativverhalten einzusetzen, anstatt über die Flucht aus der Gruppe besondere Aufmerksamkeit der Therapeuten zu erhalten (*ihre Übertragungshypothese für die Therapeuten*). Sollte ihr dies im Rahmen der Gruppe ein weiteres Mal nicht gelingen, so kann dies unter Nutzung der Prägungen zwar empathisch validiert werden, bedarf unter Umständen allerdings keiner erneuten Klärung außerhalb der Gruppe.

Möglichkeit 1: Der Kiesler-Kreis

Frau Instabil wird zu einer Selbstreflektion ihres Verhaltens auf dem Kiesler-Kreis angeregt. Im Anschluss werden die Zugkräfte abgeleitet. Da diese im Widerspruch zum Therapeutenverhalten stehen, können stellvertretend die Reaktionen der anderen, im Raum verbliebenen Teilnehmer, genutzt werden. Patienten begegnen dem Verhalten ihrer Mitpatienten in der Regel mit sehr viel Verständnis. Entscheidend ist dabei, nicht das Verhalten an sich zu beurteilen, schließlich darf sich jeder Teilnehmer eine Auszeit aus der Gruppe nehmen, sondern das »Wie« zu thematisieren (plötzlich rausrennen, ohne etwas zu sagen). Anschließend sollte auch auf das eigene Therapeutenverhalten Bezug genommen werden (siehe dazu Möglichkeit 2).

Therapeut:	Frau Instabil, na endlich habe ich Sie gefunden! Was war denn gerade los mit Ihnen?
Frau Instabil:	[*sitzt zusammengekauert auf einer Bank, nimmt keinen Blickkontakt auf*] Ach heute ist alles Mist! Ich hätte nicht kommen sollen. Das hat doch eh alles keinen Sinn!
Therapeut:	Hm ... Darf ich Ihre Aufmerksamkeit mal auf etwas Anderes lenken? Vermutlich gehen Ihnen gerade viele verschiedene Probleme durch den Kopf, aber ich würde Sie gern fragen, wo Sie sich gerade im Kiesler-Kreis bezüglich unserer Gruppe befinden? Sie sind auf einmal aufgesprungen, aus der Gruppe gerannt und jetzt sitzen Sie hier zusammengekauert und schauen mich noch nicht einmal an. Welche Kiesler-Kreis-Position ist das?
Frau Instabil:	[*murmelt*] Feindselig.
Therapeut:	Das sehe ich auch so. Was bewirkt Ihr feindseliges Verhalten vermutlich bei den anderen Teilnehmern?
Frau Instabil:	Keine Ahnung.
Therapeut:	Ich könnte mir vorstellen, dass sie ganz schön verschreckt sind und vermutlich Abstand von Ihnen nehmen. Sie wissen ja nicht, was vorgefallen ist, und dass es nichts mit ihnen zu tun hat. Auch ich weiß nicht, was vorgefallen ist, aber ich habe das Gefühl, dass Sie gerade eher jemanden brauchen, der Ihnen zuhört und Sie versteht, denn offensichtlich geht es Ihnen nicht gut. Allerdings fürchte ich, mit feindseligem Verhalten werden Sie dies nicht erreichen.
Frau Instabil:	[*bleibt feindselig*] Mir kann eh keiner helfen!
Therapeut:	Doch. Ich glaube ganz fest, dass Ihnen die Gruppe helfen kann. Aber dazu sollten Sie sich der Gruppe öffnen und Kontakt suchen, anstatt die Flucht zu ergreifen. Nehmen Sie sich ruhig noch einen Moment Zeit. Und dann hoffe ich, dass Sie es schaffen, in die Gruppe zurückzukehren. Brauchen Sie dafür noch etwas von mir? [*Pause*] Gut, dann werde ich jetzt zurückkehren und zusammen mit den anderen auf Sie warten.

In dieser Situation von Frau Instabil erscheint es wichtig, auch unter Berücksichtigung ihrer Übertragungshypothese, das Zweiergespräch zeitlich zu begrenzen. Der Therapeut sollte sich dann verabschieden und zur Gruppe zurückkehren, auch um anderen Teilnehmern kein Modell dafür zu bieten, auf diese (feindselige) Verhaltensweise Einzelkontakt mit dem Therapeuten zu erhalten, was als positive Verstärkung fungieren könnte. Darum erscheint es ratsam, möglichst schnell auf die interpersonellen Konsequenzen überzuleiten und den Patienten mit den Kosten seines Verhaltens zu konfrontieren. Der Therapeut verhält sich jedoch durch sein Hinterherlaufen nicht komplementär zu dem feindseligen Verhalten von Frau Instabil. Um dies zu erklären, sollte er eine persönliche Selbstöffnung nutzen (s. unten). Dies sollte aus Zeitgründen nicht in der Situation erfolgen, sondern später in einem Zweiergespräch stattfinden.

Bei Indikation sollten selbstverständlich Suizidalität abgeklärt und Maßnahmen der Krisenintervention eingeleitet werden. Wie in Kapitel 3 erwähnt, sollte bei einer Borderline-Persönlichkeitsstörung diese Gruppe auch nicht als alleinige Therapie zur Anwendung kommen, sondern möglichst eingebettet sein in ein störungsspezifisches Therapieprogramm (wie z. B. die DBT). Auch in unserem Fall hat Frau Instabil ja seit sechs Monaten eine DBT Therapie und befindet sich derzeit in stationärer Behandlung, wo sie in ein intensives Therapieprogramm einschließlich der KKT-Gruppe eingebunden ist.

Möglichkeit 2: Die therapeutische Selbstöffnung

Auch das Einbringen eigener Gefühle und Gedanken, z. B. Verunsicherung oder Angst in Reaktion auf das Problemverhalten, kann hier in Zusammenhang mit dem Kiesler-Kreis aufgegriffen werden:

Therapeut:	Es mag Sie verwundern, dass Ihr Verhalten auf dem Kiesler-Kreis einerseits feindseliges Verhalten hervorrufen soll, ich Ihnen auf der anderen Seite aber nachgelaufen bin, also freundliches – im Sinne von Nähe-suchendes – Verhalten zeige. Daher ist es mir wichtig, Ihnen zu erklären, dass ich dies gemacht habe, weil ich Sie aufgrund unserer Vorgespräche kenne und weiß, dass Sie vermutlich den Impuls hatten, sich vor Verletzungen zu schützen. Ohne dieses Wissen hätte ich diese freundliche Kiesler-Kreis-Position jedoch nicht gezeigt. Im Gegenteil. Möchten Sie wissen, wie es mir eben in der Gruppe spontan ging?
Frau Instabil:	[*zuckt mit den Schultern*] Keine Ahnung.
Therapeut:	Ihr heftiges Aufstehen und das Rausrennen aus dem Raum haben mich echt erschreckt und verunsichert. Ich musste erst einmal laut durchatmen, um mich von dem Schreck zu erholen. Ich glaube, dass es anderen in der Gruppe auch so ging – alle waren plötzlich ganz still nachdem Sie draußen waren. Daher möchte ich Sie fragen, ob Sie mich – und vermutlich auch die anderen – so erschrecken wollten?
Frau Instabil:	Quatsch, das wollte ich natürlich nicht.
Therapeut:	Es ist sehr gut das zu hören. Was wollten Sie denn dann in der Situation?
Frau Instabil:	Ich wollte einfach nur meinen inneren Druck loswerden. Der wurde plötzlich so enorm groß, weil Frau Panzer von ihrem Vater erzählt hat – da musste ich an meinen denken.
Therapeut:	Ah, jetzt verstehe ich Sie – der Druck war wieder so riesig. Was hätten Sie denn dem inneren Druck entgegenstellen können? In diesen Situationen sind Skills sehr hilfreich, weil die Abfuhr des inneren Drucks die Voraussetzung ist, überhaupt in Kontakt mit anderen zu bleiben. Welcher Skill funktioniert denn normalerweise gut bei Ihnen? …

Im besten Fall führt diese therapeutische Selbstöffnung zu einem »Einlenken« der Patientin, sodass die Situation in der Gruppe besprochen und alternative Verhaltensweisen, wenn möglich immer bezugnehmend auf den Kiesler-Kreis (bei Borderline Patienten wie im Beispiel gerne auch unter Zuhilfenahme von Skills, z. B. Igelbällen, Stein im Schuh etc.), erarbeitet werden können. Frau Instabil sollte dann angeboten werden in die Gruppe zurückzukehren und wieder Nähe zu den anderen Patienten herzustellen, indem sie ihr Verhalten erklärt. Falls sie dieses Angebot nicht annimmt, sollte an dieser Stelle jedoch keine weitere vertiefte Exploration stattfinden, um den eigentlichen Gruppenprozess nicht zu gefährden und die Übertragungshypothese nicht zu bestätigen.

6.2.3 Gruppenteilnehmer greifen sich untereinander an

Fallbeispiel

Gruppenarbeit. Frau Instabil und Herr Unruh sollen zusammen das SEW-Schema auf ein vorgegebenes Szenario anwenden und anschließend ein Rollenspiel erarbeiten. Während die anderen Zweiergruppen eifrig miteinander arbeiten, herrscht in der Kleingruppe von Frau Instabil und Herrn Unruh schon seit einiger Zeit Stille. An der Körpersprache von beiden können Sie ablesen, dass Sie sehr verschlossen und voneinander abgewandt dasitzen. Beide nehmen eine feindselige Position auf dem Kiesler-Kreis ein. Sie sind allerdings noch mit anderen Kleingruppen beschäftigt, sodass Sie nicht zu Hilfe eilen können und denken sich: Vielleicht sind sie einfach nur langsamer als die anderen und müssen erstmal das Fallbeispiel verstehen! Doch auf einmal schreit Frau Instabil los: »Das ist mal wieder typisch für dich! Du lässt mich komplett im Stich und machst alles alleine! Du Egoist! Mit dir kann man gar keine Gruppenarbeit machen!« Im Raum wird es blitzartig still. Alle Augen sind auf Frau Instabil und Herrn Unruh gerichtet. Herr Unruh läuft rot an und ist den Tränen nahe. Sie müssen intervenieren, sonst läuft die gesamte Gruppe aus dem Ruder. Aber wie?

Diese Situation ist gut geeignet, um verschiedene Möglichkeiten des Umgangs mit Problemen und das daraus resultierende Entstehen interpersoneller Konflikte zu verdeutlichen. Denn auf Basis der Prägungen von Frau Instabil und Herrn Unruh lässt sich vermuten, warum es hier zu Problemen gekommen ist: Herr Unruh ist vermutlich durch den Druck der Gruppenarbeit damit beschäftigt, das Fallbeispiel zu lösen, also das SEW-Schema möglichst richtig anzuwenden und hat darüber die Interaktion mit Frau Instabil vergessen. Diese wurde so zwangsläufig mit ihrer Vater-Prägung konfrontiert. Sie nahm an, dass Herr Unruh sich nicht für sie interessiere, sodass sie sich nur dadurch zu helfen wusste, Herrn Unruh zu attackieren. Für beide kann die Reflektion der Situation demnach eine wertvolle Erfahrung darstellen. Frau Instabil kann lernen, die Situation auf andere Art und Weise zu lösen als ihr Gegenüber zu attackieren. Herr Unruh kann lernen, dass sein Bestreben, Fehler zu vermeiden, andere vor den Kopf stößt, weil sie sich von ihm nicht beachtet fühlen. Die Gruppentherapeuten sollten daher, nachdem die Situation unterbrochen wurde (!), eine Atmosphäre schaffen, in der sich beide auf die Erarbeitung einer Problemlösung einlassen können. Hierzu kann erneut auf den Kiesler-Kreis oder eine, in der aktuellen Situation »stellvertretende« therapeutische Selbstöffnung zurückgegriffen werden.

Möglichkeit 1: Der Kiesler-Kreis

Laden Sie beide Teilnehmer ein, ihre momentane Position auf dem Kiesler-Kreis wahrzunehmen (Frau Instabil: feindselig-dominant, Herr Unruh: feindselig-unterwürfig). Ziehen Sie, sofern Frau Instabil und Herr Unruh einwilligen, auch die anderen Gruppenteilnehmer mit hinzu, vorausgesetzt es handelt sich um eine stabile Gruppe (»Wie haben Sie die Situation gerade wahrgenommen? Versuchen Sie bitte auf Mutmaßungen zu verzichten, sondern ausschließlich und neutral zu beschreiben, was gerade passiert ist und ordnen Sie Ihre Beobachtung auf dem Kiesler-Kreis ein!«). Bitten Sie nun beide, einzeln zu beschreiben, was Sie von der zu Beginn freundlichen Zusammenarbeit auf die feindselige Seite des Kiesler-Kreises gezogen hat. Es geht hier analog zum SEW-Schema um eine neutrale Beschreibung der Situation und der dadurch ausgelösten Emotion. Achten Sie dabei strikt auf die Einhaltung der Feedbackregeln, insbesondere was die Formulierung von ICH- anstelle von DU-Botschaften angeht. Unterbrechen Sie jeden Verstoß gegen die Feedbackregeln sofort (»Stopp! Bitte beginnen Sie den Satz mit ICH!«).

Therapeut: Frau Instabil, was ist in Ihnen vorgegangen, als Herr Unruh begonnen hat, sich Notizen auf dem Arbeitsblatt zu machen? Bitte achten Sie darauf, dass Sie auf der freundlichen Seite des Kiesler-Kreises bleiben.

Auf diese Weise sollte das Kopfkino mit der Realität korrigiert werden. Frau Instabil erfährt, dass Herr Unruh Sorge hatte, die Aufgabe schlecht zu machen, vielleicht sogar von ihr ausgelacht zu werden und dass sein Verhalten nicht sie persönlich treffen sollte. Herr Unruh wird darauf aufmerksam gemacht, dass sein Verhalten von außen als egoistisch wahrgenommen wird und Frau Instabil verletzt, weil er mit der Aufgabe und den möglichen Konsequenzen beschäftigt war, anstatt Frau Instabil in die Gruppenarbeit mit einzubeziehen.

Ermuntern Sie beide dann, eine Lösung für die Situation zu erarbeiten, die auf der freundlichen Seite des Kiesler-Kreises bleibt. Nutzen Sie hierfür z. B. das SEW-Schema. Sollte es beiden schwerfallen, bitten Sie andere Teilnehmer der Gruppe, die Lösung vorzuspielen. So könnte Frau Instabil beispielsweise zu Herrn Unruh sagen: »Ich sehe, dass du schon anfängst das Arbeitsblatt alleine auszufüllen (= Situation). Das gibt mir das Gefühl, dass dir nicht wichtig ist, was ich denke oder sogar, dass du mir nicht zutraust, dir helfen zu können (= Emotion). Ich wünsche mir, dass wir die Aufgabe gemeinsam bearbeiten (= Wunsch).«

Möglichkeit 2: Die therapeutische Selbstöffnung

Für das aktuelle Fallbeispiel erscheint der oben dargestellte Lösungsversuch als bestmögliche Option den Konflikt unter Nutzung von in der Therapie vermittelten Strategien zu klären. Sollte dies nicht möglich sein, weil sich die Teilnehmer beispielsweise weigern, gemeinsam an einer Konfliktlösung zu arbeiten, ließe sich auch eine stellvertretende Selbstöffnung nutzen. Stellvertretend meint dabei, dass die beiden Therapeuten anstelle der Patienten Vermutungen über die in beiden ausgelösten Gefühle, Gedanken und Verhaltenstendenzen äußern. Dabei werden also nicht die Gefühle und Gedanken der Therapeuten offenbart, sondern stellvertretend die Gefühle und Gedanken antizipiert, die das Verhalten von Frau Instabil in Herrn Unruh ausgelöst hat und umgekehrt. Wichtig ist, von beiden Patienten das Einverständnis zu dieser stellvertretenden Selbstöffnung einzuholen:

Therapeut 1: Es ist schade, dass wir die Situation nicht gemeinsam klären können, aber, Frau Instabil, darf ich Ihnen einmal sagen, was ich anstelle von Herrn Unruh jetzt denken würde?

Frau Instabil:	Von mir aus.
Therapeut 1:	Ich glaube, an Herrn Unruhs Stelle wäre ich ziemlich irritiert. Sie haben die ganze Zeit über nichts gesagt und auf einmal explodieren Sie und schreien mich vor allen an. Das wäre mir auch irgendwie peinlich vor den anderen und ich würde mich sehr weit entfernt von Ihnen fühlen. Vielleicht würde ich auch den Impuls spüren, davonzurennen. Herr Unruh, waren es in etwa solche Gefühle und Gedanken?
Herr Unruh:	Ja, so ungefähr.
Therapeut 1:	Und, Frau Instabil, ist es das, was Sie auslösen wollten?
Frau Instabil:	Dafür, wie mich Herr Unruh vorher ignoriert hat, ist das doch gerechtfertigt.
Therapeut 1:	Das mag sein, ich fürchte nur, ich würde an seiner Stelle nicht verstehen, was ich falsch gemacht hätte. Ich würde nur Ihre wütenden Anschuldigungen hören. [*Der Therapeut spricht hier mit fragender Stimme, um zu verhindern, dass die Wut auch auf ihn umschlägt.*]
Therapeut 2:	Dann möchte ich jetzt sagen, was ich an Frau Instabils Stelle gedacht hätte. Ich hätte mich gefragt, warum Herr Unruh mich überhaupt nicht miteinbezieht und sogar ignoriert. Möglicherweise hätte ich sogar gedacht, dass er mir gar nicht zutraut, die Aufgabe zu lösen und mich für dumm hält. Daher hätte vielleicht auch ich Wut gespürt. Hatten Sie so ähnliche Gedanken, Frau Instabil?
Frau Instabil:	Ja, das trifft es ziemlich gut.
Therapeut 2:	Ist es das, was Sie auslösen wollten, Herr Unruh?
Herr Unruh:	Oh nein, das wollte ich natürlich nicht. Ich schätze dich doch sehr. Ich war nur so vertieft in die Aufgabe und hatte Angst, diese nicht richtig zu machen. Das ist eben meine Prägung. Ich habe es auch nicht gelernt, jemals zu zweit Aufgaben zu lösen. Das tut mir echt leid.
Frau Instabil:	Ist schon okay.
Therapeut 1:	Ich freue mich, dass Sie sich darauf einlassen konnten, die Situation so ruhig miteinander zu besprechen. So haben Sie beide eine neue wichtige Erfahrung miteinander machen können. Sie, Frau Instabil, indem Sie lernen, Ihre negativen Gefühle möglichst vor dem Wutanfall zu äußern, sodass der andere Sie versteht. Und Sie, Herr Unruh, konnten erkennen, wie es jemandem ergeht, wenn Sie eine gemeinsam gestellte Aufgabe ganz für sich alleine lösen. Sehen Sie das auch so?

Helfen Sie beiden Patienten im Anschluss dabei, Situationen aus ihrem Alltag zu identifizieren, in denen Sie ähnliche Reaktionsmuster zeigen. Dies begünstigt einerseits den Lerntransfer, andererseits können sich Herr Unruh und Frau Instabil möglicherweise besser annähern, wenn sie feststellen, dass die Ursachen ihrer Reaktionen nicht (ausschließlich) in persönlichen Antipathien begründet liegen, sondern stattdessen mit ihren früheren Beziehungserfahrungen (Prägungen) zu tun haben.

Zusammenfassung

Interpersonelle Konflikte, die innerhalb des therapeutischen Kontexts auftreten, stellen ein Abbild der Beziehungsrealität der Patienten dar. Sie sind demnach eine willkommene Möglichkeit, genau die Probleme therapeutisch zu bearbeiten, die zu Leidensdruck und Beeinträchtigungen im Leben des Patienten führen. Weiterhin bieten interpersonelle Konflikte in der Therapie die Möglichkeit, das individuelle Störungsmodell zu validieren. Dafür sollte möglichst immer ein Bezug zu den Prägungen hergestellt werden. Auf diese Weise wird empathisch validiert, dass das interpersonell (schwierige) Verhalten in der aktuellen Situation zwar verständlich, allerdings für die Erreichung der individuellen Ziele nicht hilfreich ist. Das Reflektieren des Verhaltens im Kiesler-Kreis und die therapeutische Selbstöffnung sind zwei geeignete Strategien, Patienten mit dem Teufelskreis ihrer extremen und/oder rigiden Verhaltensweisen zu konfrontieren. Eine solche Form der Konfrontation sollte jedoch immer vor dem Hintergrund einer wohlwollenden therapeutischen Beziehung stattfinden. Auf Seiten des Patienten bedarf es daher der Zustimmung, interpersonelle Konflikte, die innerhalb der Therapie auftreten, auch direkt thematisieren zu dürfen. Hierzu ist es ergänzend ratsam, Parallelen zwischen den interpersonellen Konflikten in der Therapie und der Realität des Patienten zu suchen. Auf Seiten des Therapeuten ist mitunter super- bzw. intervisorische Begleitung erforderlich, um sich von den komplementären Reaktionsmustern (Prinzip der Übertragung) zu disziplinieren. Bewältigte interpersonell schwierige Situationen in der Gruppe oder mit dem Therapeuten sollten bei zeitlicher Kapazität abschließend mit den individuellen Übertragungshypothesen unter Nutzung interpersoneller Diskriminationsübungen abgeglichen werden, um korrigierende Beziehungserfahrungen zu ermöglichen. So können aus therapeutischen Grenzsituationen am Ende wichtige heilsame korrigierende Beziehungserfahrungen in der Psychotherapie entstehen.

7 Empfehlungen für die Evaluation des Kiesler-Kreis-Trainings

7.1 Evaluation interpersoneller Veränderungen

In der Tradition der Interpersonalen Theorie wurden eine Reihe von diagnostischen Methoden konstruiert, die der Erfassung des (beobachtbaren und verdeckten) interpersonellen Verhaltens dienen. Eine Übersicht über die Instrumente, die sich insbesondere im deutschsprachigen Raum etabliert haben, sowie geeignete statistische Parameter zur Untersuchung von Circumplexmodellen für die klinische Forschung finden sich beispielsweise in Thomas und Strauß (2008). Wir haben bereits in Abschnitt 2.3 mit dem Impact Message Inventory (IMI) zur Messung der verdeckten Gegenübertragungen des Therapeuten und dem Inventar für interpersonelle Probleme (IIP) zur Messung interpersoneller Probleme zwei sehr gut geeignete Messinstrumente zur Evaluation von interpersonellen Veränderungen, z. B. im Rahmen des KKT, vorgestellt. Dabei sollte berücksichtigt werden, dass interpersonelle Veränderungen in der bestehenden Literatur selten losgelöst von primären psychischen Störungen, z. B. Depressionen, Angst- oder Persönlichkeitsstörungen, untersucht werden. Ihnen wird jedoch ein entscheidender Anteil an der Entstehung und Aufrechterhaltung primär psychischer Störungen zugewiesen (s. Kap. 1). Eine umfassende Diagnostik zur Evaluation des Kiesler-Kreis-Trainings sollte dementsprechend ebenfalls Selbst- und Fremdbeurteilungsinstrumente beinhalten.

Im Bereich der Behandlung der chronischen Depression mittels CBASP liegen derzeit drei wissenschaftliche Studien vor, die von einer positiven Akzeptanz einer Gruppenpsychotherapie bei Patienten berichten. Michalak et al. (2015) verglichen in einer RCT-Studie mit 106 Patienten acht Wochen Gruppentherapie mit CBASP mit einer achtsamkeitsbasierten Gruppe (Mindfulness-based cognitive therapy, MBCT) und einem Behandlungsarm ohne Gruppentherapie (treatment as usal, TAU). CBASP erwies sich dabei der TAU-Bedingung als signifikant überlegen. Ebenso wie in der MBCT-Gruppe, die sich ebenfalls von TAU, nicht jedoch von der CBASP-Bedingung unterschied, ließen sich kleine bis moderate Effekte bezogen auf die Reduktion der depressiven Symptomatik sowie der Zunahme an Lebensqualität aufzeigen. Auch Sabass und Kollegen (2017) untersuchten in einer Multicenterstudie 116 Patienten über den Verlauf einer 10-wöchigen Situationsanalysen-Gruppe (je 90 min). Die Mehrzahl der Patienten beurteilte die Gruppe als Bereicherung ihres Verhaltensrepertoires (75%), Fremd- und Selbstbeurteilungsinstrumente der depressiven Symptomatik wiesen große Effektstärken von $d = 1.48$ (Hamilton Depression Rating Scale, HDRS, Hamilton, 1960) und $d = 1.11$ (Beck Depressionsinventar, BDI-II, Beck et al., 1996) für den Prä-Post-Vergleich auf, auch wenn diese durch die fehlende Kontrollgruppe selbstverständlich überschätzt sind. Weiterhin fanden Knies et al. (2016) in einer Pilotstudie positive Effekte für eine Gruppentherapie bestehend aus sechs Sitzungen Kiesler-Kreis-Training (je 60 min) bei sieben Patienten mit Depression und komorbider Substanzabhängigkeit. Auch hier gaben die Patienten hohe Akzeptanzwerte an. Zudem ließen sich signifikante Veränderungen der IMI- und IIP-Werte sowie der Depressivität zeigen.

Gruppentherapien mit einem Fokus auf interpersonelle Fertigkeiten erwiesen sich auch bei anderen Störungsbildern als wirksam: So zeigte sich in einer Studie mit 60 Patienten mit sozialer Phobie eine KVT-Gruppentherapie mit den Elementen Exposition, kognitive Umstrukturierung und sozialem Kompetenztraining (12 Sitzungen à 120 min) als wirksam hinsichtlich der Reduktion der sozialphobischen Symptomatik (d = 1.29; Liebowitz Social Anxiety Scale, Liebowitz, 1987) und einer Zunahme der Selbstsicherheit (d = 0.85; Rosenberg Self-Esteem Scale, Rosenberg, 1965) sowie des Durchsetzungsvermögens (d = 1.0; Rathus Assertiveness Schedule, Rathus, 1973; Camart et al., 2006). In einer weiteren Untersuchung (n = 48) zeigte sich soziales Kompetenztraining in der Gruppe im Vergleich zu einer KVT-Gruppentherapie hinsichtlich der Reduktion der sozialphobischen Symptomatik als auch der Zunahme sozialer Fertigkeiten sogar überlegen (van Dam-Baggen, 2000). Auch für Patienten mit Borderline-Persönlichkeitsstörung konnte in mehreren Untersuchungen im Rahmen stationärer DBT-Programme die Wirksamkeit von Gruppentherapie für interpersonelle Fertigkeiten (z. B. Skills-Training) nachgewiesen werden. Beispielsweise konnten Bohus et al. (2004) in einer Studie mit 31 Patienten mit einer Borderline-Persönlichkeitsstörung u. a. eine Zunahme der interpersonellen Fertigkeiten im Vergleich zu einer Wartegruppe aufzeigen. Die Patienten der Gruppentherapie zeigten signifikante Verbesserungen in den Bereichen Depression, Angst, Selbstverletzungen und interpersonelle Fertigkeiten.

Zusammenfassend erscheint die Gruppentherapie zur Verbesserung interpersoneller Fertigkeiten bei vielen psychischen Störungen als klinisch bedeutsam.

7.2 Ergebnisse des Kiesler-Kreis-Trainings an der Charité Berlin

Das Kiesler-Kreis-Training wurde bis dato noch in keiner RCT-Studie überprüft. Allerdings führen wir derzeit eine Phase 1 Studie durch, welche bereits erste bedeutsame Ergebnisse lieferte. Diese Ergebnisse sollen im folgenden Abschnitt dargestellt werden.

Das Kiesler-Kreis-Training wurde 2013 im Rahmen der Implementierung eines stationären Behandlungskonzepts für chronisch depressive Patienten (CBASP, McCullough, 2000; Köhler et al., 2016; vgl. Kapitel 1 und 2) an der Klinik für Psychiatrie und Psychotherapie der Charité – Universitätsmedizin Berlin, Campus Mitte eingeführt und seitdem kontinuierlich weiterentwickelt. Die stationäre Behandlung umfasst eine 12-wöchige voll- bzw. teilstationäre multiprofessionelle Therapie, in der neben zwei spezifischen CBASP-Einzelgesprächen auch zwei Psychotherapiegruppen pro Woche stattfinden: das Kiesler-Kreis-Training (60 min) sowie eine Situationsanalysen-Gruppe (90 min, vgl. Kap. 4, Modul 4). Eine vierwöchige sogenannte poststationäre Behandlungsphase nach Abschluss der 12-wöchigen Therapie dient dazu, die erzielten Fertigkeiten weiter zu stabilisieren und unter Alltagsbedingungen zu festigen. Auf diese Weise durchlaufen alle CBASP-Patienten der Station insgesamt 16 Gruppensitzungen zum KKT sowie 16 Situationsanalyse-Gruppen. Darüber hinaus werden Übungen zum Kiesler-Kreis-Training im Einzelsetting (vgl. Kap. 5) durch das CBASP-geschulte Pflegepersonal durchgeführt.

Die offenen Gruppen bestehen meist aus 5 bis 8 Teilnehmern, sodass Patienten, die neu in das Programm einsteigen, von den Erfahreneren profitieren können. Um die Wirksamkeit dieser stationären Psychotherapie zu evaluieren, findet zu Beginn und zum Ende der Behandlung eine ausführliche Diagnostikphase statt, in der die interpersonellen Probleme sowie deren Veränderung durch die Therapie in den Fokus gerückt werden. Hierzu nutzen wir das Impact Message Inventory (IMI, Casper et al., 2016) als Fremdbeurteilungs- und das Inventar zur Erfassung interpersoneller Probleme (IIP, Horowitz et al., 2000) als Selbstbeurteilungsinstrumente (vgl. Abschn. 2.3). Außerdem wird neben den Veränderungen der interpersonellen Fertigkeiten die Verbesserung der depressiven Symptomatik anhand des HDRS und des BDI-II erfasst.

Nachfolgend sind die Ergebnisse von 45 Patienten, bestehend aus 25 Frauen und 20 Männern mit einem durchschnittlichen Alter von 43.6 Jahren (SD = 11.7), dargestellt, die die oben beschriebene Therapie durchlaufen haben. Zu den Ausschlusskriterien gehörten Bipolare Störungen, Psychosen und Alkoholabhängigkeit mit weniger als drei Monaten Abstinenz. Das Alter der Erstmanifestation der Depression wurde im Mittel mit 18 Jahren (SD = 10) angegeben, 70% der Patienten hatten eine Depression mit frühem Beginn, d.h. vor dem 21. Lebensjahr. Analog dazu wurden hohe Werte auf dem Childhood Trauma Questionnaire (CTQ, Bernstein et al., 1994) angegeben (M = 55.3, SD = 14.6), insbesondere in den Skalen emotionaler Missbrauch (M = 14.7) und emotionale Vernachlässigung (M = 16.6). Weniger als ein Drittel der Patienten (n = 14, 31%) befand sich in einer festen Partnerschaft.

Bei Interpretation der nachfolgend dargestellten Ergebnisse muss berücksichtigt werden, dass die Therapie neben dem Kiesler-Kreis-Training aus einer Reihe von weiteren Therapieelementen bestand, hierunter insbesondere Einzelpsychotherapie sowie komplementärtherapeutische Angebote. Eine spezifische Evaluation des Kiesler-Kreis-Trainings mit einem eigens hierfür entwickelten Fragebogen findet sich weiter unten im Text.

Über den Verlauf der 12-wöchigen Behandlung kommt es zu einer statistisch signifikanten Veränderung des interpersonellen Verhaltens, sowohl in der Fremdwahrnehmung durch die jeweiligen Therapeuten (IMI), als auch in der Selbstwahrnehmung der Patienten (IIP). Varianzanalysen mit Messwiederholung für die acht Skalen des IMI bzw. des IIP jeweils über die Zeit (Prä, Post) weisen statistisch signifikante Ergebnisse auf (IMI × Zeit: $F_{(3,131.2)} = 25.62$, $p < .001$; IIP × Zeit: $F_{(4.1,178.8)} = 2.633$, $p = .035$). Dabei zeigen die Patienten aus Sicht ihrer Therapeuten eine Zunahme in *dominantem, freundlich-dominantem* und *freundlichem Verhalten* sowie eine Abnahme in *feindseligen* und *unterwürfigen Verhaltensweisen* ($p < .05$, korrigiert für multiples Testen, Abb. 7.1).

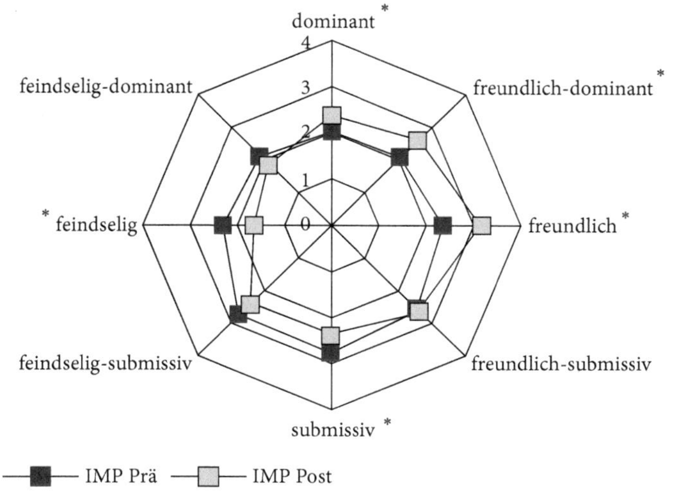

Abbildung 7.1 Veränderung des IMI-Profils über eine 12-wöchige CBASP-Behandlung aus Sicht der Therapeuten. In schwarz sind die über n = 45 Patienten gemittelten Werte zu Beginn und in grau zum Ende der Behandlung dargestellt. Sterne markieren statistisch signifikante Veränderungen im Prä/Post-Vergleich (Bonferroni-korrigiert, $p < .05$)

In weitgehender Übereinstimmung mit dem Urteil der Therapeuten geben auch die Patienten eine Reduktion ihrer interpersonellen Probleme an. Anders als der IMI entspricht im IIP eine Abnahme der Skalenmittelwerte einer Verbesserung durch die Behandlung. So berichten die Patienten statistisch signifikant geringere Probleme in den Bereichen *zu expressives, zu fürsorgliches* und *zu unterwürfiges* Verhalten. Im Umkehrschluss bedeutet dies also eine Verbesserung auf der Affiliationsdimension. Zudem nehmen sich die Patienten am Ende der Behandlung als *weniger abweisend* und *weniger introvertiert* wahr, als vor der Behandlung ($p < .05$, korrigiert für multiples Testen, Abb. 7.2). Weiterhin findet sich eine statistisch signifikante Abnahme über die gesamten interpersonellen Probleme (IIP distress: $t_{(44)} = 4$, $p < .001$).

Neben der Verbesserung der interpersonellen Fertigkeiten nimmt erwartungsgemäß auch die depressive Symptomatik durch die Behandlung ab. Diese fällt aus Sicht der behandelnden Ärzte zwar höher aus (HDRS) als aus Sicht der Patienten (BDI-II) – ein durchaus bekanntes Phänomen (z. B. Enns et al., 2000) – erweist sich aber in beiden Maßen als statistisch signifikant (Abb. 7.3).

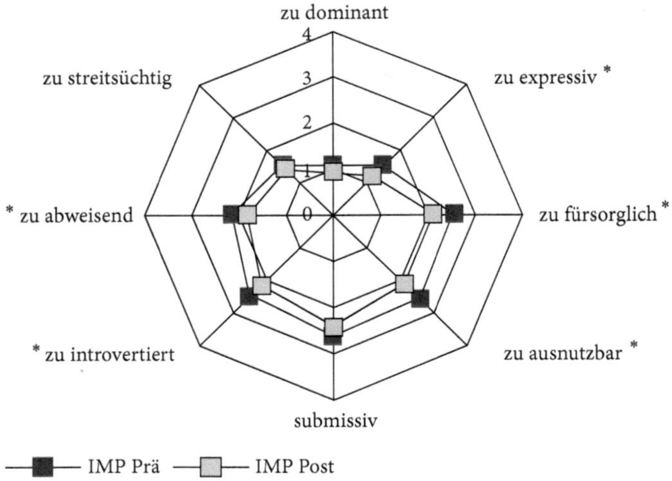

Abbildung 7.2 Veränderung des IIP-Profils über eine 12-wöchige CBASP-Behandlung aus Sicht der Patienten. In schwarz sind die über n = 45 Patienten gemittelten Werte zu Beginn und in grau zum Ende der Behandlung dargestellt. Sterne markieren statistisch signifikante Veränderungen im Prä/Post-Vergleich (Bonferroni-korrigiert, $p < .05$). Abnahmen in den Skalenmittelwerten entsprechen einer Verbesserung der interpersonellen Fertigkeiten

Interessant ist nun, ob sich ein Zusammenhang zwischen der Verbesserung der interpersonellen Fertigkeiten und der depressiven Symptomatik der Patienten finden lässt. Wie in den theoretischen Kapiteln dieses Buches zu CBASP bereits ausgeführt, unterliegt dem Störungsmodell der chronischen Depression die Annahme, dass die aus den interpersonellen Fertigkeitendefiziten resultierende mangelnde soziale Verstärkung die Symptomatik aufrechterhält. Daher ist anzunehmen, dass eine Verbesserung der interpersonellen Fertigkeiten auch mit einer Verbesserung der depressiven Symptomatik einhergeht. Hypothesenkonform ließ sich statistisch ein moderater signifikanter Zusammenhang zwischen dem IIP und der Depressivität (BDI-II) feststellen (bivariate Korrelation: $r = .446$, $p = .002$). Eine Verbesserung der interpersonellen Fertigkeiten über den Verlauf der Therapie korreliert demnach mit der Reduktion der Depressionsschwere in BDI-II-Punkten (Abb. 7.4).

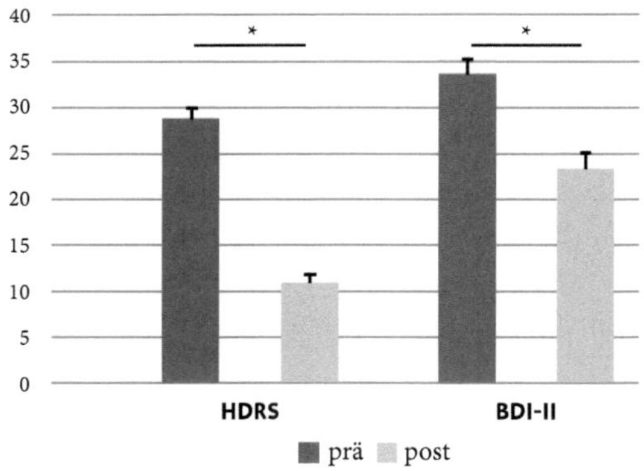

Abbildung 7.3 Verbesserung der depressiven Symptomatik über den Verlauf einer 12-wöchigen CBASP-Behandlung bei n = 45 Patienten. Links: Fremdeinschätzung mit der Hamilton Depression Rating Scale (HDRS, 24 Items), rechts: Selbsteinschätzung mit dem Beck Depressionsinventar (BDI-II)

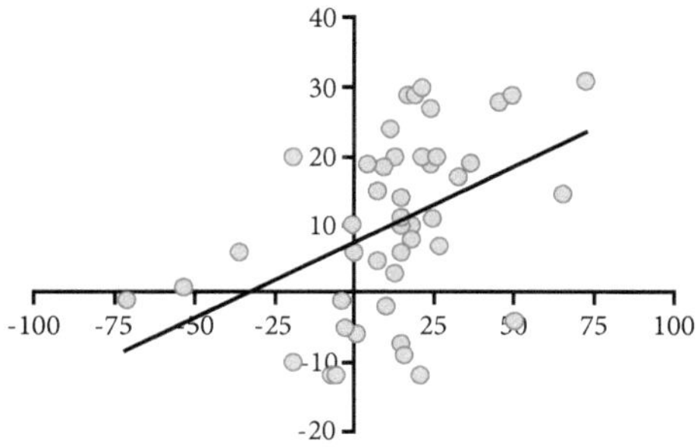

Abbildung 7.4 Zusammenhang zwischen der Verbesserung der depressiven Symptomatik (BDI-II-Werte, Veränderungsmaß: *BDI-II*$_{prä}$ *minus BDI-II*$_{post}$) dargestellt auf der y-Achse mit der prozentualen Verbesserung der interpersonellen Probleme (IIP) dargestellt auf der x-Achse im Rahmen einer 12-wöchigen Therapie (Punkte symbolisieren n = 45 Patienten)

Dies lässt jedoch keine Schlüsse auf einen Kausalzusammenhang zu, selbst wenn anzunehmen wäre, dass eine Verbesserung der Depressivität einer Verbesserung der interpersonellen Fertigkeiten nachfolgt.

Die Evaluation des Kiesler-Kreis-Trainings im Besonderen führen wir anhand eines eigens hierfür entwickelten Fragebogens durch. Eine Faktorenanalyse über die im Fragebogen enthaltenen 26 Items ermittelte drei Faktoren, die sich mit den Bereichen »Soziale Kompetenz«, »Umgang mit Konfliktsituationen« und »Einfühlungsvermögen« bezeichnen lassen (Varianzaufklärung: 62.7%). Die Verbesserung in allen drei Bereichen durch das Training wurde im Mittel als zufriedenstellend eingeschätzt (auf einer Skala von 1 »trifft gar nicht zu« bis 6 »trifft sehr zu«: Soziale Kompetenz = 4.2 (±0.95), Umgang mit Konfliktsituationen = 4.04 (±0.93), Einfühlungsvermögen = 4.09 (±0.93)). Die Gesamtbeurteilung des KKT fiel ebenfalls positiv aus (Abbildung 7.5). Obwohl sich die Stichprobe aus 45 Patienten formal als geeignet erwies, um eine Hauptachsenanalyse zu berechnen (Kaiser-Meyer-Olkin Kriterium =.78, MSA-Koeffizienten aller Items >.5, Kaiser Eigenwert der 3 Faktoren >1), so muss dennoch angemerkt werden, dass sie zu klein ist, um unkritisch betrachtet zu werden. Der in AB 18 dargestellte Fragebogen zur Evaluation des KKT enthält daher zusätzlich auch die Items, deren Kennwerte sich statistisch nicht eindeutig zu einem der extrahierten drei Faktoren zuordnen ließen. Diese Items sind in grau dargestellt.

AB 18

Die positive Beurteilung des KKT am Ende der Behandlung erwies sich neben der Reduktion der Depressionsschwere (BDI-II) als positiver Prädiktor für die Verbesserung der interpersonellen Probleme (IIP). Als negativer Prädiktor zeigte sich in unserer Stichprobe die Schwere von Kindheitstraumatisierungen gemessen mithilfe des Childhood Trauma Questionnaires (CTQ, Bernstein et al., 1994). Keinen signifikanten Einfluss auf die Verbesserung der interpersonellen Fertigkeiten in unserem multiplen Regressionsmodell hatte dagegen das Alter der Patienten. Hieraus ergeben sich drei wichtige Überlegungen zur Durchführung des Kiesler-Kreis-Trainings:

(1) Je mehr Patienten die Ziele des Kiesler-Kreis-Trainings verinnerlichen, desto mehr scheinen sie auch in ihren realen interpersonellen Beziehungen zu profitieren. Hierzu zählt aus unserer Sicht zum einen die Einbettung der individuellen interpersonellen Probleme in das jeweilige Störungsmodell des Patienten (Prägungen → Übertragungshypothesen → heutige interpersonelle Probleme) und zum anderen der reale Bezug zu eben diesen Problemen in der Therapie. Demnach

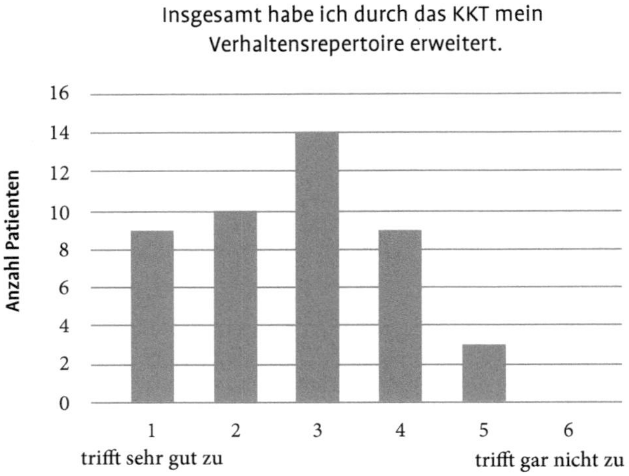

Abbildung 7.5 Gesamtbeurteilung des Kiesler-Kreis-Trainings (Item 26, n = 45 Patienten)

mag es wichtig sein, Patienten einerseits zu ermutigen, eigene Beispiele in die Gruppe einzubringen, um hieran die vermittelten Strategien, wie z. B. das SEW-Schema und die Situationsanalyse, zu trainieren, und andererseits eine wohlwollende und wertschätzende »sichere« Gruppenatmosphäre zu kreieren, in der dies auch möglich ist.

(2) Es sollte berücksichtigt werden, dass Patienten mit schweren Kindheitstraumatisierungen der Transfer auf die Verbesserung realer Beziehungen vermutlich weniger gut gelingt, als Patienten mit weniger schweren negativen Erfahrungen. Es ist anzunehmen, dass diese Patienten eine höhere Anzahl an korrigierenden heilsamen Beziehungserfahrungen benötigen und daher vermutlich von einer längeren Behandlungsdauer profitieren (vgl. Nemeroff et al., 2003). Dies bekräftigt die Bedeutung, die negative Kindheitserfahrungen (Prägungen) gerade in der Behandlung von interpersonellen Problemen zuteilwerden sollte. KKT-Therapeuten sollten dies berücksichtigen, indem sie beispielsweise insbesondere korrigierende heilsame Beziehungserfahrungen in der Gruppe bzw. in der Einzeltherapie thematisieren und fördern (Kap. 4, Modul 5 und Kap. 5) sowie die Dauer und Intensität der Therapie für diese Patienten anpassen.

(3) Die Verbesserung von interpersonellen Fertigkeiten durch das KKT ist in jedem Altersbereich möglich. Auch wenn dieser erste Negativbefund statistisch gesehen nicht als Gegenbeweis für den möglichen Einfluss des Alters auf die Verbesserung der interpersonellen Probleme betrachtet werden kann, so kann aus ihm doch geschlussfolgert werden, dass Patienten auch in höherem Alter mit Zuversicht signalisiert werden kann, ihre Beziehungen durch das KKT zu verbessern. Aus unserer Erfahrung ist es meist gerade diese Altersmischung, von der alle Patienten im Rahmen des Trainings in der Gruppe am meisten profitieren.

Als einschränkend für die Interpretation der Studienergebnisse muss selbstverständlich die fehlende Kontrollgruppe und die relativ kleine Stichprobe (n = 45) betrachtet werden. Wir hoffen jedoch, dass das manualisierte Kiesler-Kreis-Training zukünftig auch wissenschaftliche Studien zur Evaluation eines Fertigkeitentrainings bei interpersonellen Problemen anregt.

Am Ende dieses Kapitels haben wir einige der Freitext-Kommentare abgedruckt, die uns unsere Patienten auf den KKT-Evaluationsbögen hinterlassen haben. Wir haben aus ihnen viel für die Weiterentwicklung des Kiesler-Kreis-Trainings lernen können! Aus unserer Sicht betonen sie, wie wertvoll und wichtig es ist, mit Patienten mit interpersonellen Problemen auch interpersonell zu arbeiten – sowohl in der Gruppe als auch in der Einzeltherapie. Und sie zeigen uns darüber hinaus, wie zufriedenstellend und erfüllend diese Arbeit auch für uns Therapeuten sein kann.

- »Ich habe gelernt, dass es in manchen Situationen notwendig ist, meine Gefühle zu äußern, damit der andere meine Bedürfnisse ernst nimmt und sie auch versteht.«
- »Durch Veränderung meines Auftretens (Stimme, Haltung) kann ich die Meinung eines anderen (Respekt) beeinflussen und damit meine Ziele leichter erreichen.«
- »Am nachhaltigsten haben mir die Rollenspiele mit anderen Teilnehmern geholfen sowie auch die behutsame Lenkung / Führung durch die Gruppenleiter, die uns gegebenenfalls korrigiert haben.«
- »Ich habe gelernt, die Wirkung meines Verhaltens auf andere zu berücksichtigen und zu lernen, die Gefühle anderer einzuschätzen, mir Rückmeldungen einzuholen und nachzufragen, wie es anderen mit mir geht statt reflexartig nach alten Mustern zu reagieren und nicht einfach die Beziehung zu verlassen – Augenkontakt und Lächeln – Meine Gefühle darlegen, anderen auf Augenhöhe begegnen!«
- »Ich habe gelernt, dass es für jede Situation eine Möglichkeit gibt, mein erwünschtes Ergebnis zu erreichen, dass ich vor keinem Konflikt Angst haben muss, dass es für jedes Problem eine Lösung gibt, dass ich meine Meinungen, Wünsche und Bedürfnisse anderen gegenüber zum Ausdruckbringen kann ohne ihre Gefühle zu verletzten, dass ich anfangs unlösbar scheinende Probleme, Situationen oder Konflikte erfolgreich bewältigen kann und dass jedes Problem ein Geschenk ist!«
- »Wenn jemand mich kritisiert hat machte ich zuerst einmal Stopp und versuchte zu überlegen wie man es gemeint hat. Ich versuchte an meine Prägungen und den Kiesler-Kreis zu denken und dann klar freundlich eine Antwort zu geben. Es hat auch nicht immer mit meiner Person zu tun.«
- »Ich habe gelernt, schwierige Situationen »vorzubereiten« und ihnen achtsamer zu begegnen – habe Prägungen (Mutter / Vater) und ihre Übertragung, vor allem die Auswirkungen begriffen und damit Handwerkszeug für den Alltag bekommen. Danke!«

Hinweise zum Arbeitsmaterial

Nachfolgend finden Sie eine Übersicht über alle im Buch erwähnten Arbeitsblätter (AB), Material-Vorlagen (M) und zusätzliches Online-Material (OM).

All diese Arbeitsmaterialien können Sie sich mit dem Download-Code (s. Anleitung vor Seite Eins) auf psychotherapie.tools herunterladen.

Übersicht Arbeitsmaterial für die Gruppentherapie:

AB 0	Meine Prägungen, Übertragungshypothesen und Ziele
AB 1	Kiesler-Kreis
AB 2	Mein Kiesler-Kreis-Profil
AB 3	Diskriminationstraining nonverbale Kommunikation Team A
AB 4	Diskriminationstraining nonverbale Kommunikation Team B
AB 5	Diskriminationstraining nonverbale Kommunikation Auflösung
AB 6	Diskriminationstraining verbale Kommunikation
AB 7	Das »Sag-endlich-was«-Schema
AB 8	Anwendung des »Sag-endlich-was«-Schemas für Bedürfnisse
AB 9	Wut äußern
AB 10	Ich- und Du-Botschaften
AB 11	Anwendung des »Sag-endlich-was«-Schemas für Konflikte
AB 12	Anwendung Eskalationsstufen
AB 13	Situationsanalyse
AB 14	Ja und Nein sagen
AB 15	Empathietraining
AB 16	Meine korrigierenden Beziehungserfahrungen
AB 17	Interpersonelle Diskriminationsübung
AB 18	Evaluationsfragebogen
M 0	Leitfaden Vorgespräch
M 1	Kiesler-Kreis Positionskärtchen
M 2	Kiesler-Kreis Adjektive
M 3	Vertiefung des Kiesler-Kreises
M 4	Kärtchen zur nonverbalen Kommunikation
M 5	Mimik

M 6	Kiesler-Kreis
M 7	Kommunikationslose
M 8	Partyspielkarten

Übersicht Arbeitsmaterial für die Einzeltherapie:

AB 1a ET	Basis des Kiesler-Kreis-Trainings in der Einzeltherapie
AB 1b ET	Interpersonelle Diskriminationsübung
AB 2 ET	Kiesler-Kreis
AB 3 ET	Mein Kiesler-Kreis-Profil
AB 4 ET	Diskriminationstraining nonverbale Kommunikation
AB 5 ET	Diskriminationstraining nonverbale Kommunikation Auflösung
AB 6 ET	Diskriminationstraining verbale Kommunikation
AB 7 ET	Diskriminationstraining verbale Kommunikation Auflösung
AB 8a ET	Das »Sag-endlich-was«-Schema
AB 8b ET	Anwendung des »Sag-endlich-was«-Schemas für Bedürfnisse
AB 9 ET	Wut äußern
AB 10 ET	Ich- und Du-Botschaften
AB 11 ET	Anwendung des »Sag-endlich-was«-Schemas für Konflikte
AB 12 ET	Anwendung Eskalationsstufen
AB 13 ET	Situationsanalyse
AB 14 ET	Zukunfts-Situationsanalyse
AB 15 ET	Ja und Nein sagen
AB 16 ET	Empathietraining
AB 17 ET	Meine korrigierenden Beziehungserfahrungen
M 1 ET	Kiesler-Kreis Positionskärtchen
M 2 ET	Kiesler-Kreis Adjektive
M 3 ET	Vertiefung des Kiesler-Kreises
M 4 ET	Mimik
M 5 ET	Kommunikationslose
OM 1	Prägungen und Übertragungshypothesen am Beispiel von Frau Instabil
OM 2	Einführung des Kiesler-Kreises in die Einzeltherapie
OM 3	Demonstrationen der Kiesler-Kreis-Positionen durch den Einzeltherapeuten

Literatur

Alden, L. E. & Taylor, C. T. (2010). Interpersonal processes in social anxiety disorder. In J. G. Beck (Eds.), Interpersonal processes in the anxiety disorders: Implications for understanding psychopathology and treatment (pp. 125–152). Washington, DC: American Psychological Association.

Alden, L. E., Wiggins, J. L., Wiggins, S. & Pincus, A. L. (1990). Construction of circumplex scales for the inventory of interpersonal problems. Journal of Personality Assessment, 55, 521–36.

Altenstein-Yamanaka, D., Zimmermann, J., Krieger, T., Dorig, N. & Grosse Holtforth, M. (2017). Self-reported interpersonal problems and impact messages as perceived by significant others are differentially associated with the process and outcome of depression therapy. Journal of Counseling Psychology, 64, 410-423.

Amir, N., Elias, J., Klumpp, H. & Przeworski, A. (2003). Attentional bias to threat in social phobia: facilitated processing of threat or difficulty disengaging attention from threat? Behaviour Research and Therapy, 41 (11), 1325–1335.

Arnow, B. A., Steidtmann, D., Blasey, C., Manber, R., Constantino, M. J., Klein, D. N., ... & Kocsis, J. H. (2013). The relationship between the therapeutic alliance and treatment outcome in two distinct psychotherapies for chronic depression. Journal of Consulting and Clinical Psychology, 81 (4), 627–638.

Bajbouj, M., Aust, S., Spies, J., Herrera-Melendez, A.-L., Mayer, S. V., Peters, M., ... Brakemeier, E.-L., & Padberg, F. (2017). PsychotherapyPlus: augmentation of cognitive behavioral therapy (CBT) with prefrontal transcranial direct current stimulation (tDCS) in major depressive disorder – study design and methodology of a multicenter double-blind randomized placebo-controlled trial. European Archives of Psychiatry and Clinical Neuroscience, https://doi.org/10.1007/s00406-017-0859-x.

Barnow, S., Stopsack, M., Grabe, H. J., Meinke, C., Spitzer, C., Kronmüller, K. & Sieswerda, S. (2009). Interpersonal evaluation bias in borderline personality disorder. Behaviour Research and Therapy, 47 (5), 359–365.

Barrett, M. S. & Berman, J. S. (2001). Is psychotherapy more effective when therapists disclose information about themselves? Journal of Consulting and Clinical Psychology, 69 (4), 597–603.

Beck, A. T., Steer, R. A. & Brown, G. K. (1996). Manual for the Beck depression inventory-II. San Antonio: Psychological Corporation.

Beier, E. G. (1966). The silent language of psychotherapy: Social reinforcement of unconscious processes. Chicago: Aldine.

Benjamin, L.S. (2006). Interpersonal Reconstructive Therapy. An Integrative, Personality-Based Treatment for Complex Cases. New York: Guilford.

Berenson, K. R., Gregory, W. E., Glaser, E., Romirowsky, A., Rafaeli, E., Yang, X. & Downey, G. (2016). Impulsivity, rejection sensitivity, and reactions to stressors in borderline personality disorder. Cognitive Therapy Research, 40 (4), 510–521.

Bernstein, D. P., Fink, L., Handelsman, L., Foote, J., Lovejoy, M., Wenzel, K., Sapareto, E. & Ruggiero, J. (1994). Initial reliability and validity of a new retrospective measure of child abuse and neglect. American Journal of Psychiatry, 151, 1132–1136.

Bifulco, A., Kwon, J., Jacobs, C., Moran, P. M., Bunn, A. & Beer, N. (2006). Adult attachment style as mediator between childhood neglect/abuse and adult depression and anxiety. Social Psychiatry and Psychiatric Epidemiology, 41 (10), 796–805.

Bird, T., Tarsia, M. & Schwannauer, M. (2018). Interpersonal styles in major and chronic depression: A systematic review and meta-analysis. Journal of Affective Disorders, 239, 93–101.

Bjerke, E., Hansen, R. S., Solbakken, O. A. & Monsen, J. T. (2011). Interpersonal problems

among 988 Norwegian psychiatric outpatients. A study of pretreatment self-reports. Comprehensive Psychiatry, 52 (3), 273–279.
Bohnacker, V. & Brakemeier, E.-L. (2017). Rückfallprophylaxe und Therapiebeendigung. In E.-L. Brakemeier & F. Jacobi (Hrsg.), Verhaltenstherapie in der Praxis (S. 384–394). Weinheim: Beltz.
Bohus, M., Haaf, B., Simms, T., Limberger, M. F., Schmahl, C., Unckel, C., Lieb, K. & Linehan, M. M. (2004). Effectiveness of inpatient dialectical behavioral therapy for borderline personality disorder: A controlled trial. Behaviour Research & Therapy, 42 (5), 487–499.
Bouton, M. E. (2007). Learning and behavior: A contemporary synthesis. Sunderland: Sinauer Associates.
Bowlby, J. (1969). Attachment. New York: Basic Books.
Bowlby, J. (1980). Das Glück und die Trauer. Herstellung und Lösung affektiver Bindungen. Stuttgart: Klett-Cotta.
Brakemeier, E.-L. (2017). Situationsanalyse. In E.-L. Brakemeier & F. Jacobi (Hrsg.), Verhaltenstherapie in der Praxis (S. 332–341). Weinheim: Beltz.
Brakemeier, E.-L. & Buchholz, A. (2013). Die Mauer überwinden: Wege aus der chronischen Depression. Selbsthilfe und Therapiebegleitung mit CBASP. Weinheim: Beltz.
Brakemeier, E.-L. & Jacobi, F. (2017). Verhaltenstherapie in der Praxis. Beltz Video-Learning. Weinheim: Beltz.
Brakemeier, E.-L. & Normann, C. (2012). Praxisbuch CBASP. Behandlung chronischer Depression. Weinheim: Beltz.
Brakemeier, E.-L., Fassbinder, E. & Stiglmayr, C. (2017). Spezielle Beziehungsgestaltungstechniken aus neueren verhaltenstherapeutischen Methoden. In E.-L. Brakemeier & F. Jacobi (Hrsg.), Verhaltenstherapie in der Praxis (S. 76–92). Weinheim: Beltz.
Brakemeier, E.-L., Knoop., R. & Bollmann, S. (2017). Cognitive Behavioral Analysis System of Psychotherapy (CBASP). In E.-L. Brakemeier & F. Jacobi (Hrsg.), Verhaltenstherapie in der Praxis (S. 689–700). Weinheim: Beltz.
Brakemeier, E.-L., Radtke, M., Engel, V., Zimmermann, J., Tuschen-Caffier, B., Hautzinger, M., ... & Normann, C. (2015). Overcoming treatment resistance in chronic depression: A pilot study on outcome and feasibility of the Cognitive Behavioral Analysis System of Psychotherapy as an inpatient treatment program. Psychotherapy and Psychosomatics, 84 (1), 51–56.
Brodsky, B. S., Groves, S. A., Oquendo, M. A., Mann, J. J. & Stanley, B. (2006). Interpersonal precipitants and suicide attempts in borderline personality disorder. Suicide and Life-Threatening Behavior, 36 (3), 313–322.
Cacioppo, J. T., Cacioppo, S. & Boomsma, D. I. (2014). Evolutionary mechanisms for loneliness. Cognition and Emotion, 28 (1), 3–21.
Camart, N., André, C., Trybou, V. & Bourdel, M. C. (2006). Short-term effects of a cognitive-behavioural group therapy in social phobia: Evaluation of sixty patients. Encephale, 32 (6), 1011–1018.
Caspar, F. (2008). Motivorientierte Beziehungsgestaltung – Konzept, Voraussetzungen bei den Patienten und Auswirkungen auf Prozess und Ergebnisse. In M. Hermer & B. Röhrle (Eds.), Handbuch der therapeutischen Beziehung (Vol. 1, pp. 527–558). Tübingen: dgvt-Verlag.
Caspar, F., Berger, T. , Fingerle, H. & Werner, M. (2016). Das deutsche IMI. Das Impact Message Inventory nach Kiesler und seine Circumplexstruktur. Psychotherapie im Dialog, 17 (4), 1–10.
Chu, C., Buchman-Schmitt, J. M., Stanley, I. H., Hom, M. A., Tucker, R. P., Hagan, C. R., ... & Joiner, T. E. (2017). The interpersonal theory of suicide: A systematic review and meta-analysis of a decade of cross-national research. Psychological Bulletin, 143 (12), 1313–1345.
Clark, D. M. & Wells, A. (1995). A cognitive model of social phobia. In R. G. Heimberg, M. R. Liebowitz, D. A. Hope & F. R. Schneier (Eds.), Social Phobia: Diagnosis, assessment and treatment (pp. 69–93). New York: Guilford.
Constantino, M.J., Laws, H.B., Arnow, B.A., Klein, D.N., Rothbaum, B.O. & Manber, R. (2012). The relation between changes in patients' interpersonal impact messages and outcome in treatment for chronic depression.

Journal of Consulting and Clinical Psychology, 80, 354–364.

Constantino, M. J., Manber, R., Degeorge, J., McBride, C., Ravitz, P., Zuroff, D. C., ... & Arnow, B. A. (2008). Interpersonal styles of chronically depressed outpatients: Profiles and therapeutic change. Psychotherapy, 45, 491–506.

Cooper, D. & Anderson, T. (2017). Interpersonal subtypes within social anxiety: The identification of distinct social features. Journal of Personality Assessment, 1-9, https://doi.org/10.1080/00223891.2017.1373116.

Dammann, G., Riemenschneider, A., Walter, M., Sollberger, D., Kuchenhoff, J., Gundel, H., ... & Gremaud-Heitz, D. J. (2016). Impact of interpersonal problems in borderline personality disorder inpatients on treatment outcome and psychopathology. Psychopathology, 49, 172–180.

Dilling, H. & Freyberger, H. J. (2010). Internationale Klassifikation psychischer Störungen. Bern: Huber.

Dinger, U., Barrett, M. S., Zimmermann, J., Schauenburg, H., Wright, A. G., Renner, F., ... & Barber, J. P. (2015). Interpersonal problems, dependency, and self-criticism in major depressive disorder. Journal of Clinical Psychology, 71 (1), 93–104.

Domes, G., Czieschnek, D., Weidler, F., Berger, C., Fast, K. & Herpertz, S. C. (2008). Recognition of facial affect in borderline personality disorder. Journal of Personality Disorders, 22 (2), 135–147.

Edwards, C. & Murdock, N. (1994). Characteristics of therapist self-disclosure in the counseling process. Journal of Counseling & Development, 72 (4), 384–389.

Enns, M. W., Larsen, D. K. & Cox, B. J. (2000). Discrepancies between self and observer ratings of depression. The relationship to demographic, clinical and personality variables. Journal of Affective Disorders, 60 (1), 33–41.

Gambrill, E. (1995). Assertation skills training. In W. ÓDonohue, & L. Krasner (Eds.), Handbook of Social Skills Training (pp. 81–118). Boston: Allyn and Bacon.

Ghandi, A. (2018). Wut ist ein Geschenk. Das Vermächtnis meines Großvaters Mahatma Ghandi. New York: Simon & Schuster.

Goodman, S. & Lusby, C. (2014). Early adverse experiences and depression. In I. Gotlib & C. Hammen (Eds.), Handbook of depression (pp. 220–239). New York: Guilford Press.

Grawe, K., & Dziewas, H. (1978). Interaktionelle Verhaltenstherapie. Mitteilungen der DGVT, Sonderheft 1 der Mitteilungen der DGVT, 27–49.

Guhn, A., Köhler, S. & Brakemeier, E.-L. (2018). Phasen- oder Übertragungsorientierung? Die therapeutische Beziehungsgestaltung in der IPT und im CBASP. Verhaltenstherapie und Verhaltensmedizin, 39 (1), 79–95.

Hamilton, M. (1960). A rating scale for depression. Journal of Neurology, Neurosurgery, and Psychiatry, 23 (1), 56–62.

Hautzinger, M. (2003). Kognitive Verhaltenstherapie bei Depressionen. Weinheim: Beltz.

Health Education Authority (1997). Mental health promotion: A quality framework. London: Health Education Authority.

Henretty, J. R. & Levitt, H. M. (2010). The role of therapist self-disclosure in psychotherapy: A qualitative review. Clinical Psychology Review, 30 (1), 63–77.

Hinsch, R. & Pfingsten, U. (2007). Gruppentraining sozialer Kompetenzen (GSK). Grundlagen, Durchführung, Anwendungsbeispiele. 5. Auflage. Weinheim: Beltz

Hirsch, C. R. & Clark, D. M. (2004). Information-processing bias in social phobia. Clinical Psychology Review, 24 (7), 799–825.

Hom, M. A., Stanley, I. H. & Vazquez, A. (2017). Gains in Cognitive Behavioral Analysis System of Psychotherapy: Examining treatment progress and processes of change in a psychiatric outpatient sample. International Journal of Cognitive Therapy, 10 (3), 255–268.

Horowitz, L. M., Strauß, B. & Kordy, H. (2000). Inventar zur Erfassung Interpersonaler Probleme – Deutsche Version (IIP-D) (2. Aufl.). Göttingen: Beltz Test.

Horowitz, L. M., Rosenberg, S. E., Baer, B. A., Ureno, G., & Villasenor, V S. (1988). Inventory of interpersonal problems: Psychometric

properties and clinical applications. Journal of Consulting and Clinical Psychology, 56, 885–892.
Kachin, K. E., Newman, M. G. & Pincus, A. L. (2001). An interpersonal problem approach to the division of social phobia subtypes. Behavior Therapy, 32 (3), 479–501.
Kastner, H. (2014). Wut: Plädoyer für ein verpöntes Gefühl. Wien: Kremayr & Scheriau.
Keller, M. B., McCullough, J. P., Klein, D. N., Arnow, B., Dunner, D. L., Gelenberg, A. J., ... & Zajecka, J. (2000). A comparison of nefazodone, the cognitive behavioral-analysis system of psychotherapy, and their combination for the treatment of chronic depression. The New England Journal of Medicine, 342, 1462–1470.
Kiesler, D. J. (1982). Interpersonal theory for personality and psychotherapy. In J. C. Anchin & D. J. Kiesler (Eds.), Handbook of interpersonal psychotherapy (pp. 274–295). Elmsford, NY: Pergamon.
Kiesler, D. J. (1983). The 1982 Interpersonal Circle: A taxonomy for complementarity in human transactions. Psychological Review, 90, 185–214.
Kiesler, D. J. (1992). Interpersonal circle inventories: Pantheoretical applications to psychotherapy research and practice. Journal of Psychotherapy Integration, 2 (2), 77–99.
Kiesler, D. J. (1996). Contemporary interpersonal theory and research: Personality, psychopathology and psychotherapy. New York: Wiley.
Kiesler, D. J., Schmidt, J. A. & Wagner, C. C. (1997). A circumplex inventory of impact messages: An operational bridge between emotion and interpersonal behavior. In R. Plutchik & H. R. Conte (Eds.), Circumplex models of personality and emotions (pp. 221–244). Washington, DC: American Psychological Association.
Kiesler, D. J., Van Denburg, T. F., Sikes-Nova, V. E., Larus, J. P. & Goldston, C. S. (1990). Interpersonal behavior profiles of eight cases of DSM-III personality disorders. Journal of Clinical Psychology, 46 (4), 440–453.
Klein, D. N. & Santiago, N. J. (2003). Dysthymia and chronic depression: Introduction, classification, risk factors, and course. Journal of Clinical Psychology, 59 (8), 807–816.
Knies, E.-M., Backenstrass, M. & Brakemeier, E.-L. (2016). Feasibility and outcome of a short-term group therapy for inpatients with comorbid substance use disorders and depression: The InterPersonal Kiesler Circle Training (IPKCT). Psychotherapy and Psychosomatics, 85 (5), 311–313.
Knox, S. & Hill, C. E. (2003). Therapist self-disclosure: Research-based suggestions for practitioners. Journal of Clinical Psychology, 59 (5), 529–539.
Köhler, S., Sterzer, P., Normann, C., Berger, M. & Brakemeier, E.-L. (2016). Überwindung der Therapieresistenz bei chronischer Depression. Die Bedeutung der stationären Psychotherapie. Nervenarzt, 87 (7), 701–707.
Köhler, S., Guhn, A., Betzler, F., Stiglmayr, C., Brakemeier, E.-L. & Sterzer, P. (2017). Therapeutic self-disclosure within DBT, Schema Therapy and CBASP: Opportunities and challenges. Frontiers of Psychology, 8 (2073).
Kube, T., Rief, W., Gollwitzer, M., Gärtner, T. & Glombiewski, J. A. (2018). Why dysfunctional expectations in depression persist. Results from two experimental studies investigating cognitive immunization. Psychological Medicine, 1-13, doi:10.1017/S0033291718002106.
Leary, T. (1957). Interpersonal diagnosis of personality. New York: Ronald Press.
Lehmann, J. F. (2012). Im Abgrund der Wut. Zur Kultur- und Literaturgeschichte des Zorns. Freiburg: Rombach.
Lewinsohn, P. M. (1974). A behavioral approach to depression. In R. J. Freedman & M. Katz (Eds.), The psychology of depression (pp. 157–174). Oxford: Wiley.
Liebowitz, M. R. (1987). Social Phobia. Modern Trends in Pharmacopsychiatry, 22, 141–73.
Linehan, M. L. (1987). Dialectical Behavior Therapy for Borderline Personality Disorder: Theory and method. Bulletin of the Menninger Clinic, 51, 261–276.
Linehan, M. M. (1993). Cognitive behavior treatment of borderline personality disorder. New York: Guilford Press.
Manber, R., Buysse, D. J., Edinger, J., Krystal, A., Luther, J. F., Wisniewski, S. R., ... & Thase, M. E. (2016). Efficacy of Cognitive-Behavioral

Therapy for Insomnia combined with antidepressant pharmacotherapy in patients with comorbid Depression and Insomnia: A randomized controlled trial. Journal of Clinical Psychiatry, 77 (10), 1316–1323.

Mathews, B. (1989). The use of therapist self-disclosure and its potential impact on the therapeutic process. Journal of Human Behavior and Learning, 6 (2), 25–29.

Mayo-Wilson, E., Dias, S., Mavranezouli, I., Kew, K., Clark, D. M., Ades, A. E. & Pilling, S. (2014). Psychological and pharmacological interventions for social anxiety disorder in adults: A systematic review and network meta-analysis. Lancet Psychiatry, 1 (5), 368–376.

McCullough, J. P. (2000). Treatment of chronic Depression. Cognitive behavioral analysis system of psychotherapy. New York: The Guilford Press.

McCullough, J. P. (2006). Treating chronic depression with disciplined personal involvement, cognitive behavioral analysis system of psychotherapy. New York: Springer.

McCullough, J. P., Schramm, E. & Penberthy, K. (2015). CBASP – Cognitive Behavioral Analysis System of Psychotherapy: Chronische Depressionen effektiv behandeln. Paderborn: Junfermann.

Meehan, K. B., De Panfilis, C., Cain, N. M., Antonucci, C., Soliani, A. , Clarkin, J. F. & Sambataro, F. (2017). Facial emotion recognition and borderline personality pathology. Psychiatry Research, 255, 347–354.

Meyer, A. (1957). Psychobiology; a science of man. Oxford, England: Charles C Thomas.

Michalak, J., Schultze, M., Heidenreich, T. & Schramm, E. (2015). A randomized controlled trial on the efficacy of mindfulness-based cognitive therapy and a group version of cognitive behavioral analysis system of psychotherapy for chronically depressed patients. Journal of Consulting and Clinical Psychology, 83 (5), 951–963.

Michalak, J., Probst, T., Heidenreich, T., Bissantz, N. & Schramm, E. (2016). Mindfulness-based cognitive therapy and a group version of the cognitive behavioral analysis system of psychotherapy for chronic depression: Follow-up data of a randomized controlled trial and the moderating role of childhood adversities. Psychotherapy & Psychosomatics, 85 (6), 378–380.

Negt, P., Brakemeier, E.-L., Michalak, J., Winter, L., Bleich, S. & Kahl, K. G. (2016). The treatment of chronic depression with cognitive behavioral analysis system of psychotherapy: A systematic review and meta-analysis of randomized-controlled trials. Brain and Behavior, 6 (8), e00486.

Nelson, J., Klumparendt, A., Doebler, P. & Ehring, T. (2017). Childhood maltreatment and characteristics of adult depression: Meta-analysis. The British Journal of Psychiatry, 210 (2), 96–104.

Nemeroff, C. B. (2016). Paradise lost: The neurobiological and clinical consequences of child abuse and neglect. Neuron, 89 (5), 892–909.

Nemeroff, C. B., Heim, C. M., Thase, M. E., Klein, D. N., Rush, A. J., Schatzberg, A. F., ... & Keller, M. B. (2003). Differential responses to psychotherapy versus pharmacotherapy in patients with chronic forms of major depression and childhood trauma. Proceedings of the National Academy of Sciences, 100 (24), 14293–14296.

Pearson, K. A., Watkins, E. R. & Mullan, E. G. (2010). Submissive interpersonal style mediates the effect of brooding on future depressive symptoms. Behaviour Research and Therapy, 48 (10), 966–973.

Piaget, J. (1995). Intelligenz und Affektivität in der frühkindlichen Entwicklung. Frankfurt: Suhrkamp.

Pietrek, C., Elbert, T., Weierstall, R., Müller, O. & Rockstroh, B. (2013). Childhood adversities in relation to psychiatric disorders. Psychiatry Research, 206 (1), 103–110.

Pincus, A. L. (1994). The interpersonal circumplex and the interpersonal theory: Perspectives on personality and its pathology. In S. Strack & M. Lorr (Eds.), Differentiating normal and abnormal personality (pp. 114–136). New York: Springer.

Quilty, L. C., Mainland, B. J., McBride, C. & Bagby, R. M. (2013). Interpersonal problems and impacts: Further evidence for the role of interpersonal functioning in treatment outcome in major depressive disorder. Journal of Affective Disorders, 150 (2), 393–400.

Rappaport, L. M., Moskowitz, D. S. & D'Antono, B. (2014). Naturalistic interpersonal behavior patterns differentiate depression and anxiety symptoms in the community. Journal of Counseling Psychology, 61 (2), 253–263.
Rathus, S. A. (1973). A 30-item schedule for assessing assertive behavior. Behavior Therapy, 4 (3), 398–406.
Rief, W. & Glombiewski, J. A. (2016). Erwartungsfokussierte Psychotherapeutische Interventionen (EFPI). Verhaltenstherapie, 26 (1), 47–54.
Roepke, S., Vater, A., Preißler, S., Heekeren, H. R. & Dziobek, I. (2012). Social cognition in borderline personality disorder. Frontiers in Neuroscience, 6, 195.
Rosenberg, M. (1965). Society and the adolescent self-image. Princeton: Princeton University Press.
Ruiz, M. A., Pincus, A. L., Borkovec, T. D., Echemendia, R. J., Castonguay, L. G. & Ragusea, S. A. (2004). Validity of the inventory of interpersonal problems for predicting treatment outcome: An investigation with the Pennsylvania Practice Research Network. Journal of Personality Assessment, 83 (3), 213–222.
Russell, J. J., Moskowitz, D. S., Zuroff, D. C., Sookman, D. & Paris, J. (2007). Stability and variability of affective experience and interpersonal behavior in borderline personality disorder. Journal of Abnormal Psychology, 116 (3), 578–588.
Sabass, L., Padberg, F., Normann, C., Engel, V., Konrad, C., Helmle, K., ... & Brakemeier, E.L. (2017). Cognitive Behavioral Analysis System of Psychotherapy as group psychotherapy for chronically depressed inpatients: a naturalistic multicenter feasibility trial. European Archives of Psychiatry and Clinical Neuroscience, https://doi.org/10.1007/s00406-017-0843-5.
Sachse, R. (2004). Schwierige Interaktionen im Psychotherapieprozess. In W. Lutz, K. Kosfelder & J. Joormann (Hrsg.), Misserfolge und Abbrüche in der Psychotherapie (S. 123-144). Bern: Huber.
Santini, Z. I., Koyanagi, A., Tyrovolas, S., Mason, C. & Haro, J. M. (2015). The association between social relationships and depression: A systematic review. Journal of Affective Disorders, 175, 53–65.
Schauenburg, H., Sammet, I., Kuda, M. & Strack, M. (2000). The influence of interpersonal problems and symptom severity on the duration and outcome of short term psychodynamic psychotherapy. Psychotherapy Research, 10, 133–146.
Schindler, A., Thomasius, R., Sack, P. M., Gemeinhardt, B., Kustner, U. & Eckert, J. (2005). Attachment and substance use disorders: A review of the literature and a study in drug dependent adolescents. Attachment and Human Development, 7 (3), 207–228.
Schramm, E. (2010). Interpersonelle Psychotherapie. 3. Auflage. Stuttgart: Schattauer.
Schramm, E., Brakemeier, E.-L. & Fangmeier, R. (2012). CBASP in der Gruppe. Das Kurzmanual. Stuttgart: Schattauer.
Schramm, E., Kriston, L., Zobel, I., Bailer, J., Wambach, K., Backenstrass, M., ... & Harter, M. (2017). Effect of disorder-specific vs nonspecific psychotherapy for chronic depression: A randomized clinical trial. JAMA Psychiatry, 74 (3), 233–242.
Schulz von Thun, F. (2004). Miteinander reden. Störungen und Klärungen. Reinbek: Rowohlt Taschenbuch Verlag.
Schulze, L., Renneberg, B. & Lobmaier, J. S. (2013). Gaze perception in social anxiety and social anxiety disorder. Frontiers in Human Neuroscience, 7, 872.
Stewart-Brown, S. (2005). Interpersonal relationships and the origins of mental health. Journal of Public Mental Health, 4 (1), 24–29.
Sullivan, H. S. (1953). The interpersonal theory of psychiatry. New York: Norton & Co.
Swartz, H. (1999). Interpersonal therapy. In M. Hersen and A. S. Bellack (Eds.), Handbook of Comparative Interventions for Adult Disorders (pp. 139–159). New York: John Wiley & Sons, Inc.
Thomas, A. & Strauß, B. (2008). Diagnostische Methoden nach dem Interpersonalen Modell der Persönlichkeit. Klinische Diagnostik und Evaluation, 1, 255–277.
Trull, T. J., Jahng, S., Tomko, R. L., Wood, P. K. & Sher, K. J. (2010). Revised NESARC personality disorder diagnoses: Gender, prevalence, and comorbidity with substance de-

pendence disorders. Journal of Personality Disorders, 24 (4), 412–426.

Tuckman, B. W. & Jensen, M. A. C. (1977). Stages of small group development revisited. Group & Organization Studies, 2 (4), 419-427.

Unoka, Z., Fogd, D., Füzy, M. & Csukly, G. (2011). Misreading the facial signs: Specific impairments and error patterns in recognition of facial emotions with negative valence in borderline personality disorder. Psychiatry Research, 189 (3), 419–425.

van Dam-Baggen, R. & Kraaimaat, F. (2000). Group social skills training or cognitive group therapy as the clinical treatment of choice for generalized social phobia. Journal of Anxiety Disorders, 14 (5), 437–451.

Wagner, C. C. & Safran, J. D. (2010). Donald J. Kiesler: Interpersonal manifesto. In L. G. Castonguay, J. C. Muran, L. Angus, J. A. Hayes, N. Ladany & T. Anderson (Eds.), Bringing psychotherapy research to life: Understanding change through the work of leading clinical researchers (pp. 211-220). Washington, DC: American Psychological Association.

Wagner, C. C., Kiesler, D. J. & Schmidt, J. A. (1995). Assessing the interpersonal transaction cycle: Covergence of action and reaction interpersonal circumplex measures. Journal of Personality and Social Psychology, 69 (5), 938–949.

Watzlawick, P. (2009). Anleitung zum Unglücklichsein. 15. Auflage (Erstausgabe 1983). München: Piper.

Watzlawick, P., Beavin, J. H. & Jackson, D. D. (2011). Menschliche Kommunikation. Formen Störungen Paradoxien (12. Aufl.). Bern: Huber.

Weissman, M. M., Markowitz, J. C. & Klerman, G. L. (2009). Interpersonelle Psychotherapie: Ein Behandlungsleitfaden. Göttingen: Hogrefe.

Werner-Seidler, A., Afzali, M. H., Chapman, C., Sunderland, M. & Slade, T. (2017). The relationship between social support networks and depression in the 2007 National Survey of Mental Health and Well-being. Social Psychiatry and Psychiatric Epidemiology, 52 (12), 1463–1473.

Wiersma, J. E., Van Schaik, D. J., Hoogendorn, A. W., Dekker, J. J., Van, H. L., Schoevers, R. A., … & Van Oppen, P. (2014). The effectiveness of the Cognitive Behavioral Analysis System of Psychotherapy for chronic depression: A randomized controlled trial. Psychotherapy & Psychosomatics, 83 (5), 263–269.

Wilson, S., Stroud, C. B. & Durbin, C. E. (2017). Interpersonal dysfunction in personality disorders: A meta-analytic review. Psychological Bulletin, 143, 677–734.

Yalom, I. D. (1995). The theory and practice of group psychotherapy (4th ed.). New York: Basic Books.

Ziv-Beiman, S. & Shahar, G. (2016). Therapeutic self-disclosure in integrative psychotherapy: When is this a clinical error? Psychotherapy, 53 (3), 273–277.

Sachwortverzeichnis